新文京開發出版股份有限公司

NEW WCDP 新世紀・新視野・新文京 — 精選教科書・考試用書・專業參考書

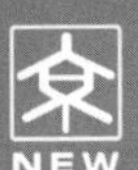

New Wun Ching Developmental Publishing Co., Ltd.

New Age · New Choice · The Best Selected Educational Publications—NEW WCDP

第2版

雙眼視覺
理論與實務

卓達雄／編著

2nd Edition

Theory and Practice of Binocular Vision

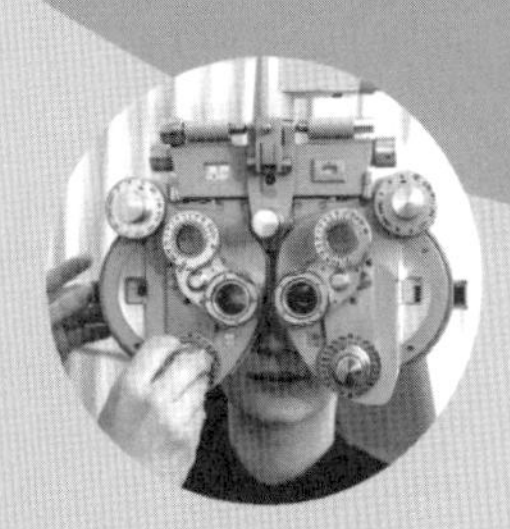

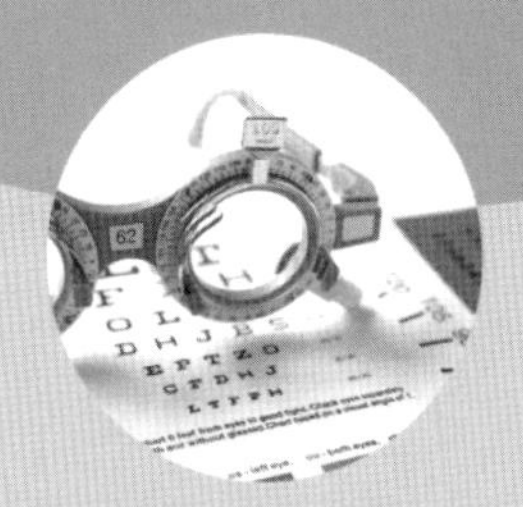

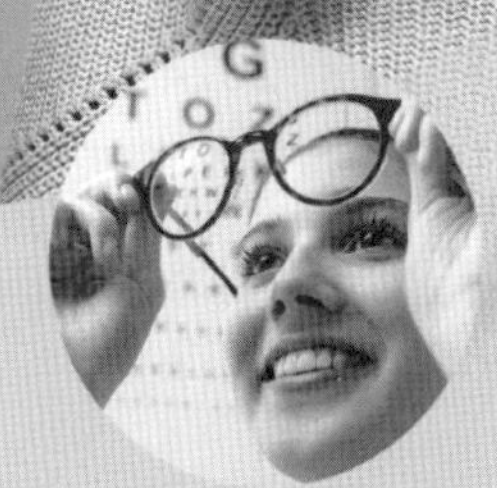

國家圖書館出版品預行編目資料

雙眼視覺理論與實務/卓達雄編著. -- 二版. -- 新北市：
新文京開發出版股份有限公司, 2024.09
面；　公分

ISBN　978-626-392-062-0（平裝）

1.CST：眼科　2.CST：視力

416.7　　113012831

雙眼視覺理論與實務(第二版)　（書號：**B448e2**）

編 著 者	卓達雄
出 版 者	新文京開發出版股份有限公司
地　　址	新北市中和區中山路二段 362 號 9 樓
電　　話	(02) 2244-8188（代表號）
F A X	(02) 2244-8189
郵　　撥	1958730-2
初　　版	西元 2021 年 10 月 20 日
二　　版	西元 2024 年 09 月 15 日

建議售價：440 元
法律顧問：蕭雄淋律師
ISBN　978-626-392-062-0

二版序

PREFACE

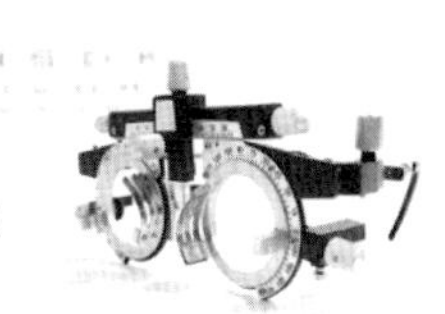

《雙眼視覺理論與實務》(Theory and Practice of Binocular Vision)的內容共分成：正常的雙眼視覺、雙眼視覺功能介紹、雙眼視覺功能檢測、雙眼視覺功能分析、雙眼視覺異常的種類以及雙眼視覺功能異常的處理，共六個主要項目。本書以雙眼視覺之基礎理論與正常視覺功能作為開端，再結合視光臨床檢測、技術與理論分析作系統性的詳述，全書內容涵蓋基礎理論與實務應用之靈活搭配，可使讀者融會貫通並應用於眼科及驗光之臨床實務工作。

本書主要為大專院校視光相關科系授課編寫，為了讓讀者在研讀時更容易掌握學習方向和重點，於各個章節內容針對重點進行粗體標示，且各章章末均設計習題，可供讀者練習並加深學習效果。此次改版蒐集了最近幾年來驗光師國家考試中，有關於雙眼視覺領域的題庫供讀者演練，並於目錄頁加上 QR Code，收錄歷年相關試題，以增進讀者國考的實戰能力。本書在撰寫與編輯過程難免有筆誤、不盡理想與不足之處，希望各位老師與同業先進能夠不吝給予指教。

卓達雄 謹識

編著者簡介

AUTHOR

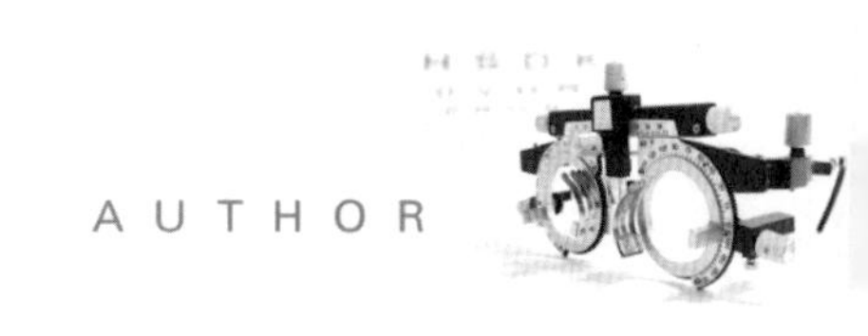

卓達雄

學歷： 國立中正大學 光學物理 博士
淡江大學 物理學 碩士
溫州醫科大學 眼視光學院 醫學士
中華醫事科技大學 視光系 學士
國立聯合大學 光電工程系 副學士

經歷： 樹人醫護管理專科學校 視光學科 助理教授兼科主任
臺灣眼視光教育學會 理事長

現職： 中華醫事科技大學 視光系 副教授
中華醫事科技大學 國際暨兩岸事務處 處長
臺南市驗光師公會 監事
中華民國驗光師公會 全國聯合會 理事

證照： 中華民國驗光師、驗光生國家考試及格
物理學合格教師

目 錄

CONTENTS

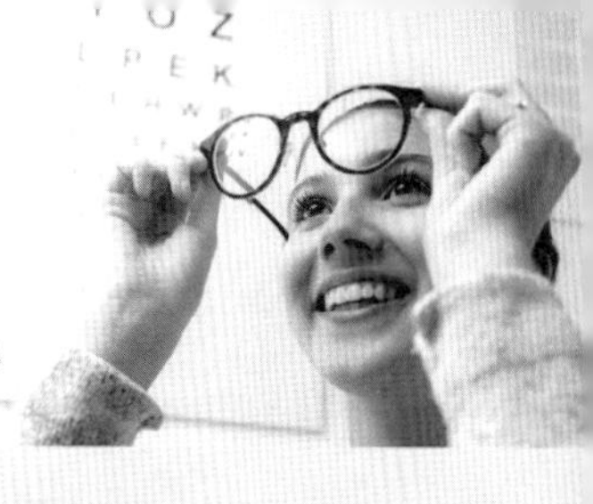

CHAPTER 04 雙眼視覺功能分析

CHAPTER 05 雙眼視覺異常的種類

CHAPTER 06 雙眼視覺功能異常的處理

歷屆精選試題

https://reurl.cc/LlApVx

CHAPTER 01

正常的雙眼視覺

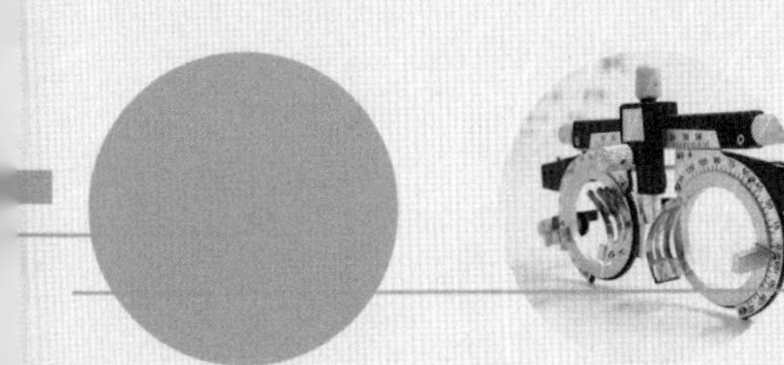

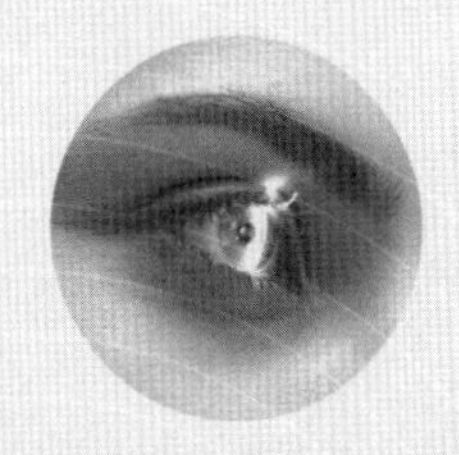

1-1 正常雙眼視覺概述

一、雙眼視覺簡介

雙眼視覺(binocular vision)是指環境中物體的影像被聚焦且分別落在兩眼視網膜對應點上（主要指黃斑部），因為落在視網膜上的光線會使視桿、視錐細胞產生動作電位，將所引起的電資訊沿視覺知覺系統傳入大腦，在大腦高級中樞把來自兩眼的視覺信號進行分析，綜合成一個完整的，具有立體感知的視覺映像過程，又稱為雙眼單視，如圖 1-1。

雙眼視覺是動物由低階到高階的進化發展過程中逐步形成。例如：動物由兩棲類進化到哺乳類，眼睛的構造越來越完善，但許多草食性動物（如兔、長頸鹿等）的眼仍居於頭部兩側，這是為了便於逃避襲擊，有較寬的單眼視野，但雙眼重疊的視野較窄，因此缺乏良好的雙眼視

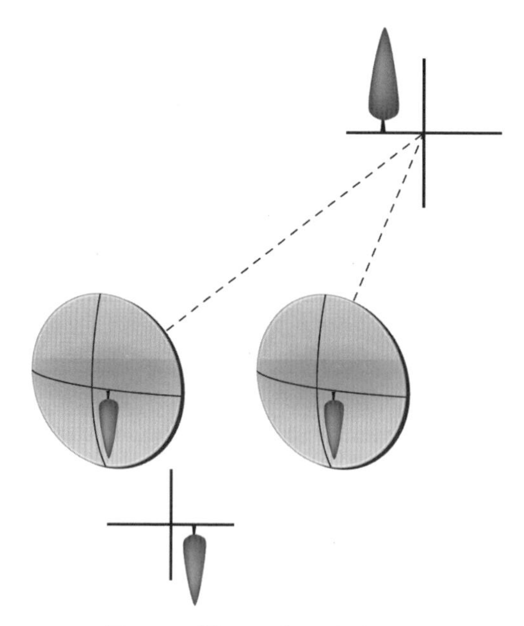

圖 1-1：雙眼視覺形成的過程。

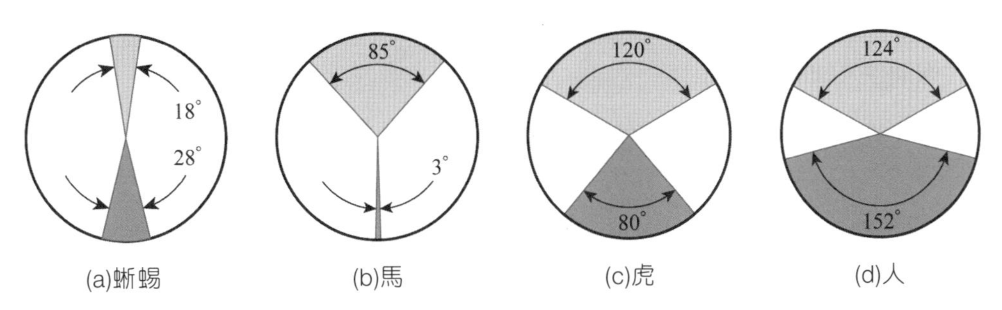

圖 1-2：各種動物的雙眼視覺區域與人類的比較。
（灰色區：具雙眼視；白色區：單眼視；黑色區：盲區）

覺。雙眼視覺一直到高級哺乳動物才逐漸發展起來，如一些獵食性動物兩眼向頭的前方移動，使雙眼視野的比例慢慢增加，逐漸向雙眼視覺發展，為準確創造獵食條件，人類雙眼已達到最完善的地步，如圖 1-2。

由於有了雙眼視覺，人類便能學習、工作，進行創造性勞動；能更正確地獲得有關位置、方向、距離和物體大小的概念，同時產生了**立體(stereopsis)視覺**，能正確地判斷自身與客觀環境之間的位置關係。這一切變化在人類進化過程中起到了重要作用。由於雙眼視覺是一種在動物種屬發展晚期獲得的本領，同時也是一種非常複雜的生理機制，所以在內、外環境因素的影響下容易遭到破壞而產生紊亂。

二、正常的雙眼視優點

人類為什麼會有兩隻眼睛呢？因為人類擁有兩隻眼睛，才會產生雙眼視，只有擁有了正常的雙眼視，才能具有下列之優點：

1. 擁有更精細的運動協調性。
2. 擁有更靈巧的操縱能力。
3. 對三維空間有更好的認識，即「立體視」。
4. 擁有更大的視野。

5. 擁有更好的深度覺。

6. 當一眼發生疾病或有其他問題時還有另一「備用眼」。

1-2 產生雙眼視覺的條件

有雙眼視的產生過程中，感覺系統和運動系統是同時並共同起作用的。感覺系統是一個「看」的過程，眼睛將光線屈折聚集在視網膜上，視網膜將光的衝動傳遞到神經中樞，最後產生對物體形狀、顏色、運動和空間相對位置的認識，也就是將一眼的感覺資訊與另一眼的感覺資訊重合起來形成一單個像的能力，這就是**「感覺融像」**(sensory fusion)，如圖 1-3(a)。為了使感覺融像出現，必須通過**「運動融像」**(motor fusion)使雙眼匹配一致，如圖 1-3(b)，運動融像就是眼外肌為保持雙眼匹配而作出的反應。運動融像只有在感覺融像發生時才發生，運動融像是對感覺融像的反應；感覺融像只有當運動融像出現時才發生。

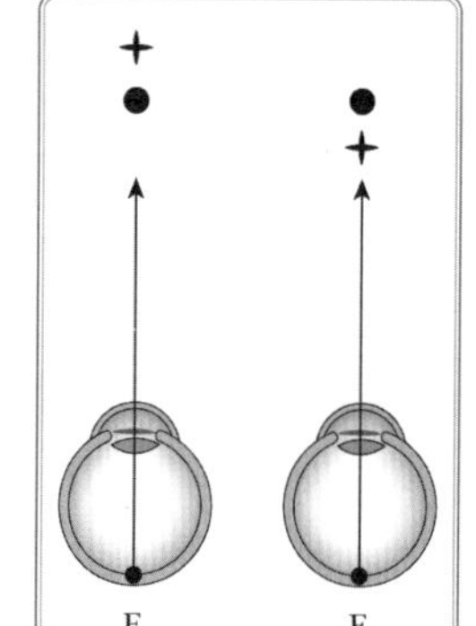

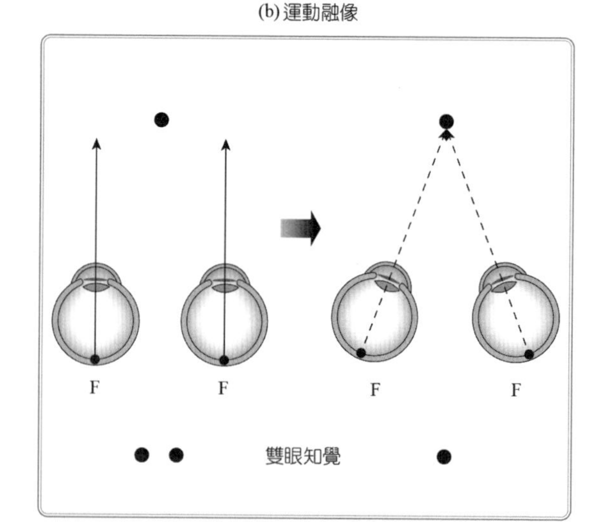

圖 1-3：(a)感覺融像是將雙眼各自感知的影像融合成單一影像；
(b)運動融像是眼外肌為保持眼前物體能夠成像在雙眼對應點上而作出的反應。

因此產生雙眼視覺需要具備以下三個條件：

一、知覺的條件

1. 兩眼視覺知覺正常或近似，即兩眼所接受的物體形狀、大小、明暗、色彩方面需要一致或近似。
2. 單眼黃斑能恆定的注視同一目標，無論眼往何處看或目標往何方移動均能使目標不脫離黃斑注視範圍，即具有單眼注視力。
3. 兩眼應能同時知覺外界同一物體的形像，**雙眼同時知覺**(binocular stimulus percept)是建立雙眼視的起碼條件，如圖 1-4 以右眼通過一根管子注視前方物體時，左眼注視左手手心會出現空洞的情形。
4. 兩眼的黃斑具有共同的視覺方向，即視網膜的正常對應關係。因為雙眼視網膜黃斑中心凹有共同的視覺方向，以它為中心，視網膜其他部分各結成對應關係，以保持共同的視覺方向，稱**視網膜對應點**(retinal correspondence)。如果對應關係不正常，落在兩眼視網膜上的物像不能被大腦感知為一個物像而表現為**複視**(diplopia)，如圖 1-5(a)。若是眼前不同的物體成像於視網膜的對應點上則稱為**視混淆**(confusion)，如圖 1-5(b)。

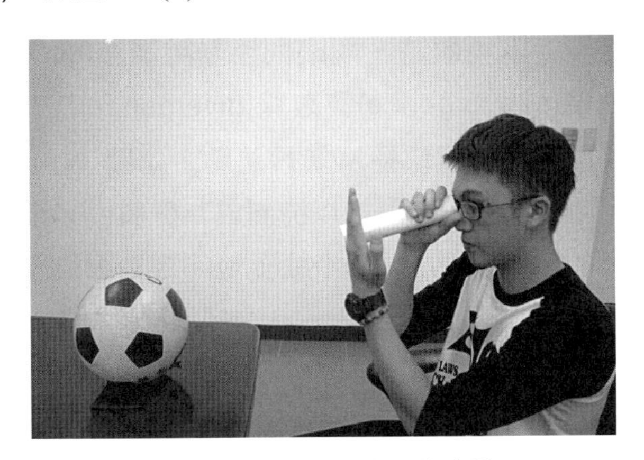

圖 1-4：手心出現空洞的實驗。

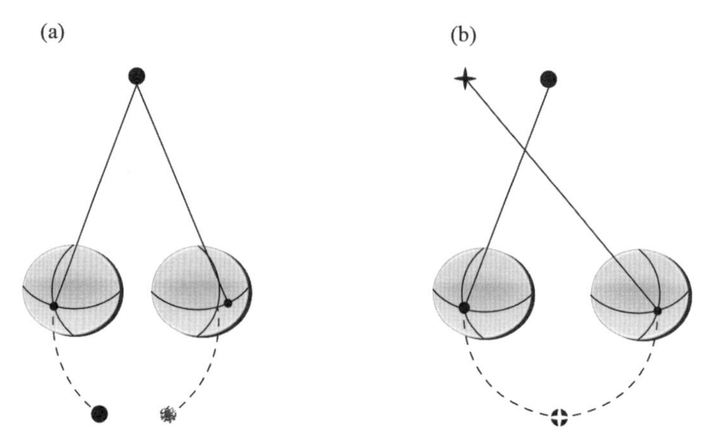

圖 1-5：(a)複視；(b)視混淆的情形。

5. 兩眼能把落在視網膜非對應點上的物像矯正至正位，這種能力稱為**融合力**(fusion)，這種功能是通過大腦枕葉的心理視覺反射活動實現。

二、運動的條件

正常雙眼視必須由正常眼運動維持。廣義的**眼運動包括眼球轉動、聚散、調節、眼瞼活動、注視、掃視運動、跟隨運動、前庭眼反射和視動眼震**。在運動功能上，要保持兩眼的位置在各眼位上相互協調一致，這種能力稱雙眼注視力（同向或異向）。注視遠處的物體時，兩眼視線能達到平行；注視近處物體時，兩眼則要**動用調節**(accommodation)，並協調地行使**內聚**(convergence)與**散開**(divergence)運動；向側方運動時，雙眼能達到以相同速度或幅度進行運動，如圖 1-6；當雙眼運動不協調時，小的差異則可用融合力加以控制成為**隱斜**(phoria)，雙眼視覺尚可保持；但較大的障礙，如**斜視**(strabismus)等情形則無法形成雙眼單視。

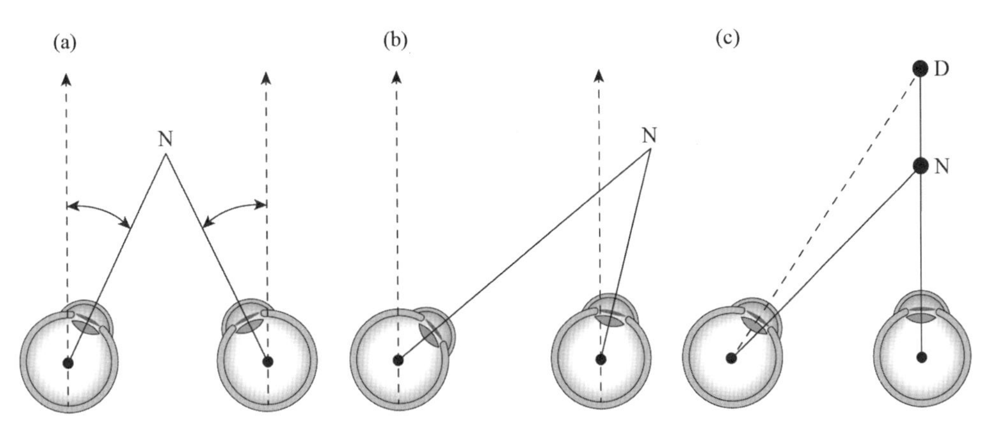

圖 1-6：(a)雙眼對稱性集合運動；(b)雙眼非對稱性集合運動；(c)單眼集合運動。

三、中樞的條件

1. 兩眼視野的重疊部分必須足夠大，才能保證注視目標隨時落在雙眼視野範圍內，正常單眼的視野範圍：顳側（外側）約 90°以上，下方約 70°，鼻側約 65°，上方約 55°。另外，各種顏色視野範圍並不一致，白色最大，藍色次之，紅色又次之，綠色最小；兩眼同時注視時，大部分視野會互相重疊。因此，正常人的雙眼視野範圍如圖 1-7。

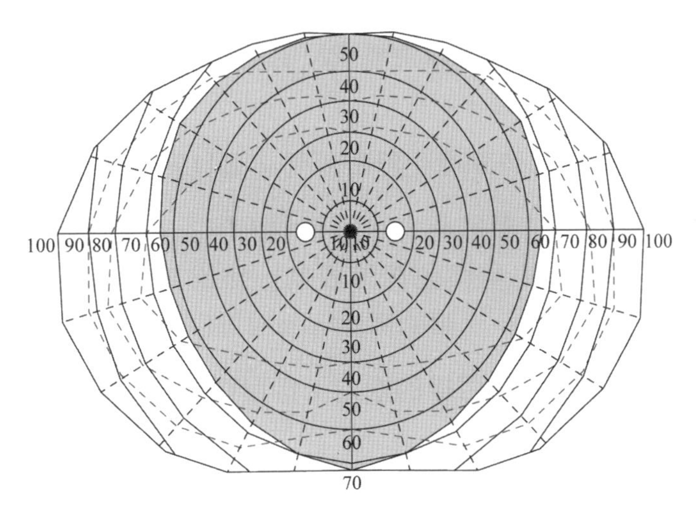

圖 1-7：正常的雙眼視野範圍。

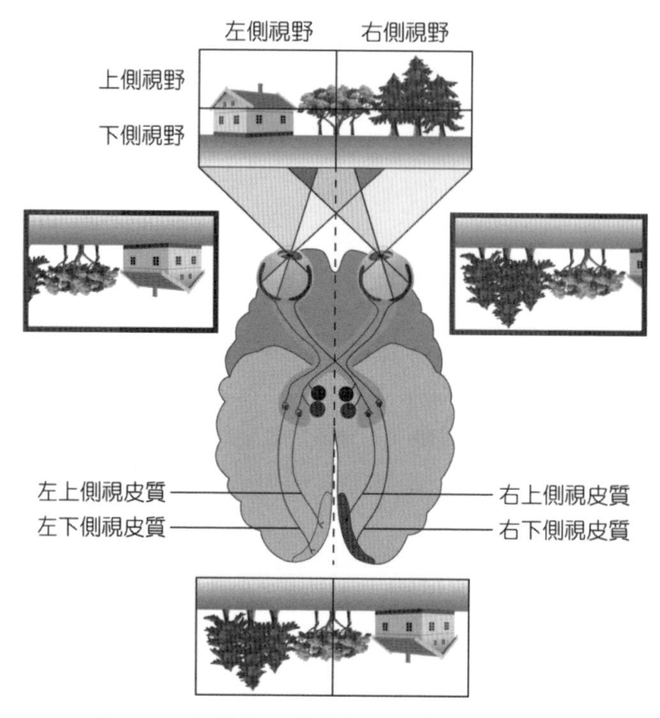

圖 1-8：大腦的皮質中樞與視覺傳達路徑圖。

2. 大腦的皮質中樞發育正常，能正確接受從視覺及其他感覺器官來的信號，並加以綜合、分析，自主地或反射地通過傳出系統發出神經衝動以調整眼球位置，如圖 1-8。

因此綜合本節所述可知產生雙眼視覺必須具備以下要件：

1. **雙眼視覺系統正常**：雙眼視力必須正常或相近，使兩眼所接受外界物像的大小、形狀、光線與色澤等成為一致或基本一致，才能使其融合。反之則難以融合，一眼的影像容易被抑制。
2. **雙眼需有恆定注視同一目標的能力**：當目標移動，雙眼能追隨而不離開。
3. **雙眼需具有正常視網膜對應點**：只有同時落在雙眼視網膜對應點的物像，沿視路傳入大腦，才能在融合中樞將雙眼的視覺信號綜合成完整的單個映像。反之，如外界的物像落在雙眼的非對應點上則被感覺成兩個物像而出現複視。

4. **雙眼具有協調的運動能力**：看遠時雙眼具有協調的分開功能，使雙眼視線得以平行，看近則需協調的集合功能，向側方運動也需具有相同的協調運動。

5. **雙眼前方視野的重疊部分要有足夠大的範圍**：使注視的目標能全部位於雙眼的視野區內。

6. **大腦視覺中樞功能正常**：能準確接受外界來的視覺信號，同時融合中樞也具有二像融合為一的能力。

1-3 眼外肌解剖與眼球運動功能

一、眼外肌的結構

眼外肌是指眼球轉動肌分成四條直肌、兩條斜肌，即內直肌、外直肌、上直肌、下直肌、上斜肌和下斜肌。除下斜肌外皆起源於秦氏環(Zinn's circle)，現分述如下：

1. **外直肌(lateral rectus, LR)**：附在距角膜緣 6.9 mm 處，腱長 8.8 mm，寬 9.2 mm。原眼位收縮起外轉作用，由外展神經支配。

2. **內直肌(medial rectus, MR)**：係最強大的直肌，且無斜肌牽附，一旦斷裂則縮回眶脂肪內中，不易尋找。附著點距角膜緣 5.5 mm 處，腱長 3.7 mm，寬 12.3 mm，原眼位收縮致眼球內收，其由動眼神經支配。

3. **上直肌(superior rectus, SR)**：附在距角膜緣 7.7 mm 處，腱長 5.8 mm，寬 10.6 mm，鼻側附著點較顳側更近角膜緣，在原眼位時，由於它的前外方走向，故其長軸與視軸約成 23°角，其牽引方向大致與眶軸一致。收縮時除上轉外，尚有內轉與內旋的次要作用，如眼球向外側轉

23°角，此時僅有上轉作用；反之轉向鼻側，因其牽引方向與視軸垂直，主要功能由內旋替代，它由動眼神經支配。

4. **下直肌**(inferior rectus, IR)：走向同上直肌，附在距角膜緣 6.5 mm 處，腱長 5.5 mm，寬 9.8 mm。在原眼位與視軸也成 23°角，收縮時主要功能下轉，次要作用為內轉與外旋。轉向顳側僅有下轉作用，反之，轉向鼻側則外旋升為主要功能。下直肌與下斜肌的重疊處與下斜肌的肌鞘融合增厚構成 Lockwood's 韌帶的一部分，手術時應注意，它由動眼神經支配。

5. **上斜肌**(superior oblique, SO)：起自秦氏環前行近眶緣處變為肌腱，穿過滑車轉向後外方在上直肌之下，附在眼球旋轉中心的後外方。它以滑車作為起點，在原眼位其牽引方向與視軸成 51°角，收縮時主要為內旋，次要作用為下轉與外轉。如眼球內轉 51°角，則原功能消失，僅剩下轉。如眼球外轉則內旋大為加強而下轉消失，其由滑車神經支配。

6. **下斜肌**(inferior oblique, IO)：起於眶骨內下緣稍後處，向後外方與上方在下直肌之下，走向眼球後外象限；因下斜肌在原眼位牽引方向與視軸成 51°角，收縮時主要為外旋，次要作用為上轉與外轉。如眼球內轉 51°角，則原功能消失，僅剩上轉。如眼球外轉則外旋大為加強而上轉消失，由動眼神經支配。

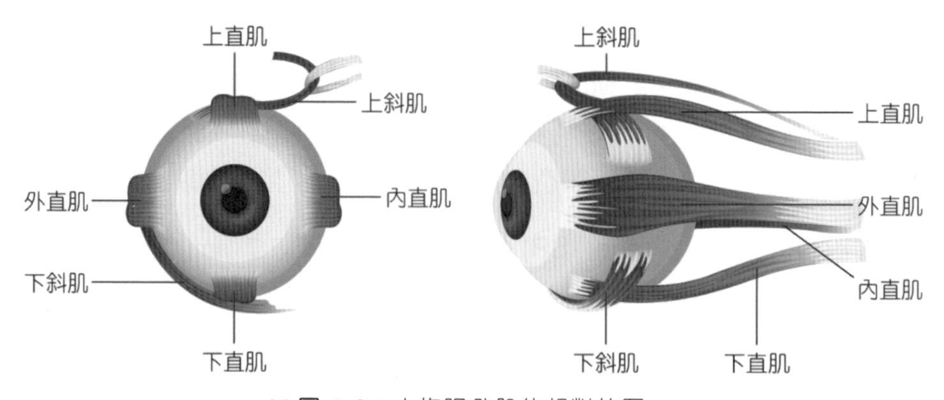

圖 1-9：六條眼外肌的相對位置。

表 1-1：眼外肌的運動功能

眼外肌名稱	主要作用	次要作用
內直肌	內轉	無
外直肌	外轉	無
上直肌	上轉	內旋、內轉
下直肌	下轉	外旋、內轉
上斜肌	內旋	下轉、外轉
下斜肌	外旋	上轉、外轉

眼球的每一運動均由幾條眼外肌的主要與次要作用共同完成，起主導作用的肌肉稱為主動肌，起輔助作用者稱為**協同肌**(synergistic muscles)，與上述作用相反的肌肉稱為**拮抗肌**(antagonistic muscles)。眼外肌的運動功能如表 1-1。

有關協同肌、拮抗肌與配偶肌的作用分別敘述如下：

1. **協同肌**(synergist)：每條眼外肌在不同的位置有其不同的主要作用，四根垂直肌還有其副作用。當一條眼外肌在施行其主要動作時，尚有其他眼外肌的副作用來協助完成。這些參與協助的眼外肌稱為**協同肌**，例如外直肌主要動作是外轉，而上下斜肌的副作用也是外轉，因此當眼球外轉時，上下斜肌就是外直肌的協同肌。
2. **拮抗肌**(antagonist)：有協同必有對抗，主要有三對：
   (1) 水平運動：外直肌與內直肌。
   (2) 垂直運動：上直肌與下直肌。
   (3) 旋轉運動：上斜肌與下斜肌。

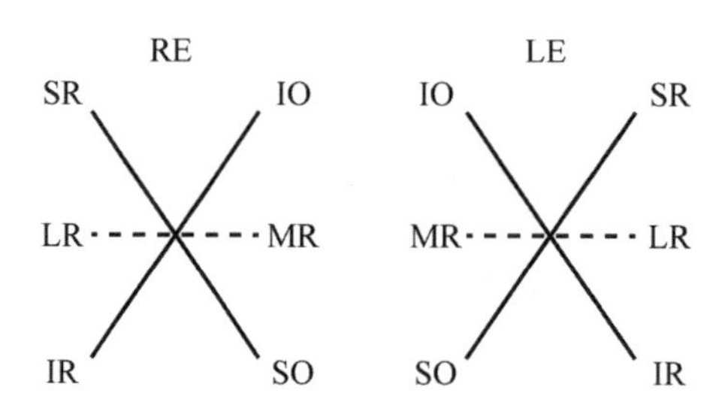

圖 1-10：各組配偶肌的相對位置。

3. **配偶肌**(yoke muscles)：為了保持雙眼單視，兩眼間的眼外肌相互合作，雙眼具相同作用且互相配合的眼外肌稱**配偶肌**，如圖 1-10，共有六組：
   (1) 右側：右外直肌與左內直肌。
   (2) 左側：左外直肌與右內直肌。
   (3) 右上：右上直肌與左下斜肌。
   (4) 左上：左上直肌與右下斜肌。
   (5) 右下：右下直肌與左上斜肌。
   (6) 左下：左下直肌與右上斜肌。

二、眼球運動功能

眼球主要有三種運動即：**移動**(ductions)、**轉向**(versions)與**聚散**(vergences)以下分別敘述：

(一) 移動 (Ductions)

單眼眼球運動其包含**內收**、**外展**、**提升**、**下降**、**內旋**、**外旋**，如表 1-2。這應該在遮蓋另一眼下測試，且要求病人在每一注視方向追隨目標物。

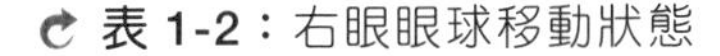
表 1-2：右眼眼球移動狀態

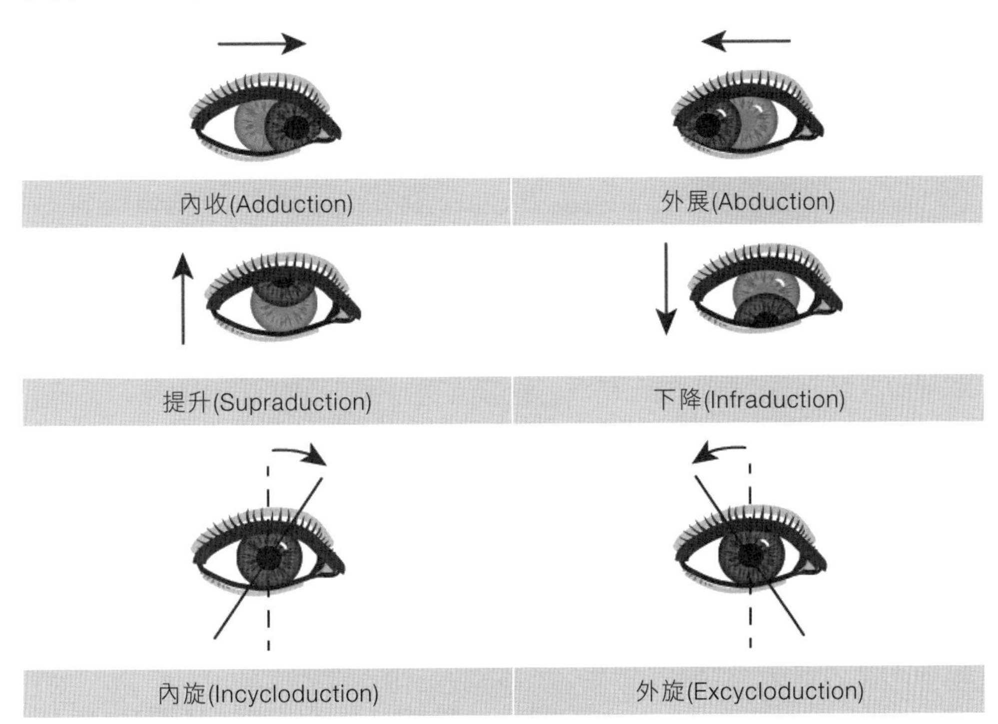

(二) 轉向 (Versions)

指在**相同方向上兩眼的共軛運動**，如：**向右注視**、**向左注視**、**向上注視**、**向下注視**；這四個運動藉由沿著**水平軸旋轉**使眼球到注視的**次級位置**。另外，**向右上注視**、**向右下注視**、**向左上注視**、**向左下注視**，這四個斜向運動藉由沿著**水平及垂直軸旋轉**使眼睛到注視的**三級位置**。另外，還有向右旋轉與向左旋轉兩個轉向，如表 1-3，至於雙眼原始位置與注視的六個主要位置如圖 1-11。

表 1-3：雙眼眼球轉向狀態

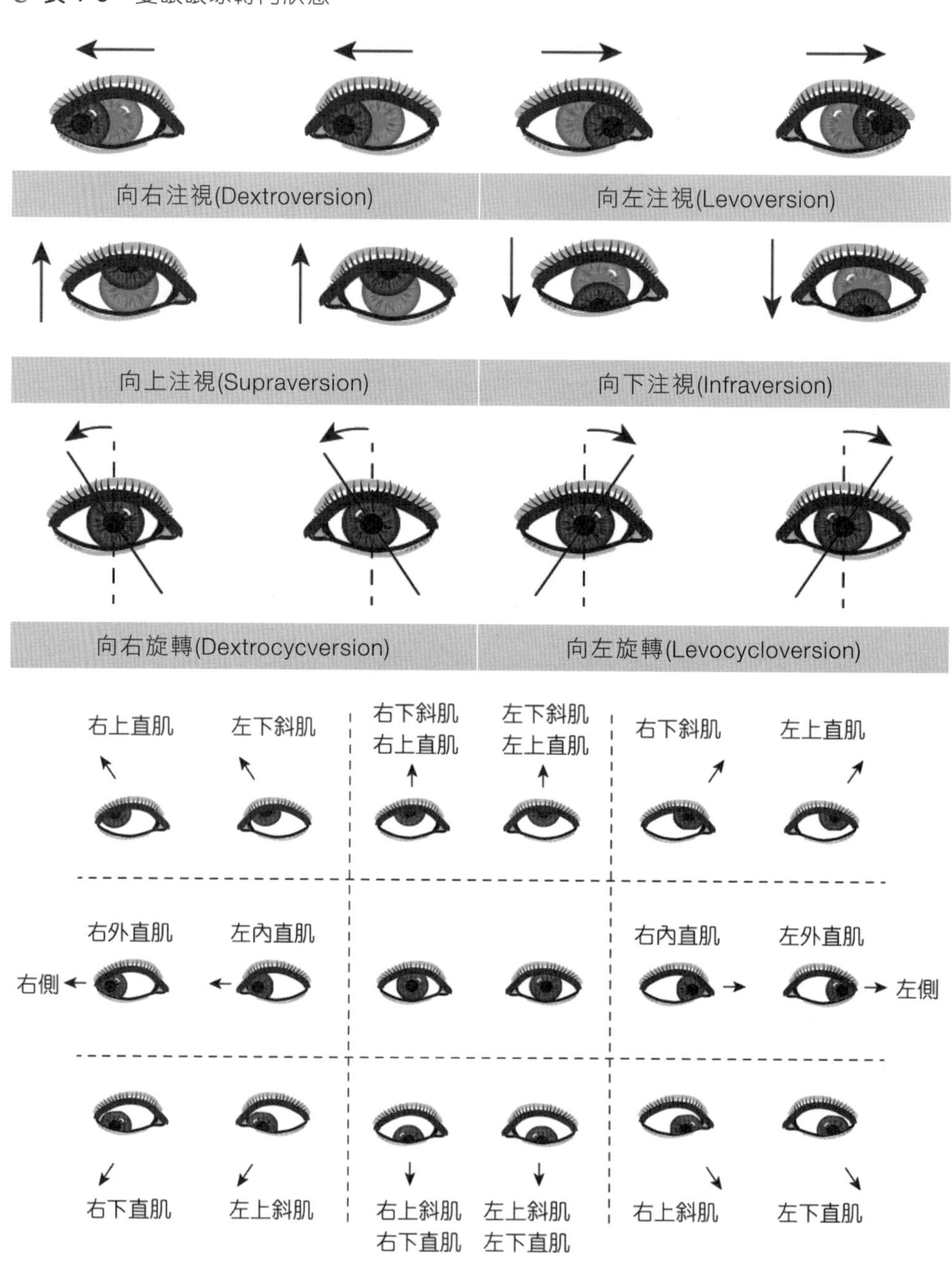

圖 1-11：原始位置與注視的八個主要位置。

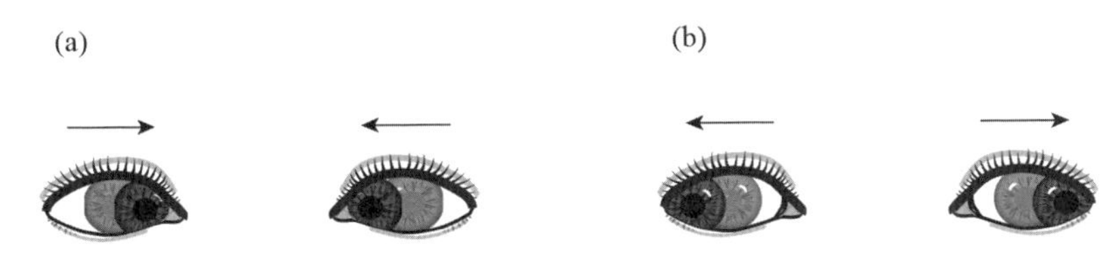

圖 1-12：(a)會聚(convergence)運動；(b)散開(divergence)運動。

(三) 聚散 (Vergences)

指**兩眼在相反方向之非共軛性運動，會聚(convergence)是兩眼向內轉**，如圖 1-12(a)，**散開(divergence)則是從會聚位置向外轉**，如圖 1-12(b)。

三、眼球運動的神經支配定律

(一) Sherrington 法則

1894 年由他歸納為一交互神經供給法則，**每一條肌肉的收縮總是伴有一致的、成一定比例拮抗肌的弛緩**，這現象來自中樞神經系統，保證在主動肌收縮的同時拮抗肌相應弛緩。因此，內直肌收縮時則外直肌自動放鬆，反之亦然。Sherrington 氏定律對眼轉向(versions)與眼轉動(vergences)皆適用。

如圖 1-13(a)**雙眼在向左轉動時(levoversion)，右內直肌(RMR)和左外直肌(LLR)**的會**增加收縮(+)**，這時相對**右外直肌(RLR)和左內直肌(LMR)**則**相應鬆弛(0)**。如圖 1-13(b)在雙眼進行集合(convergence)轉動時右內直肌(RMR)和左內直肌(LMR)的會增加收縮(+)，這時相對右外直肌(RLR)和左側外直肌(LLR)則相應鬆弛(0)。如圖 1-13(c)當頭向左肩膀傾斜時，眼外肌群會產生放鬆或收縮來防止眼球出現右旋轉動(dextrocycloversion)，這時右下斜肌(RIO)與右下直肌(RIR)以及左上斜肌(LSO)與左上直肌(LSR)均會增加收縮(+)，此時相對的右上斜肌(RSO)與右上直肌(RSR)以及左下斜肌(LIO)與左下直肌(LIR)則相應鬆弛(0)。

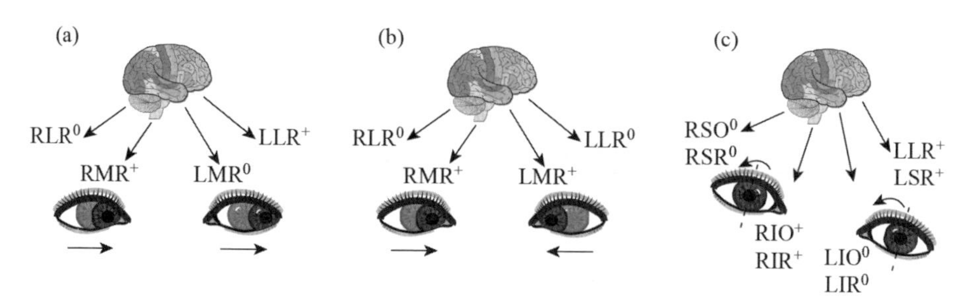

圖 1-13：Sherrington 法則。

(二) Hering 法則

1879 年由 Hering 氏提出，**雙眼運動時所接受的神經衝動強度相等，效果相同**。按此法則推論如有一眼外肌功能不足，為加強此不足肌肉所發出的全部神經衝動也同時達到其配偶肌使其功能過強，表現在第二斜角大於第一斜角。

圖 1-14(a)雙眼在向左轉動時(levoversion)右內直肌(RMR)與左外直肌(LLR)會接收到相同的神經支配強度。如圖 1-14(b)在雙眼進行集合(convergence)轉動時右內直肌(RMR)和左內直肌(LMR)也會接收到相同的神經支配強度。如圖 1-14(c)當頭向左肩膀傾斜時，眼外肌群會產生放鬆或收縮來防止右眼球出現外旋轉動(excycloduction)與左眼球出現內旋轉動(incycloduction)，這時右下斜肌(RIO)與右下直肌(RIR)以及左上斜肌(LSO)與左上直肌(LSR)均會接收到相同的神經支配強度。

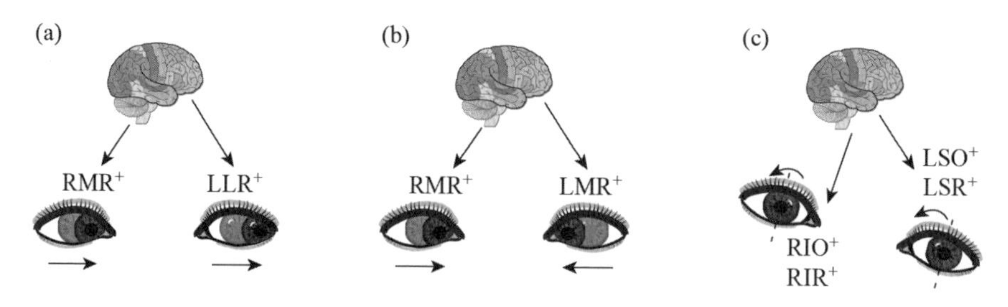

圖 1-14：Hering 法則。

1-4 雙眼視覺的生理機制

一、視覺方向 (Visual Direction)

視網膜成分生來就具有向空間投射的方向性，這種功能由高級視覺中樞的結構所決定，視網膜黃斑中心凹的視覺方向是正前方，在它鼻側的視網膜分成向顳側投射、顳側向鼻側投射、上方向下方投射、下方向上方投射，如圖 1-15(a)。因此雙眼固視時：

1. **雙眼主要視覺方向：結像於兩中心凹**的外界物體產生相同的視覺方向，這是中心凹所代表的注視方向，即**固視目標對應雙眼黃斑中心凹連線的中點**。
2. **雙眼次要視覺方向：近固視目標對應於雙眼黃斑旁中心區對應點線**，如圖 1-15(b)。

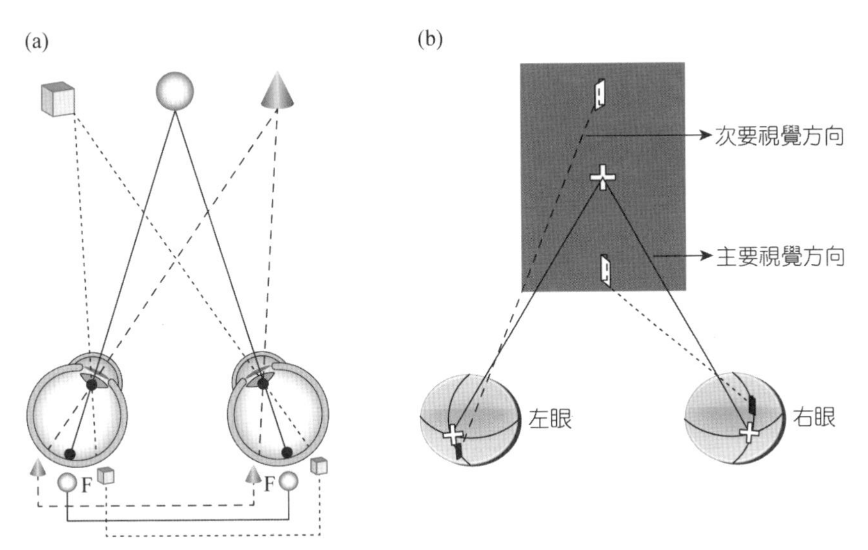

圖 1-15：(a)物位置與相對視網膜投射方向；(b)雙眼主要與次要視覺方向。

二、視網膜對應點 (Retinal Correspondence)

兩眼有**相同視覺方向的視網膜成分稱為視網膜對應成分或對應點**。一個物體的影像只有同時落在兩眼視網膜的對應點上傳入大腦才能被感覺為一個影像。兩眼同部位而又有共同視覺方向的只有兩眼黃斑部，其他部位的視網膜成分則各依其與黃斑部(F)的距離結成對應關係。**一眼黃斑部鼻側的一點與另一眼黃斑部顳側等距離的另一點相對應**，即這兩點的視覺方向相同，均向本身的反對側投射，如圖 1-16。

常見視網膜對應點情形有以下兩種：

1. **正常視網膜對應**(normal retinal correspondence)：是指兩眼的黃斑及視網膜對應點均有共同的視覺方向。
2. **異常視網膜對應**(abnormal retinal correspondence)：是指在兩眼的視網膜**非對應點產生了共同的視覺方向**，即注視眼黃斑部與斜視眼黃斑部以外的視網膜成分建立了新的異常聯繫的一種雙眼現象。

臨床上較常用的異常視網膜對應的檢查方法主要是刺激兩眼的黃斑中心凹，根據病人的回應，判斷視網膜對應正常與否。因此方法有：**同視機檢查**、Worth 4dots **檢查法**、Bagolini **線狀鏡檢查法**等。

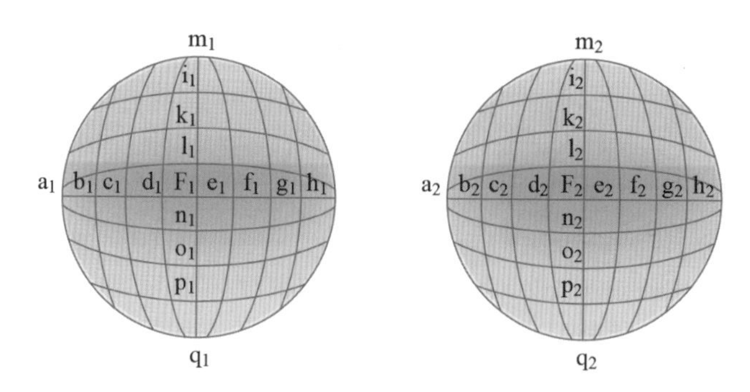

圖 1-16：雙眼視網膜對應點關係。

三、視界圓(Vieth-Müller Circle)和 Panum 氏空間

1. **視界圓**：通過**注視點**及**雙眼結點**所畫的圓稱為**視界圓**，視界圓圓周每一點上的物體，將分別落在兩眼視網膜的對應點上，故所得圖像是平面感覺，所以不會形成複視，由於距離不同，這樣的圓弧面將是無限的，如圖 1-17。

2. **Panum 氏空間**：在 1858 年由 Panum 氏首先提出，Panum 氏說「維持雙眼視並非精確的幾何對應點的點對應，而是點和區域的對應關係」。在視界圓圓周內外有限距離處（在黃斑部約為 30`~60`）區域的物體非但不呈現複視，甚至這種輕微差稱為 **Panum 氏空間**。將位於 Panum 氏空間的影像進行融合反而是形成立體感的生理基礎，此距離在正前方最小，越往周邊則越寬，如圖 1-18 的斜線區範圍就稱為 Panum 氏空間。因此兩視網膜上所結的像，如未落在視網膜對應點，只要未偏離 Panum 氏區一樣可以維持**雙眼單視**。

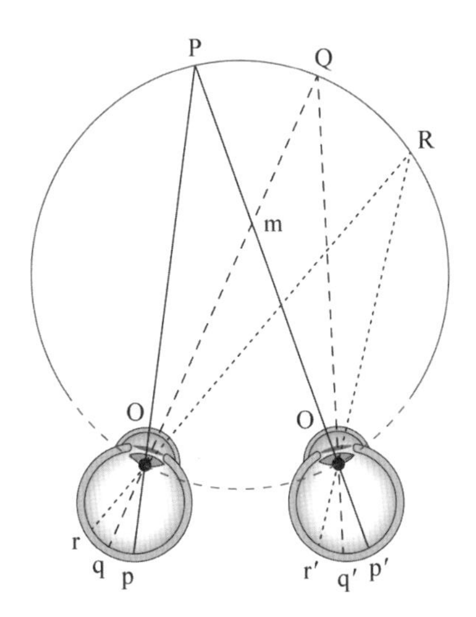

圖 1-17：視界圓(Vieth-Müller Circle)。

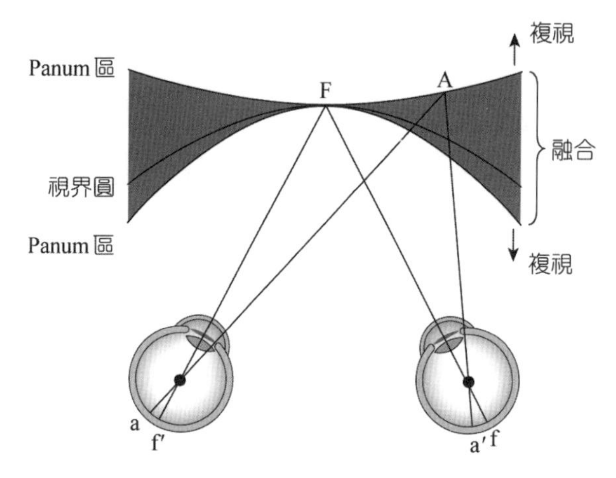

圖 1-18：Panum 氏空間。

四、融合機制

融合機制在眼肌學上有兩種不同的含義：一為**感覺融像**、另一個為**運動融像**或矯正性融合反射。**感覺融像指大腦能綜合分別來自兩眼的相同或近似的物像，並在感覺水平上形成一個完整映像的能力。感覺融像的範圍和界限以視網膜對應關係和 Panum 氏空間的存在為基礎。**

運動融像是兩眼視網膜物像間的一種定位性眼球運動，使偏離對應點的物像重新回到對應點上來。是一種通過大腦高級中樞所引起的反射性眼球運動，條件性刺激是落於視網膜非對應點上的兩個物像。視功能檢查中所測定的融合力基本上是指運動融像，但二者並非截然分開，因為沒有矯正性融合反射的存在，**感覺融像只能是一瞬間的活動而不能持續不斷的保持雙眼視覺。**

視網膜物像向雙顳側分離將引起集合(convergence)反應，向雙鼻側分離將引起散開(divergence)反應，物像在垂直方向偏離會引起垂直的融像運動，融像範圍就是指能引起融合反射物像分離的限度，一般正常的**散開範圍約為 4°，集合範圍可以在 35°以上，垂直範圍較小，只有 1.5°**。融像的範圍在某些異常的情況下和通過訓練可以使之增加。

五、雙眼固視偏差

當我們注視一物體並看清楚時，我們以為眼睛做出正確對焦了，但其實並沒有。因為瞳孔焦深的存在，我們的調節並不總是這麼準確，這稱為調節反應，有可能過度，但大部分是不足的情形。同樣地，當我們雙眼注視物體並呈現單一影像時，我們以為雙眼都對正了我們看的物體，但其實也沒有，因為視網膜上有一微小容許區域的存在，我們的雙眼聚合也不是如此準確，會有一點誤差，這樣的誤差稱為**固視偏差** (fixation disparity)，有可能過度內聚，但大部分是稍微不足的情形。這些情形在生理上是有好處的，可以減少視覺系統的負擔，並容許微小誤差的存在。

在上幾節中對正常雙眼視覺已經詳述，位於雙眼單視圓以外的微距物點，在雙眼視網膜上非對應區所分別形成成像點也能被雙眼所融合。或者說雙眼單視圓上物點在一隻眼的視網膜上成像，另一隻眼可取微量偏斜的眼位，利用視網膜對應點以外的微徑區域內的任意一點與對側眼形成雙眼融合。雙眼單視圓以外的微距單視空間稱為 Panum 空間，**視網膜對應點以外的微徑融像區域稱為 Panum 融像區**。

由於有 Panum 融像區的存在，雙眼在注視同一個目標時，可以取微量集合不足，稱為**外向固視偏差**，若取微量集合過度，則稱為**內向固視偏差**。若將雙眼結點與黃斑中心凹的連線作為生理視軸，則雙眼的聚散誤差可導致雙眼生理視軸並不能對準注視目標，而是實際視線的交點對準注視目標，實際視線與生理視軸之間就會產生視差夾角，雙眼生理視軸與實際視線之間的視差夾角就稱為**雙眼固視偏差角**，如圖 1-19。

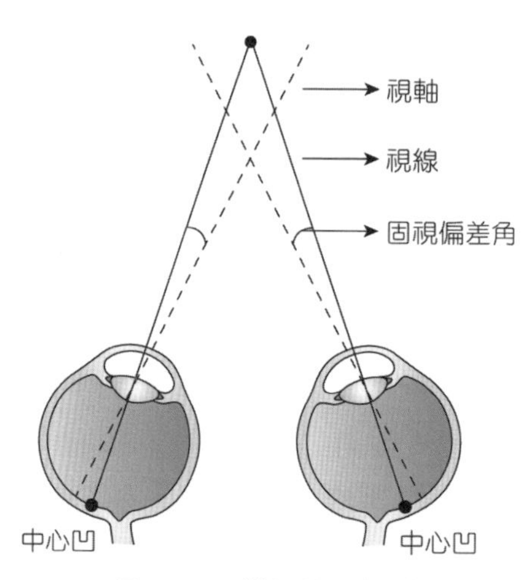

圖 1-19：雙眼固視偏差。

六、雙眼視覺的臨床分級

雙眼視覺係指外界的物像分別落在雙眼視網膜對應點上，引起神經興奮沿視覺知覺系統傳入大腦，枕葉皮質視覺中樞把來自雙眼的視覺信號經分析，綜合成一個完整且具有立體感知覺影像的過程。在 1901 年由 Worth 根據其簡單和複雜程度提出雙眼視覺之三級理論，即同時知覺、融像、立體視。

1. **同時知覺**：指雙眼對物像有同時接受能力。
2. **融像**：在雙眼同時知覺基礎上，能把落於兩個視網膜對應點上的物像融合成一個完整影像的功能。
3. **立體視**：在同時視和融合的基礎上，雙眼的視覺資訊能準確融合，並具有良好的層次和深度。

習題

1. 正常雙眼視的優點？
2. 產生雙眼視覺需要具備哪三個條件？
3. 眼球運動型態主要有哪三種？
4. 何謂感覺融像與運動融像？
5. 簡述眼球運動的神經支配定律。
6. 何謂雙眼視覺之三級理論？

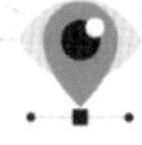

MEMO

CHAPTER 02

雙眼視覺功能介紹

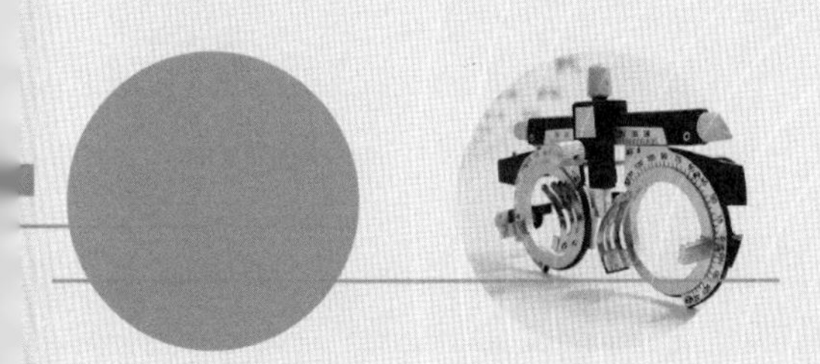

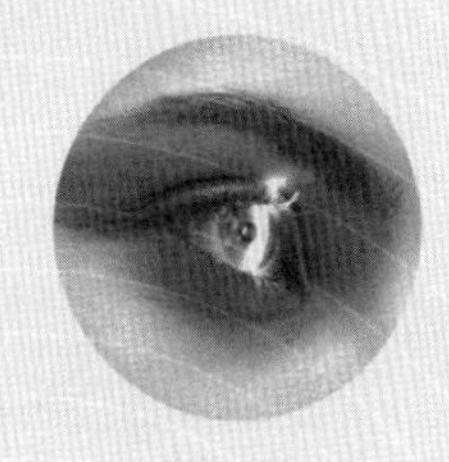

2-1 調節功能

一、調節的機制

休息狀態的正視眼，其屈光系統將射入眼內的平行光線（由位於無限遠的點狀光源發出的光束）聚焦於屈光系統之後主焦面，即視網膜上。位於有限距離的物體，特別當物體距離眼睛較近時，其像生成於視網膜後，即物點的共軛焦點在後主焦面以外，光束在視網膜上截成模糊圓以致物像不清。此時如欲看清物體，必須增加眼的屈光力，使焦點移至視網膜前。人眼為了對不同物距的目標結像必須增加屈光力，這種功能稱為**調節**(accommodation)，調節主要是通過水晶體曲率的改變而達到的。表 2-1 說明眼睛在發生調節時，屈光系統各個部位的變化。

表 2-1：放鬆調節狀態與最大調節狀態時眼屈光系統的變化

名稱	內容	Gullstrand 參數	
		放鬆調節狀態	最大調節狀態
與角膜前表面距離	水晶體的前表面	3.6 mm	3.2 mm
	水晶體的後表面	7.2 mm	7.2 mm
表面區率半徑	水晶體的前表面	10.0 mm	5.33 mm
	水晶體的後表面	–6.0 mm	–5.33 mm
水晶體屈光力	水晶體的前表面	+5.00D	+9.38D
	水晶體的後表面	+8.33D	+8.33D
水晶體系統	總屈光力	+19.11D	+33.06D
	第一主點位置	5.678 mm	5.145 mm
	第二主點位置	5.808 mm	5.255 mm
	焦距	69.908 mm	40.416 mm

表 2-1：放鬆調節狀態與最大調節狀態時眼屈光系統的變化（續）

名稱	內容	Gullstrand 參數	
		放鬆調節狀態	最大調節狀態
全眼屈光系統	總屈光力	+58.64D	+70.57D
	第一主點位置	1.346 mm	1.772 mm
	第二主點位置	1.602 mm	2.066 mm
	第一焦點位置	–15.707 mm	–12.397 mm
	第二焦點位置	24.387 mm	21.016 mm
	第一焦距	–17.055 mm	–14.169 mm
	第二焦距	22.785 mm	18.930 mm
	近點位置		–102.3 mm

關於調節機制的細微環節至今仍存在著爭論，但是 Helmholtz 學說被認為是最經典的調節機制。Helmholtz 在 1885 年描述了這一經典的調節機制：

1. **水晶體的改變**：水晶體前面曲率的改變對屈光力的增加產生主要作用，水晶體曲率的改變又是通過**睫狀肌的收縮與鬆弛**作用所致。
2. **睫狀體的改變**：當睫狀肌鬆弛而無任何張力時，水晶體曲面處於最平坦的形態，這時眼的視網膜與物空間的遠點發生共軛關係，稱為非調節狀態。當**睫狀肌收縮**時，水晶體**懸韌帶逐漸鬆弛**，水晶體凸度逐漸增加，使物空間非遠點平面與視網膜依次發生共軛關係，即為眼的調節。睫狀肌極度收縮時的水晶體凸度達到最大，也就是水晶體達到充分調節，這時視網膜與物空間的近點相共軛。
3. **懸韌帶的改變**：調節時**睫狀肌收縮**，脈絡膜則被向前牽引，睫狀肌突向水晶體赤道部靠近，使**懸韌帶鬆弛**。

Herman 在 1855 年使用實驗法發現調節時，眼球的其他相關部位也有一些變化，他將結果整理如下，並參考圖 2-1。

1. **瞳孔收縮**。
2. **虹膜瞳孔緣和水晶體表面向前移**。
3. **水晶體前表面變得更凸出**。
4. 水晶體**後表面稍微變凸**。
5. 因重力關係，調節時**水晶體稍微往下垂**。
6. **脈絡膜往前移**。
7. **睫狀肌收縮**。
8. **懸韌帶鬆弛**。
9. **眼軸長度會暫時性變長**。

水晶體產生調節時會讓入眼光線的**聚散度產生改變**，但若物體沿中線向眼逼近時，物像必**自兩中心凹向顳側移動**，這時就構成因**雙眼調節時產生的內聚刺激**。焦點退到視網膜後方，使視網膜像模糊，肯定是調節刺激的重要因素。另外，注視目標的運動、物體的表現、大小和距離以及其對雙眼的影響等還牽涉到一些高級神經活動，特別是**注意力**。

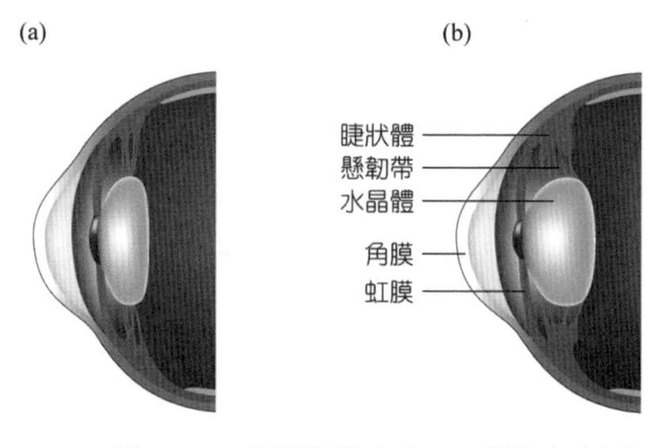

圖 2-1：(a)眼部無調節時；(b)開始產生調節的情形。

二、調節的範圍和程度

(一) 調節遠點 (Far Point)

幾何光學中相對應的物點與像點稱為共軛焦點。人眼清晰視物，成像必在視網膜黃斑部，調節靜止時與之相共軛的視軸上物點即為其**遠點**(far point)，換言之，即**調節靜止**時，自遠點發出的光線恰好聚焦在網膜上，或當人眼在調節靜止時所能看清的最遠一點稱為**調節遠點**。

正視眼遠點在無限遠，近視眼遠點在眼前有限距離，遠視則遠點在眼後，為虛性的。遠點至眼物側主點距離稱為遠點距離，**遠點距離的倒數為靜態屈光度**，代表病人的屈光不正度數。

(二) 調節近點 (Near Point)

眼睛要看近處物體就要使用調節功能，當眼使用最大的調節力量所能看清楚的那一點叫**近點**(near point)。因此近點是與調節力量聯繫在一起的，調節時的屈光也叫動態屈光，所以近視力也叫調節視力或動態視力。

(三) 調節範圍

調節遠點與近點間的任何距離均能運用不同程度的調節達到明視，這範圍即稱**調節範圍**或稱明視範圍，以距離表示，如圖 2-2 所示。

(四) 調節力

調節力也細分為眼睛調節和眼鏡調節，前者的調節距離指的是眼睛角膜前緣到注視目標的距離，後者的調節距離為眼鏡平面到注視目標的

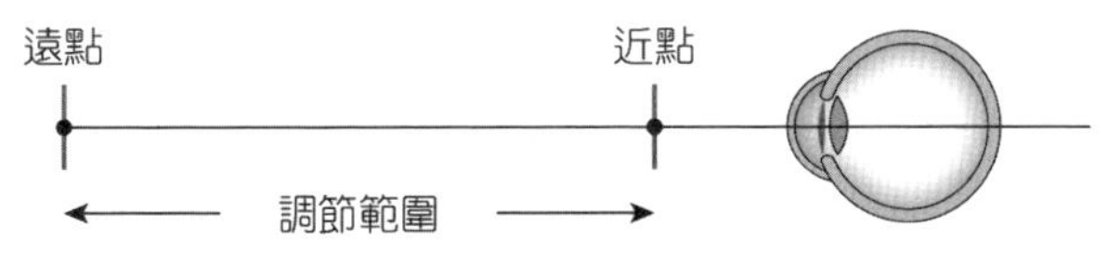

圖 2-2：遠點、近點與調節範圍。

距離。調節作用時，因水晶體變化而產生的屈光力以屈光度(D)為單位來表示。

$$調節力=\frac{1}{調節距離(m)} \quad (2\text{-}1)式$$

範例 2-1

請問當小明閱讀眼鏡平面前 40 公分的報紙時，此時調節力為何？

解答：

$$調節力=\frac{1}{調節距離(m)}=\frac{1}{0.4(m)}=2.50D$$

（五）調節幅度 (Amplitude of Accommodation, A.A.)

注視遠點與注視近點的屈光力之差稱作**調節幅度**（絕對調節力，最大調節力），以屈光度表示。設以 r 代表遠點距離（以米計之），以 R 代表注視遠點時的屈光力（以度計之）；p 代表近點距離，P 代表注視近點時的屈光力；a 代表調節範圍，A 代表調節幅度。則：

$$調節幅度(D)=\frac{1}{遠點距離(m)}-\frac{1}{近點距離(m)}=\frac{1}{r}-\frac{1}{p} \quad (2\text{-}2)式$$

其中：眼前之距離為負，眼後之距離為正

$$\frac{1}{遠點距離(m)}=非正視眼屈光不正度數=R$$

故上述公式可改為：

調節幅度＝屈光不正度數－注視近點的屈光力

即 $$A.A. = R - \frac{1}{p} = R - P \qquad (2\text{-}3)式$$

（六）不同屈光狀態的眼睛之調節

1. **正視眼的調節**：正視眼的遠點位於無限遠，其靜態屈光為零，故不需調節即能看清遠物。當其注視近點處的物體時需用全部的調節力，故其調節幅度等於其近點屈光度，即 $A.A. = 1/p = P$，其調節區域包括由近點往前至無限遠的全部範圍。
2. **遠視眼的調節**：由於遠視眼遠點位於眼睛的後方有限距離（為正值），所以遠點屈光度為正的（遠點距離倒數），為了使眼睛適應其近點故又需另加調節力來補償。
3. **近視眼的調節**：由於近視眼的遠點位於眼睛的前方有限距離（為負值），所以遠點屈光度為負的（遠點距離倒數），調節區域由近點往前至遠點之間的全部範圍。因此近視眼所用調節較正視或遠視眼為少。

範例 2-2

有一眼睛之明視範圍在眼前 8 公分至無窮遠處，如下圖 2-3。求此眼之屈光異常度數與調節幅度？

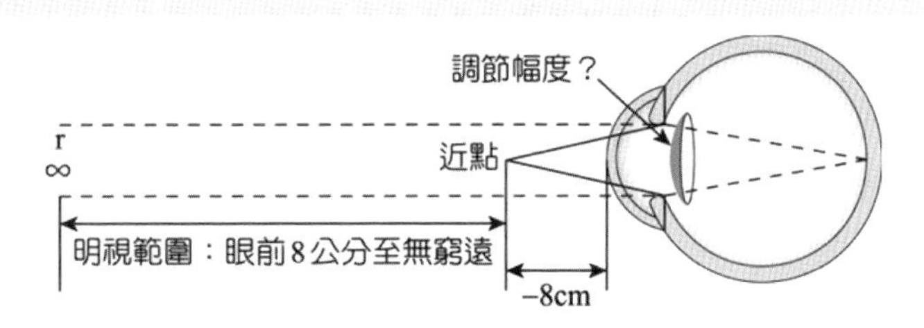

圖 2-3：正視眼的調節幅度。

解答：

(1) 遠點在無窮遠處，$r \to \infty$

異常度數 $R = \frac{1}{r} = \frac{1}{\infty} = 0$ 為正視眼

(2) 調節幅度 $= \frac{1}{r(m)} - \frac{1}{p(m)} = \frac{1}{\infty} - \frac{1}{-0.08} = +12.5D$

範例 2-3

有一眼睛之明視範圍在眼前 10~50 公分處，如下圖 2-4。求此眼之屈光異常度數與調節幅度。

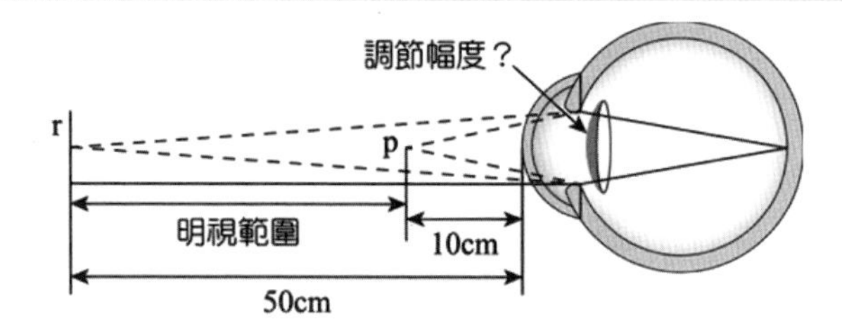

圖 2-4：近視眼的調節幅度。

解答：

(1) 遠點在眼前 50 公分，$r = -0.5m$

異常度數 $R = \frac{1}{r} = \frac{1}{-0.5} = -2.00D$ 為近視眼

(2) 調節幅度 $= \frac{1}{r(m)} - \frac{1}{p(m)} = \frac{1}{-0.5} - \frac{1}{-0.1} = +8.00D$

範例 2-4

有一眼睛之明視範圍在眼前 8 公分至眼後 50 公分處，如下圖 2-5。求此眼之屈光異常度數與調節幅度。

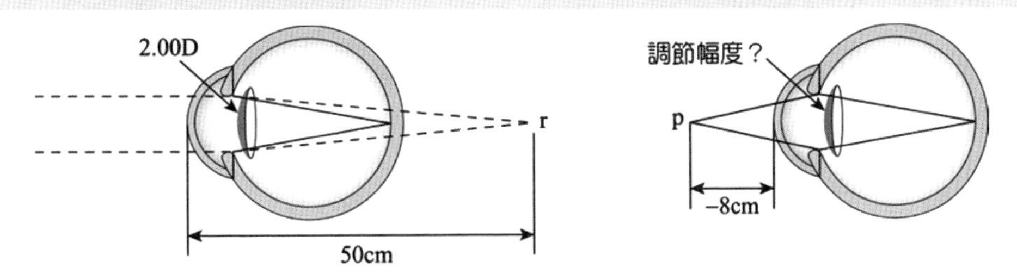

圖 2-5：遠視眼的調節幅度。

解答：

(1) 遠點在眼後 50 公分，r＝+0.5m

異常度數 $R=\dfrac{1}{r}=\dfrac{1}{+0.5}=+2.00D$ 為遠視眼

因此需要先使用+2.00D 的調節力，才能使遠方物的影像落在視網膜上

(2) 調節幅度 $=\dfrac{1}{r(m)}-\dfrac{1}{p(m)}=\dfrac{1}{+0.5}-\dfrac{1}{-0.08}=+14.50D$

由範例 2-2 至 2-4 可知**未矯正的遠視眼若注視近物時，所使用的調節力較正視或近視眼為多**。

三、物理性調節和生理性調節

調節作用係由兩個因素所完成，即**水晶體的可塑性和睫狀肌的收縮力量**，如圖 2-6。假若水晶體的物質發生硬化，如老年人水晶體失去了可塑性，即使睫狀肌的收縮是有力的也不能使之改變形狀，仍然不能產生調節作用。另一方面，即使水晶體是液體樣的物質，如果睫狀肌的力量變弱了或者麻痺了，也不能使之形成調節，因此可把調節機制分為物理性的和生理性的兩大類。

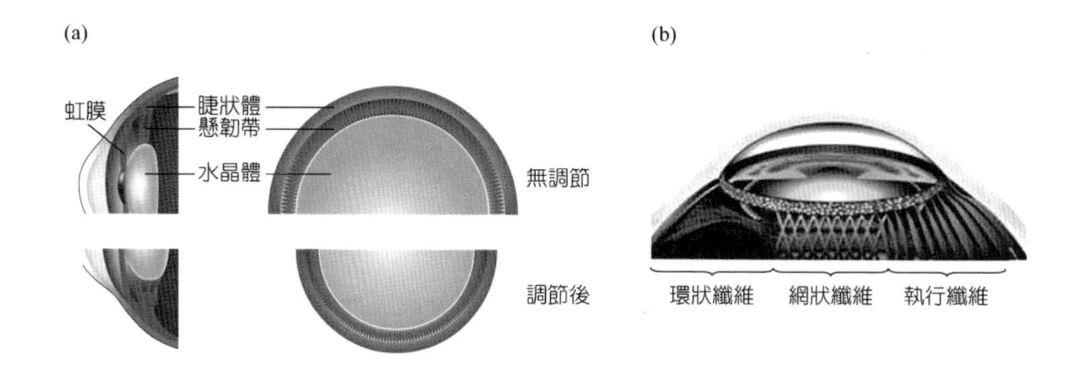

圖 2-6：調節作用的兩個因素：(a)水晶體的可塑性；(b)睫狀肌的收縮。

1. **物理性的調節**：純粹是水晶體的物理性變形，它以屈光度來測量，使眼的屈光力量增加 1.0，稱之為付出了 1.00D 的調節。生理性調節的程度用「肌度」來表示，「1 肌度」即水晶體的屈光力量增加 10D 的肌肉收縮力。這兩部分雖在每個人年輕的時候正常地搭配著，但嚴格地講，兩者之間還是有所區別，並在某些情況下會分開而造成不同的病理結果。

2. **生理性的調節**：老花眼就是調節和集合分別行使的一個典型的生理狀態，隨著年齡的增長，水晶體逐漸失去了可塑性而變硬，這時物理性調節減小甚至消失，但是年齡對睫狀肌的肌力影響較小，因此雖然存在生理性調節，但由於物理性調節的變化，也導致了視近困難。我們在驗光時為了消除調節的影響，常會對青少年使用睫狀肌麻痺劑（散瞳劑），這就是生理性調節被抑制，此時物理性調節不受影響的例子同樣也會出現視近困難的現象。

人眼的調節力因年齡差異而不同，幼兒的水晶體具有良好的彈性，當睫狀肌收縮時，水晶體凸起變形量很大，表面曲率可以有明顯的增加。但隨著年齡的增長，水晶體纖維逐漸硬化，水晶體凸起變形量和表面曲率的增加量皆逐漸減弱，這就是調節力減退的現象。10 歲前兒童的調節幅度可高達 14D，而到 15 歲時就會減退到 12D 左右，20 歲時僅為

10D。之後調節幅度值會逐年下降，直至 60 歲以後，調節幅度基本上就穩定在 1D 左右。

因此，每個人的調節幅度並不相同，一般的趨勢是隨著年齡的增加，可動用的調節力逐漸下降，這意味著調節範圍的減小、調節近點遠移，因此使視近困難，嚴重影響病人的閱讀需求。一般人於 45 歲開始，人眼的調節幅度就會明顯地減退到 4D 左右。此後，對於近距離的工作就難以單靠自身調節力所能勝任，這種生理狀態稱為老視或**老花**(presbyopia)。為了能看清近物，並保持一定的持續時間而不致疲勞，人眼需要借助於凸透鏡來替代調節，稱為調節的**閱讀附加**(reading addition)或**近附加**(near addition)。所以，調節功能的狀態會直接影響著被檢者的視覺品質，故調節功能的測定是視覺功能檢查中一項重要的內容。

四、調節幅度的測定

讓眼睛產生調節刺激有兩個方法，首先為注視 6 公尺以內的視標，若視標距離眼前越近則會引起的調節反應越大，如此才能保持視標的清晰，其次是讓眼睛注視一定距離的視標，然後在眼前逐步加入負鏡片，這也會引起水晶體作調節才能保持視標的清晰。

另外，在進行調節幅度的測定時，眼屈光異常情形需要全矯正才行。因此，調節幅度的測定主要有兩種基本方法：**移近／移遠法**(push up & push down method)與**負鏡片法**(minus lens method)。

1. **移近／移遠法**：移近法是將微細的視標向著被檢眼移動，直至被檢眼看到視標模糊；移遠法則是將微細視標從眼前模糊的近端逐漸遠移，直至看見清晰的視標。兩種方法雖然基本方法一致，但測定結果略有差異，文獻報告認為移近法測定結果的調節幅度略高於使用移遠法測定的結果。

2. **負鏡片法**：負鏡片也可以測量調節幅度，也就是讓被測眼觀察遠視力表，然後將負鏡片度數逐漸增加，依次插片試驗，直至看到視標模糊而不能轉清。插上的負鏡片用於抵消調節的作用，直至全部的調節，這時負鏡片度絕對值就是調節力，這種方法適用於單眼調節力的測量。

2-2 集合功能

一、集合的機制

當兩眼同時注視無窮遠的目標時，兩眼視軸是處於平行狀態的，如圖 2-7(a)。當兩眼共同注視眼前一定距離的目標時，兩眼視軸同時交叉在該目標，發生了**兩眼集合**(convergence)運動，又稱為**內聚或輻輳**，如圖 2-7(b)。集合的產生因為雙眼在注視近處物體時，雙側眼球向內旋轉，才能使兩眼的視軸正對所看的物體，使物體在視網膜上所成的像能正確落於雙眼**黃斑中心凹**(fovea)部位。因此，在一定範圍內物體距離眼前越近，則眼球內轉的程度也就越大。

集合或輻輳功能是動物雙眼視覺發展到高級階段的產物，一般人類在出生後約 2 個月雙眼就開始出現集合運動，大概在第 6 個月時雙眼集

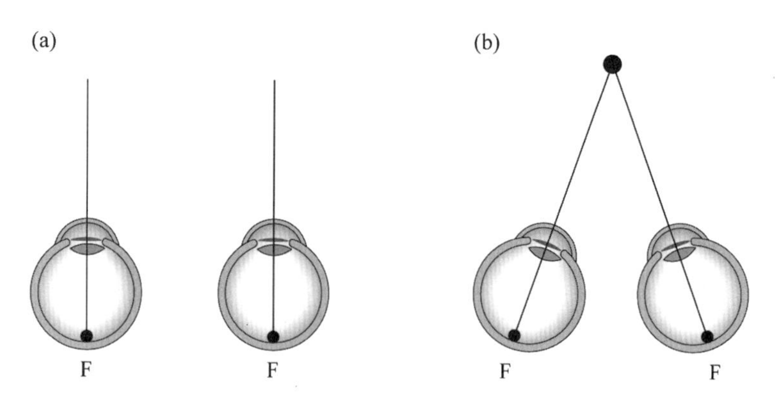

圖 2-7：(a)兩眼注視無窮遠的目標；(b)兩眼共同注視眼前一定距離的目標。

合的能力可以很強但卻不大穩定，在 2 歲的時候，雙眼集合功能的發育可說已經很成熟了。

與集合相對應的是**雙眼散開(divergence)**運動。從狹義上來說，散開僅指兩眼視軸不發生交叉的情況，從廣義上來說，散開也包括兩眼從近向遠的目標運動，實際上就是集合運動的減少。

雙眼集合功能分為自主性和非自主性兩種：

1. **自主性集合**：這是視覺反射運動中唯一能用人的意志控制的功能，由人的意志使兩眼視軸向鼻側集合，這主要由大腦**額葉**所控制。
2. **非自主性集合**：是一種視覺反射，它是通過大腦**枕葉**知覺中樞建立的條件反射，非自主性集合是不能由人的意志所控制的，產生非自主性集合的條件刺激是物像離開兩眼黃斑部向相反方向的運動，其皮下中樞存在於中腦帕黑氏核處，再到雙眼內直肌使雙眼同時內轉發生集合。

自主性集合和非自主性集合的區別在於自主性集合是指有意識的使兩眼向鼻側集合，非自主性集合則是視覺心理反射。再者，兩者的強弱不同，幅度也不相同，自主性集合比非自主性集合的範圍大，同時集合範圍不受年齡的控制；另外，兩者大腦中樞的來源也不同。自主性集合由大腦額葉所控制，非自主性集合的中樞則在大腦枕葉。

非自主性集合其包括：**張力性集合**、**融像性集合**、**調節性集合和近感性集合**四種，以下分別敘述：

1. **張力性集合**(tonic convergence)：當人在睡眠或全身麻醉的狀態下，兩眼視軸偏向外方（顳側），一旦清醒睜眼時，雙眼內直肌經常接受一定量的神經衝動，使其保持一定的張力來抵擋視軸的發散(divergence)，以維持雙眼視軸平行的第一眼位狀態，因此張力性集合是一種無意識性的眼肌緊張作用。

2. **融像性集合**(fusional convergence)：當雙眼注視眼前目標時，如果成像落在兩眼視網膜對應點稍微靠近鼻側或顳側時，為了將兩單眼的影像融合為一以避免出現複視現象，這時雙眼將進行反射式視覺運動即所謂的融像性集合，才能使物像落在兩眼視網膜對應點的位置上。

3. **調節性集合**(accommodative convergence)：當雙眼注視逐漸接近眼前的目標時水晶體會產生調節，由於調節與集合是連動的，因此這時就會引起調節性集合。我們經常會發現，在出現複視前往往視標會先變模糊，這就是調節性集合的參與所致。

4. **近感性集合**(proximal convergence)：心理上對於眼前目標的逐漸趨近，此時所引發的雙眼集合反應稱之為近感性集合。

二、集合力的表示

集合程度的度量單位有三種：

(一) 米角

集合程度的大小可以用**米角**(meter angle, Ma)來表示，一米角的定義是指一米處近物的雙眼集合量，也就是集合近點距離(q)的倒數，即：

$$集合量\ C=\frac{1}{q} \qquad (2\text{-}4)式$$

其中 q 的單位為公尺。

當注視眼前 1 米處物體時，兩眼視軸與兩眼中心垂線所夾的角∠C1RC2，如圖 2-8(a)所示，所以集合量 C＝1/1＝1 米角，其中 C1、C2 為左右眼的旋轉中心，R 為眼外一注視點。若 R 位於眼前 50 公分處，則集合量 C＝1/0.5＝2 Ma，如圖 2-8(b)。只要觀察距離相同，其集合量之米角值均相同，但其缺點是沒有考慮瞳距的影響，瞳距不同的人則米角所代表的尺度應有所不同。

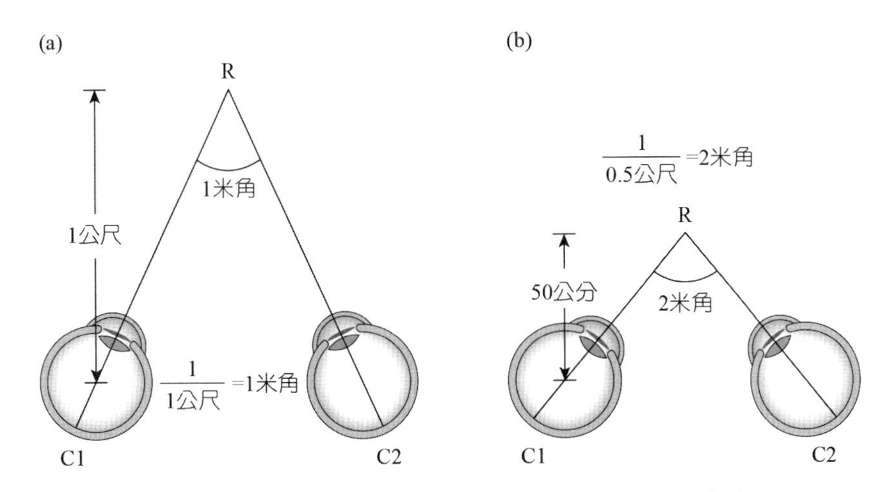

圖 2-8：集合量的計算：(a) C＝1 米角；(b) C＝2 米角。

(二) 稜鏡度

集合量的另一個表示方法可以用**稜鏡度**(prism diopter)來表示，一個稜鏡度的定義為通過稜鏡觀察 1 米處的物體，這時鏡內的影像會朝稜鏡頂端移位 1 公分，以 1^{Δ} 表示。所以 1 稜鏡度＝1 公分／公尺(1^{Δ}＝1 cm/m)的意思。由圖 2-9 可知瞳距為 60 mm 時，集合量 1 米角等於 6^{Δ}。

因此集合量的大小可用以下公式表示：

$$\text{集合量} = \frac{10 \times PD(mm)}{q(cm)} \qquad (2\text{-}5)\text{式}$$

其中，PD 代表瞳距，單位為 mm，q 代表注視目標與眼球旋轉中心的距離，單位為 cm。因此，假設雙眼的瞳距為 60 mm，如注視目標與眼球旋轉中心為 40 cm 之物體則所用的集合量＝10×60/40＝15^{Δ}。

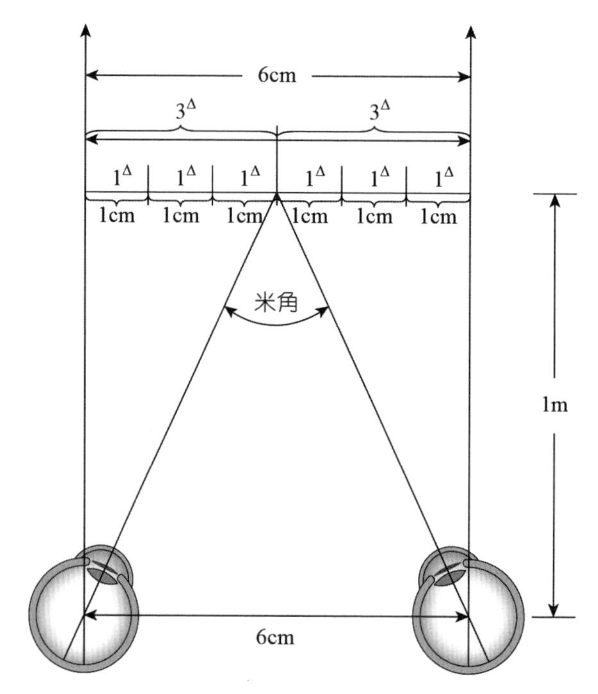

圖 2-9：瞳距為 60 mm 時，集合量 1 米角等於 6^{Δ}。

（三）圓周角度

在幾何學上普遍應用的表示角度大小的單位。1 **圓周角＝360°**，集合角與圓周度的關係：

$$\text{集合角度} = 2\times\tan^{-1}\left[\frac{\text{PD (mm)}}{20\times q\ \text{(cm)}}\right] \qquad \text{(2-6)式}$$

其中，PD 代表雙眼的中心距（瞳距），單位為 mm，q 代表集合近點距離，單位為 cm。因此，假設雙眼的瞳距為 60 mm，如注視近點距離為 40 cm 之物體，則集合角度＝ $2\times\tan^{-1}\left[\frac{60}{20\times 40}\right]=8.58°$。

範例 2-5

某人之雙眼瞳距(PD)為 64 mm 若注視近點距離 q 為 25 cm，如圖 2-10 所示，請分別以米角、稜鏡度及角度來表示此時的集合量大小？

解答：

(1) 以米角表示：

$$集合量\ C = \frac{1}{q} = \frac{1}{0.25(m)} = 4\,(Ma)$$

(2) 以稜鏡度表示：

$$集合量\ C = \frac{10 \times PD(mm)}{q(cm)} = \frac{10 \times 64}{25} = 25.6^{\Delta}$$

(3) 以角度表示：

$$集合量\ C = 2 \times \tan^{-1}\left[\frac{PD\ (mm)}{20 \times q\ (cm)}\right] = 2\tan^{-1}\left(\frac{64}{20 \times 25}\right) = 14.59^{\circ}$$

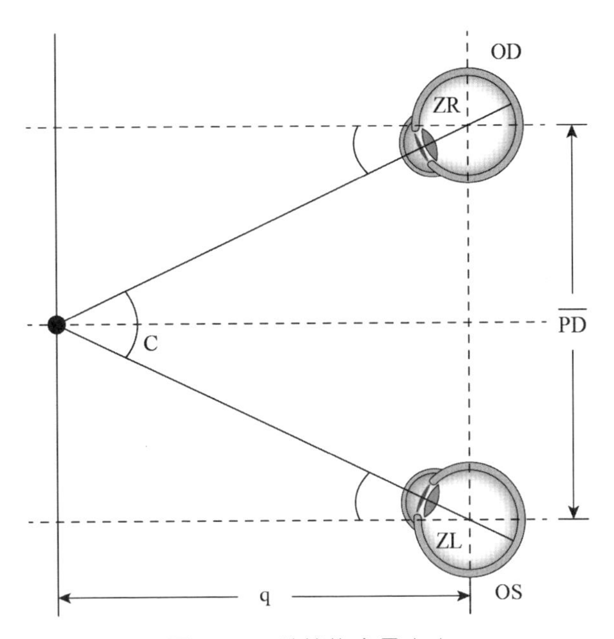

圖 2-10：計算集合量大小。

三、集合的範圍與程度

（一）集合遠點 (Far Point of Convergence, FPC)

當注視遠處物體時，不用集合作用，故當集合作用完全靜止時，物體所在的點稱為**集合遠點**(FPC)。

（二）集合近點 (Near Point of Convergence, NPC)

當目標在兩眼視軸中間繼續移近時兩眼集合運動加強，配合兩眼調節作用使兩眼同時能看清同一目標，也就是對近物**雙眼單視**的效應。當目標繼續移近到一定距離，兩眼看目標則形成複視，該處稱為**集合近點**(NPC)。

集合近點距離一般指從鼻梁到目標的距離，該點最近距離可以**近達鼻尖處**(to the nose, TTN)。正常集合近點的值約 50~70 mm，一旦超過 100 mm 的集合近點距離常常會導致看近物（例如閱讀）的視覺疲勞症狀，有時可以採取集合訓練的方法來增強集合能力，另外也可以採用稜鏡來減輕視覺疲勞的症狀。

（三）集合幅度的測定

當眼睛在休息狀態注視遠處物體時，兩眼的視軸是平行的，調節是放鬆的。但是當我們要看清近處物體時，兩眼不但產生調節，而且兩眼的視軸也要向內側轉，這種使兩眼的視軸均向固視物固視的作用稱為集合。當物體慢慢移近，集合程度便逐漸增加，在集合達到極限時，兩眼放棄集合而突然轉向外側形成複視。兩眼在放棄集合之前，所能保持的最大集合量稱之為**集合幅度**(amplitude of convergence, A.C.)，集合幅度可用來初步反映病人集合能力的強弱以及能否舒適用眼的情形。

已知集合近點(NPC)是視標至眼鏡平面的距離，眼鏡平面至眼球旋轉中心的距離約為 2.7 公分，如圖 2-11 所示。因此**集合幅度**(A.C.)與**集合近點**(NPC)的關係如下：

$$\text{集合幅度} = \frac{10 \times PD(mm)}{2.7 + NPC(cm)} \qquad (2\text{-}7)\text{式}$$

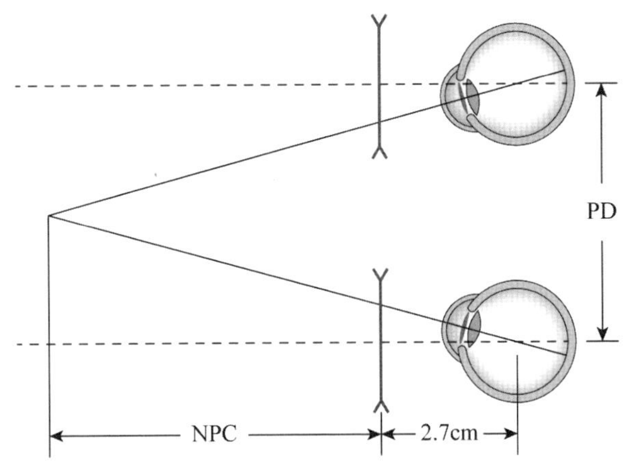

圖 2-11：集合幅度(A.C.)與集合近點(NPC)的關係。

因此，假設雙眼的瞳距為 64 mm，若所測出的集合近點(NPC)為 8 cm，則此時之集合幅度 A.C.＝(10×64)/(2.7+8)＝59.8$^{\Delta}$。

四、遠用瞳距與近用瞳距的轉換

雙眼注視眼前近物時兩眼的視軸均會轉向固視物產生集合作用，因此在製作近用閱讀眼鏡時的瞳距需要較視遠的瞳距更小，由圖2-11可知若假設近用工作距離為x (cm)，則近用瞳距（$PD_{近}$）與遠用瞳距（$PD_{遠}$）的關係如下：

$$PD_{近} = \frac{x(cm)}{2.7 + x(cm)} \times PD_{遠} \qquad (2\text{-}8)\text{式}$$

假設雙眼的瞳距為64 mm，若近用閱讀距離x為40 cm，此時近用眼鏡的瞳距（$PD_{近}$）＝(40×64)/(2.7+40)＝60mm，但若是閱讀距離x為30 cm，則此時近用眼鏡的瞳距（$PD_{近}$）＝(30×64)/(2.7+30)＝58.7 mm。由以上的例子可知，近用瞳距的決定需要考量近用閱讀的距離以及遠用瞳距的大小，不可以只將遠用瞳距減4 mm就當成是近用瞳距，可參考表2-2。

表 2-2：近用閱讀的距離以及遠用瞳距的大小與近用瞳距的關係

遠用 PD (mm) \ 閱讀距離	50 (cm)	40 (cm)	30 (cm)	25 (cm)	
56	53.1	52.5	51.4	50.5	近用 PD (mm)
60	56.9	56.2	55.1	54.2	
64	60.7	60	58.7	57.8	
68	64.5	63.7	62.4	61.4	

2-3 調節性集合與調節的比值（AC/A 值）

一、眼睛的三聯運動與 AC/A 值

當眼睛進行調節時，眼部各組織會出現彼此協調的現象。如調節時睫狀肌會收縮，水晶體變凸，屈光度會增加，使成像焦點落於視網膜上。調節時兩個眼睛伴隨著內旋運動，這時會增加集合量，同時出現瞳孔縮小的情形，這樣會使得兩眼的影像落在視網膜的黃斑中心窩上，然後眼睛再根據焦點的清晰度進行調節量的控制，這樣眼睛才能看到清楚與單一的近物體。

眼睛的**調節、集合與縮瞳之三聯運動**其主要作用是為增加神經支配效益和同步協調性，它們之間關係有**調節性集合**(accommodative convergence, AC)與**集合性調節**(convergence accommodation, CA)，分別與它們所需的調節量(A)與集合量(C)成比例的關係，就是所謂的AC/A 比與 CA/C 比。CA/C 比在臨床上使用較少，並未廣泛應用，在測試需要也較困難。

人類為保持雙眼單視與清晰，在長期的使用調節與集合兩者之間形成互相搭配的聯運關係，又因生理或某些病理的需要，兩者之間又可能有一定程度的單獨運作。這就是**比較性調節**(comparative accommodation)和**比較性集合**(comparative convergence)。當雙眼調節時集合也伴隨著增加，因此過度的調節可以引起過度集合，過度的集合也可能成為內隱斜的誘因。

AC/A 比值的單位為 Δ/D，在實用中是以每 1D 的調節使眼軸偏斜的稜鏡度(Δ)大小來表示，正常的 AC/A 比約為 4±2 (Δ/D)。

在臨床上 AC/A 比可作為診斷與處理眼視覺異常的重要依據。一般分為刺激性 AC/A 與反應性 AC/A。我們日常使用的方法是以調節需求和所加上正鏡度數之和作為調節刺激，所測試到調節性集合之比，就是所謂的梯度性或刺激性 AC/A 比值。計算性或反應性 AC/A 比值是真正的調節反應量，並不是調節刺激量，通常比調節刺激量小+0.25D~+0.50D，臨床上大多採用梯度性 AC/A 比值。

AC/A 相當重要，臨床上也可用於評估調節與集合的協調關係來調整矯正眼鏡的度數。例如：遠視矯正時，AC/A 值較高者可以配較足量的正度數鏡片，從而減少看近時對眼調節的要求，減輕過強的調節性集合。可見，合理的眼鏡配戴前檢查應包括 AC/A 比值的測定。

二、AC/A 值的測量方法

(一) 直接法

先測出看遠目標時的無融合眼位，再測定看某近距離目標時的無融合眼位，兩眼位之差角為 AC 值，眼調節 A 是對近目標距離的倒數，具體的檢查方法如下：先在檢查室 6 m 處放置一筆燈之光源，另在 0.4 m 處也放置一筆燈之光源。被檢者一眼前插馬篤氏(Maddox)鏡，鏡軸方向為水平，另一眼前無遮蓋雙眼同時看目標。先打開 6 m 處的筆燈，問線條光是否通過光點，如果不通過則加入基底朝內的試片或也可加入基底朝外的稜鏡於一眼前，以使線條光通過光點，其稜鏡度為遠無融合眼位。開啟 40 cm 處的筆燈再以相同方式測出近方之無融合眼位。最後再將遠無融合眼位與近無融合眼位相減得到 AC 值，把 AC 值除以 2.50D 就是直接法的 AC/A 比。

範例 2-6

小英的 PD 為 55 mm，遠方無融合眼位為正位，若注視眼前 40 cm 得到的集合量為 3 米角，問小英之 AC/A 比為何？

解答：

近無融合眼位為 3 (Ma)×5.5 (cm)＝16.5^{Δ}　遠方無融合眼位為正位(0)

遠近眼位之差角即 AC 值＝16.5－0＝16.5^{Δ}

正常人的調節力為固視定點距離之倒數

因固視近點為 40 cm，則調節力為 A＝1/0.4＝2.50D

所以 AC/A 比＝16.5/2.5＝6.6

上述的直接法測定是使目標移近，故也包含了近感性集合。

(二) 梯度性 AC/A 測量法(Gradient AC/A Test)

在視近時，通過人為性的增加或減少球鏡，對眼睛聚散運動的影響，所獲得的 AC/A 比值就是為**梯度性 AC/A 比**。此一比值只是在一個視近範疇內，故可以排除近覺性集合的成分。

梯度法檢測 AC/A 比的步驟為：在被檢查者一眼前插水平 Maddox 桿，注視眼前一距離的光點目標。該檢查距離要根據對被檢查者眼鏡處方的要求，可以是 1 m 或 3 m，也可以是遠目標如 5 m 或 6 m。先用稜鏡測定其無融合眼位，設稜鏡度數為 αΔ，再於兩眼前插+1D 或–1D 球鏡片，再測定其無融合眼位，設為 βΔ，這時其調節性集合角為(β-α)Δ。因球鏡片讓水晶體產生 1D 的調節作用，故(β−α)Δ 值即為 AC/A 比值。至於插正球鏡片或負球鏡片可以因被檢者年齡而定，一般來說年輕者可以用−1D 引起調節。一般使用梯度法對**正常人的 AC/A 測定**的結果**約為 3/1~5/1 (Δ/D)**。

梯度法的公式如下：

$$AC/A=\frac{\text{隱斜}1-\text{隱斜}2}{\text{調節刺激}1-\text{調節刺激}2}=\frac{(\text{近距隱斜})-(\pm 1.00D\text{之近距隱斜})}{1.00D} \quad (2\text{-}9)\text{式}$$

其中**外隱斜量(exo)為負值，內隱斜量(eso)為正值**

範例 2-7

(1) 小明為正視眼其近方隱斜量 6^{Δ}exo，若加入 S-1.00 後近方隱斜量變為 2^{Δ}eso，問梯度性 AC/A 比為何？

(2) 小華之近方隱斜量為 4^{Δ}eso，若加上+2.00 後近方隱斜量＝8^{Δ}exo，問梯度性 AC/A 比為何？

解答：

(1) 小明的梯度性 $AC/A=\frac{2-(-6)}{1.00D}=\frac{8}{1}$

(2) 小華的梯度性 $AC/A=\frac{-8-4}{-2.00}=\frac{6}{1}$

（三）計算性 AC/A 測量法(Calcutated AC/A Test)

通過對雙眼在遠方與近方之眼位的測試，再根據瞳距值與非人為性眼調節之干涉所計算出的 AC/A 比值即稱為**計算性 AC/A 比**。計算性 AC/A 比值所要檢測的項目包括：**遠方**(6 m)**水平隱斜量**(distance lateral phoria, DLP)、**近方**(40 cm)**水平隱斜量**(near lateral phoria, NLP)、**遠距瞳距**(PD)**與視近距離**(Nd)等。

計算性 AC/A 比值公式如下：

$$AC/A=\frac{\text{視近時集合需求量}-\text{視遠時眼位}-\text{視近時眼位}}{\text{視近時集合需求量}-\text{視近時調節需求量}} \quad \text{(2-10)式}$$

所謂「**視近時集合需求量**」就是**眼睛看一定距離的物體眼睛所需要的輻輳量**。視近時集合需求量＝瞳距 PD(cm)／[近距離(m)＋0.027 m]。加上 2.7 cm 是因為計算調節需求與集合需求各終止點是相差 2.7 cm。例如被檢者者瞳距為 64 mm，當看 1 米位置時，集合需求＝6.4 cm/(1 m＋0.027 m)＝6.23^{Δ}。若是注視 0.4 米時，則集合需求＝6.4 cm/(0.4 m＋0.027 m)＝15^{Δ}。

因此計算性 AC/A 比值公式可以整理如下：

$$AC/A=\text{瞳距(cm)}+\frac{\text{視近時眼位}-\text{視遠時眼位}}{\text{視近調節需求量}-\text{視遠時調節需求量}} \quad \text{(2-11)式}$$

即

$$AC/A=\overline{PD}(cm)+\frac{NLP-DLP}{An-Ad} \quad \text{(2-12)式}$$

其中　**PD：瞳距，單位** cm

　　　NLP：為近方水平隱斜量，單位為 Δ

DLP：為遠方水平隱斜量，單位為 Δ

外隱斜量(exo)為負值，內隱斜量(eso)為正值

An：為視近時的調節需求，單位為 D；如是 0.40 米則 An＝2.50D

Ad：為視遠時的調節需求，單位為 D；如是 6 米則 Ad＝0.0D

設 Ad＝0，則(2-12)式也可以簡化如下：

$$AC/A = \overline{PD}(cm) + Nd(m) \times (NLP - DLP) \quad (2\text{-}13)式$$

其中 Nd 為視近距離，單位為米。

範例 2-8

(1) PD＝70 mm、遠方水平隱斜量 DLP＝1^{Δ}eso、近方水平隱斜量 NLP＝4^{Δ}exo (40 cm)，求計算性 AC/A 值？

(2) PD＝60 mm、遠方水平隱斜量 DLP＝4^{Δ}exo、近方水平隱斜量 NLP＝6^{Δ}eso (40 cm)，求計算性 AC/A 值？

解答：

由(2-13)式可知

(1) 計算性 $AC/A = 7 + 0.4 \times (-4 - 1) = 7 - 2 = 5/1$

(2) 計算性 $AC/A = 6 + 0.4 \times [6 - (-4)] = 6 + 4 = 10/1$

三、梯度性與計算性 AC/A 比值的比較

由於計算性 AC/A 比值需要測量視遠與視近時的眼位，在檢查視近時眼睛受近感性集合影響而變大。然而梯度性 AC/A 比值都是在視近時進行測試的，兩數值可以相互抵銷，因此**計算性 AC/A 比值要比梯度性 AC/A 比值還大**。

計算性 AC/A 值要比梯度性 AC/A 值更可靠，雖然計算性 AC/A 比值大些，但沒有太多其他因素來影響，同一個人在不同地點多次測量時，通常計算性 AC/A 比值比較趨於一致，但梯度性 AC/A 比值因為影響因素較多，例如：精神狀態、環境亮度與眼睛調節等問題都會影響到梯度性 AC/A 比值的結果。因此，同一個人在不同地點進行多次測量時，梯度性 AC/A 比值還是會有所差別的。

另外，梯度性 AC/A 比值直接顯示附加鏡片對於斜視角度的影響，因為近用附加鏡片在作雙眼視覺訓練時，常常用於改變隱斜視或顯斜視之視角的值。表 2-3 說明了梯度性 AC/A 與計算性 AC/A 比值的優缺點比較。

表 2-3：梯度性 AC/A 與計算性 AC/A 比值的優缺點比較

	梯度性 AC/A 比值	計算性 AC/A 比值
優點	(1) 在測試梯度性 AC/A 比值時，因為都是近距離測試，所以不存在近感性集合的干涉。 (2) 梯度性 AC/A 比值更具有實用性，可知近用附加鏡的作用程度。 (3) 在測試視近眼位後，使用人為性調節後可以馬上知道 AC/A 比值，不必經過計算。	(1) 公式假定眼睛以作適當的遠矯正視力的最高度數的正鏡片(MPMVA)，AC/A 比值為線性的。也就是說，計算性 AC/A 比值與眼睛調節所引發的集合改變值是線性。可以方便理解在不同調節值下所需要的集合值比例為固值。 (2) 非人為性對眼睛的調節進行干涉。沒有附加其他度數來改變輻輳。 (3) 測試方法方便、可靠與真實。
缺點	(1) 景深問題可引起 AC/A 值偏低。由於都是視近，亮度、瞳孔與距離影響梯度性 AC/A 比值十分明顯。 (2) 當被檢者有調節問題時，所測出的數值將不可靠。 (3) 梯度法通常測得較低的 AC/A 值，大於 5/1 以上的結果將不可信。	(1) 看近測試眼位時，由於近感性集合的存在，所以測試出來的 AC/A 比值偏大點。計算 AC/A 比值正常範圍在 4/1~7/1 之間。 (2) 瞳距的大小直接影響計算性 AC/A 的大小，瞳距越大，計算性 AC/A 比值越大。 (3) 計算性 AC/A 比值不能為零或是負值。

四、AC/A 比值與屈光矯正的關係

在視覺系統中 AC/A 比值是很重要的參考依據，尤其與雙眼視覺異常中的輻輳問題有著十分密切的關聯。例如：對於高 AC/A 值的內斜視病人或內隱斜之視疲勞病人，可採用雙光鏡來消除或降低看近的調節，因為正球鏡可使病人減少使用自己的調節力，調節性輻輳也會隨之降低，這也是處理這類調節性內斜視的原則。

另外，AC/A 比值也與屈光不正的矯正效果有著密切之關係，要過矯正或欠矯正之度數調整原則主要是讓病人產生融合功能的最小度數。例如，遠視眼欠矯或近視眼過矯均可誘發較多的調節和較多的輻輳，因此按照這個原則，可以採用戴負鏡片法校正小度數外斜或間歇性外斜。下面將說明 AC/A 比值與屈光不正矯正的參考方案，這些參考方案大致可以分為以下幾種情形：

1. **AC/A 比值與近視的關係**如下表 2-4 所示。

表 2-4：近視的眼位、AC/A 比值與矯正時注意事項

眼位	AC/A 比值	矯正時注意事項
正位	**正常時**	**近視度數正常驗配**
	較大時	近視度數不應過深，應降低度數處理
	較小時	近視度數可以加深，應提高度數處理
內隱斜	正常時	近視度數可以低矯正
	較大時	近視度數可以矯正不足，應**降低度數處理**
	較小時	近視度數可以不變，但是要測試集合與調節情況，必要時用稜鏡處方
外隱斜	正常時	近視度數可以過矯正
	較大時	近視度數可以不變，但是要測試集合與調節情況，**必要時用稜鏡處方**
	較小時	近視度數可以過矯，即應增加度數處理，必要時用稜鏡處方

2. **AC/A 比值與遠視的關係**如下表 2-5 所示。

表 2-5：遠視的眼位、AC/A 比值與矯正時注意事項

眼位	AC/A 比值	矯正時注意事項
正位	正常時	遠視度數正常驗配
	較大時	遠視度數要大大加深，即應增加度數處理
	較小時	遠視度數可減少，即應降低度數處理
內隱斜	正常時	遠視度數可以過度矯正
	較大時	遠視度數過度矯正，即應大大提高度數處理
	較小時	遠視度數可以不變，但是要測試集合與調節情況，必要時用稜鏡處方
外隱斜	**正常時**	**遠視度數可以低矯正**
	較大時	遠視度數可以不變，但是要測試集合與調節情況，必要時用稜鏡處方
	較小時	遠視度數可以大量的欠矯正，即應降低度數處理，必要時可用稜鏡處方

2-4 基本的眼位及隱斜視與斜視

一、基本的眼位

正常的視覺功能要發展得好需要有兩個重要的成分，首先是雙眼要保持**正視狀態**，也就是沒有屈光異常度數，外界的影像都要精準地落在視網膜上；其次是**眼位要正常**，不能有斜視，也就是雙眼的視線可以對準在同一個物體上，這兩項是構成視力發育得好的基本條件。

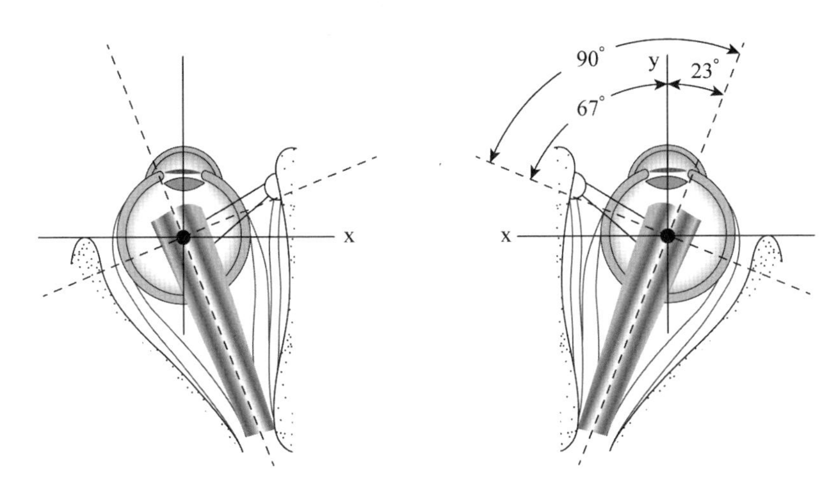

圖 2-12：解剖學中眼球的位置。

解剖學中有關眼球靜止時眼窩軸度與中央平面每一眼大約呈現 23°，如圖 2-12 所示，當眼外肌的所有神經支配都停止時，如人已經死了，眼球的位置是向上而中等的發散情形。一旦當雙眼固視遠方物體時雙眼視軸是平行的，但正常人的中心窩對稱點因為融像反應會引導眼位使遠物同時成像在中心窩上，此時若遮蓋一眼，則另一眼因要固視而會移動其原來的眼位，這稱為融像自由眼位。本節將四種基本眼位的形態進行說明，如圖 2-13：

1. **解剖學靜息眼位**：當眼外肌完全缺乏神經支配時，兩個眼球處於外轉與輕度上轉，這種眼位發生於死亡狀態。
2. **生理性靜息眼位**：雖然無任何視覺刺激，但由於眼外肌的張力作用，眼球採取很少量的散開狀態，當然比起解剖學靜息眼位散開要少，這種情況發生在深度睡眠或全身麻醉時。
3. **無融合眼位**：當有視覺刺激存在但缺乏融合條件下的眼位稱為無融合眼位。無融合眼位分為兩種情況：即遠無融合眼位與近無融合眼位。遠無融合眼位目標在無窮遠處，近無融合眼位的目標在眼前一定距離，後者比前者需要更多的集合量。

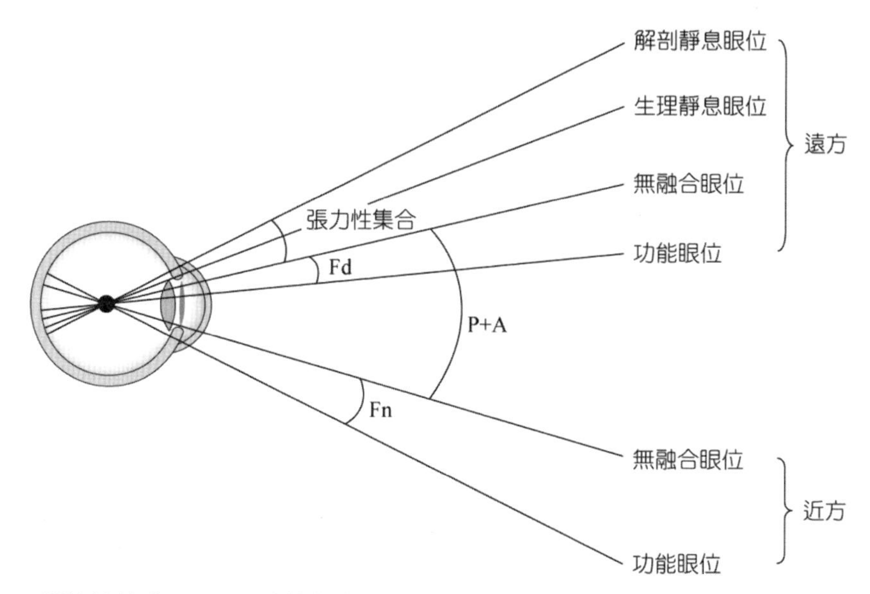

A：調節性集合；P：近感性集合；Fd：遠方融像性集合；Fn：近方融像性集合

圖 2-13：基本眼位的型態。

4. **功能性眼位**：當兩眼同時注視一個目標並進行像的融合達到兩眼單視效果時的眼位，稱為功能性眼位，也稱主動眼位。與無融合眼位相對應，功能性眼位也包括遠、近兩種。無融合眼位到功能性眼位都有因融合功能啟動了集合的作用，所以稱之為**融合性集合**。

從遠無融合眼位到近功能眼位的集合運動包括：**近覺性集合**、**調節性集合和融合性集合**。通常近覺性集合與調節性集合是共同的作用。因為近覺性集合是由觀察者對所見的目標在近處的感覺所產生的集合作用。調節性集合是由調節和集合的交互作用所致，兩者總是相互連接。除非是老花，則一定量的調節必然會發動集合回應的。

二、正位與隱斜視

完整無缺的雙眼視覺，只有在發展良好的眼球轉動及神經系統，兩者的協調一致，再加上良好的眼球功能才可以達成。我們也知道要維持單一雙眼視覺，雙眼的網膜影像必須協調成像在雙眼網膜的對稱點，為了避免複視的產生，雙眼必須做出正確的反應或進行眼球的微調轉動使影像一直在雙眼網膜的對稱點上。

(一) 正位視 (Orthophoria)

沒有隱斜視的兩眼我們稱為**「正位眼」**，又稱**正位視**(orthophoria)。這是在融像機能大部分或完全消失的情況下，眼球仍能維持其功能性眼位，並且無偏斜趨勢的狀態。因此正位視可以定義為：「**兩眼注視一物體時遮蓋其中一眼，兩眼視線仍能準確的投向該物體上且不會出現分離現象**」。但實際上絕對正位眼是不存在的，每一人都有隱斜視存在，只是每個人的隱斜視程度、情況不一樣而已，在臨床上所謂的正位視是包括不重要的微小偏斜角度，如在水平小於 1^{Δ} 和在垂直小於 0.25^{Δ}。

(二) 隱斜視 (Phoria 或 Heterophoria)

隱斜視（phoria 或 heterophoria）**或稱斜位**，就是隱性的斜視，我們用眼看上去看不出有斜視，它是用眼睛的聚散功能（融合力）做為一種補償，不表現出來的一種看不出的、潛在性的眼位偏斜，所以隱斜視可以定義為：「**在雙眼無融像需求時，兩眼視線不對稱的眼位**」，如圖 2-14。

每個人都有不同程度的**隱斜視**(phoria)，沒有一個人有絕對的正眼位，當隱斜視大到一定的程度或當融像儲備代償不足時，就會有不同程度的視覺問題出現。一般正常的眼球視軸會落在固視點上，一旦出現**「雙眼視軸無法同時固視在一定點時」**就稱之為**斜視**（heterotropia 或 strabismus）。隱斜視或斜視問題可以通過對眼位的測試得到可靠的依據，再對眼睛視覺進行矯正。

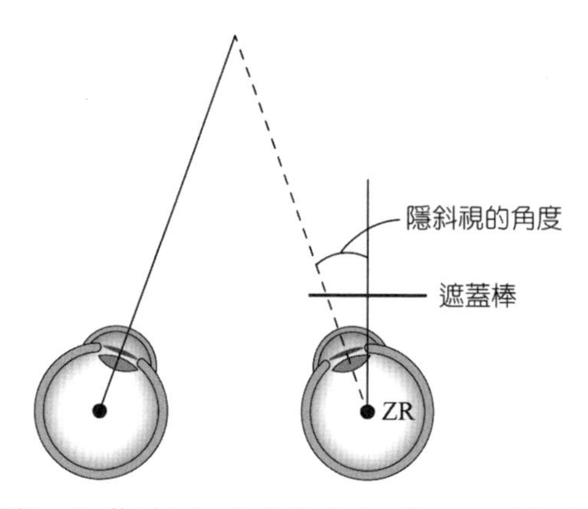

圖 2-14：雙眼注視近物時利用遮蓋棒打破融像需求時出現的外隱斜現象。

表 2-6：使用遮眼棒分辨隱斜視的類型

種類	在遮蓋下眼睛的偏斜	縮寫
內隱斜視(Esophoria)	向內移動(Adduction)	Eso 或 EP
外隱斜視(Exophoria)	向外移動(Abduction)	Exo 或 XP
上隱斜視(Hyperphoria)	向上移動(Elevation)	Rhyper
下隱斜視(Hypophoria)	向下移動(Depression)	Rhypo

隱斜視和斜視的偏斜角度可能因固視不同距離的定點而有所改變，因此隱斜視及斜視的偏斜角度必須在遠方及近方測量。常見隱斜視的分類如表 2-6。

在臨床上一般為了不造成混淆不清，在垂直偏斜命名一律以右上隱斜視或左上隱斜視。

當雙眼注視眼前之物體時，大腦控制兩眼之眼肌運動使視線同時落在一個點上，因此兩眼視線將進行集合或散開作用產生雙眼單視。兩眼同時感知物體使雙眼視網膜融像為一個，這個過程－融像反射為了維持雙眼單視作用，由視中樞神經發出的運動性衝動指令，經佩利阿(Perlia)核傳導至雙眼的內、外直肌，使之產生協調運動，從而保持一個清晰的融像。這種大腦控制兩眼眼肌運動並能產生雙眼單視的能力，這個控制眼肌的範圍就是**融像儲備**(fusional reserve)，也就是聚散功能，又稱為**集合儲備**(convergence reserve)。

融像儲備是運動性融像並不是感覺性融像，因為感覺性融像的眼睛並不會運動，與近感性集合有別，融像儲備就是為了讓雙眼有立體視覺，產生良好的雙眼單視功能，使雙眼立體視更好的建立在帕努姆氏(Panum's)空間內。

隱斜視的融像力**代償不足**時就會引起**視疲勞與模糊**等症狀，如未得到處理或是治療就會造成雙眼視覺系統的狀態惡化。

「遠方眼位」實際上是**視遠時水平性隱斜視**(distance lateral phoria, DLP)的意思。我們常用的測試方法有**馬氏杆測試法**、**偏光分離法**、von Graefe 等方法來測試出視遠時水平性隱斜視值。當雙眼看無限遠時，為了雙眼單眼補償已偏離平行的兩眼視線，此時補償的集合量就稱為遠眼位。因此「**視遠時水平性隱斜視」的值就是等於融像性集合**，此時近感性集合為零、調節性集合為零，緊張性集合也不包括在內。**正常兩眼視遠時水平性隱斜視的值約為 1^{Δ} 外隱斜**。

「近方眼位」實際上是**視近時水平性隱斜視**(near lateral phoria, NLP)的意思。常用的測試方法有**馬氏杆測試法**與 von Graefe **方法**來測試出視近時水平性隱斜視值。當眼睛視近時，為了雙眼單視，雙眼視線必須對準一個點上，補償偏離對準線的兩眼視線。此時補償的集合量就稱為近眼位。因此**「視近時水平性隱斜視」的值就是等於融像性集合**，它不包括近感性集合、調節性集合等。在固定的近距離內，近感性集合是一個固值，調節性集合也是一個固值，眼睛在近感性集合與調節性集合作用下還差多少集合才能雙眼單視，這個差就是視近時水平性隱斜視之值。**正常兩眼的視近時水平性隱斜視的值約為 3^{Δ} 外隱斜**。

以上這兩個遠近隱斜視值（DLP 與 NLP）都是為融像性集合。所以它們是可以相互作用，我們也可以從這兩個值得到計算性 AC/A 比值，方便讓我們在給屈光矯正時做出一個很好的參考作用。

無症狀的隱斜視一般不需治療，若隱斜病人出現視疲勞症狀，則應及時**矯正屈光不正與加強眼外肌的鍛鍊**，以消除精神緊張和過度勞累。如果情況必要時也會給予以下之治療：

1. **內隱斜**：首先散瞳驗光，配戴合適眼鏡，一般內隱斜情形**不宜作加強眼外肌的訓練**，可以手術矯正眼位以減少過度集合，並消除過度調節，使視疲勞症狀減輕或消失。
2. **外隱斜**：以**加強眼外肌的訓練為主**，可採用集合力訓練來加強雙眼內直肌的力量，不建議使用稜鏡來矯正。對看近大於 20^{Δ} 的外隱斜，可考慮手術矯正眼位治療。

三、斜視（Heterotropia 或 Strabismus）

一般正常的眼球視軸會通過固視點，若是**出現視軸無法同時固視在一定點的情形則稱之為「斜視」**，如圖 2-15 右眼無法固視在眼前的點上，此情形即為右眼外斜視之情形。斜視不是單純的眼球轉動也不是單純的感覺異常問題，而是轉動和感覺影響雙眼視覺的機制，斜視的病因可能來自於感覺系統，如嬰兒因單眼眼瞼下垂而造成內斜視或是老人性白內障造成單眼外斜視，另一方面眼球轉動問題也會造成感覺系統的異常適應，如壓抑、弱視及偏中心固視等，結果就產生了明顯的眼球偏斜，即偏離視軸之斜視情形。

當眼球有斜視時，為了避免混亂，**抑制**(suppression)可能會發生。首先中心窩部分會開始出現抑制，再者為斜視眼球的網膜中心窩周邊也會開始抑制，最後全部的黃斑部會被抑制，這些視網膜抑制都是為了避免產生複視的現象，如圖 2-16 右眼為外斜視，此時將出現抑制情形以避免產生複視的現象。抑制不只會發生在斜視的病人，也會發生在不等視的病人，抑制的區域一般都在中心窩部分，主要是因雙眼所看到的影像大小不一樣而無法融像造成的困擾。

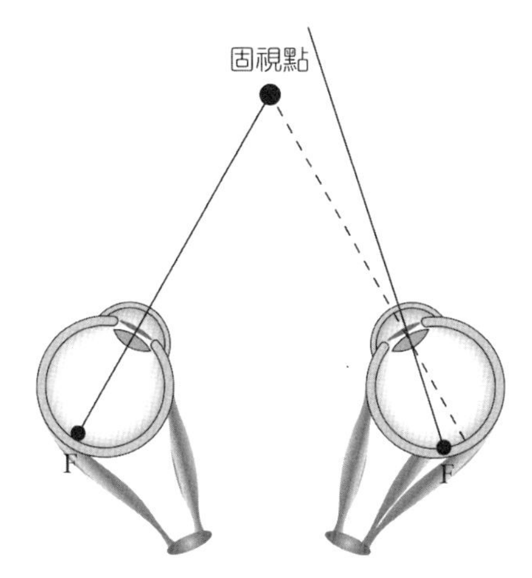

圖 2-15：右眼外斜視的情形。

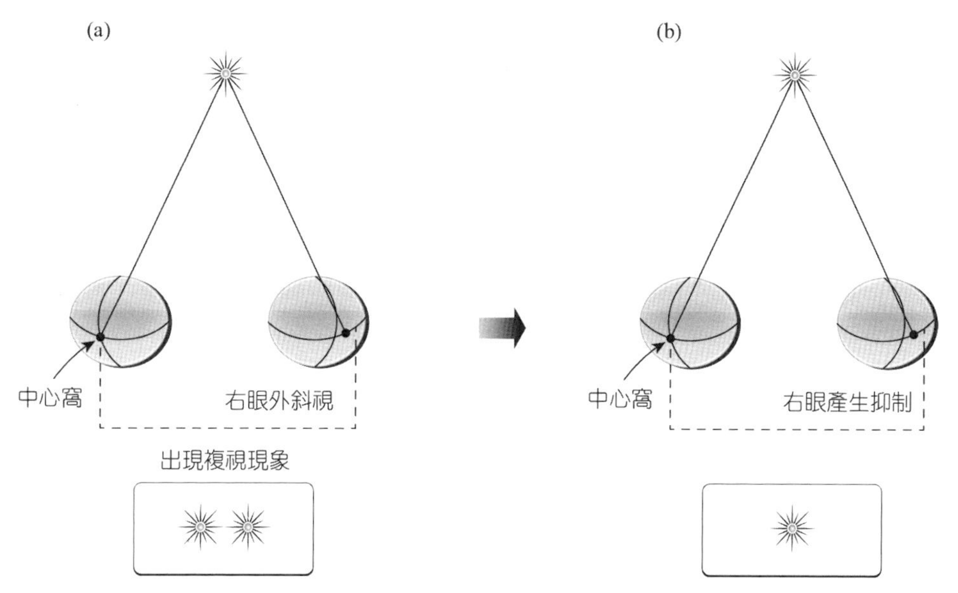

圖 2-16：(a)右眼斜視產生**複視**現象；(b)右眼網膜產生**抑制**以避免產生複視的現象。

斜視的分類主要依循兩種途徑（表 2-7）：

1. 病人眼睛的對焦位置：
   (1) 斜視的眼睛向外側傾斜，稱為**外斜視**(exotropia)。
   (2) 斜視的眼睛向內側（鼻梁）傾斜，稱為**內斜視**(esotropia)。
   (3) 斜視的眼睛向上方或下方傾斜，稱為**上斜視**(hypertropia)或**下斜視**(hypotropia)。
   (4) 斜視的眼睛的視軸作順時針或逆時針傾斜者，稱為**內旋轉斜視**(incyclotropia)或**外旋轉斜視**(excyclotropia)。

   一般而言，內、外斜視比上、下或旋轉斜視常見。

2. 斜視是否在外觀上顯現出來：可以從外觀上觀察到的斜視稱為**顯性斜視**(manifest heterotropia)，如病人平時視物時並無異樣，只有在特殊情況下才出現斜視，則稱為**隱性斜視**(recessive heterotropia)。在斜視檢查記錄上，需以偏斜眼為主，同時偏斜眼在不一樣的眼位也許會有改變。

表 2-7：斜視的類型

種類	斜眼的相對位置	眼位圖形	縮寫
內斜視 (Esotropia)	向內偏斜 (Adducted)		RET
外斜視 (Exotropia)	向外偏移 (Abducted)		RXT
上斜視 (Hypertropia)	向上偏移 (Elevated)		R-HyperT
下斜視 (Hypotropia)	向下偏移 (Depressed)		R-HypoT

斜視的治療方法，因斜視的類別不同而異，一般可分以下兩種方法：

1. **手術療法**：以手術的方法調整外眼肌的強度與附著點的位置，使眼位趨於正常。先天性內斜視與上下斜視大多需要手術治療，非調節性而且斜度大的斜視通常亦需要藉著手術的方法來矯正。
2. **非手術療法**：並非所有的斜視都需要手術治療，如果是調節性內斜視，需要戴上適當度數的遠視眼鏡或雙光眼鏡應可矯正。如果併有中高屈光異常，亦需配戴眼鏡來矯正，另外可藉著視軸矯正訓練的方法來幫助雙眼單視功能的恢復並增加融像能力。例如以視軸矯正訓練機來訓練，或者配戴稜鏡等。如果有弱視情形，則弱視的訓練亦是不可或缺的治療。

1. 調節的機制與調節時眼球的變化？
2. 有一眼睛之明視範圍在眼前 8~25 公分處，求此眼之屈光異常度數與調節幅度。
3. 非自主性集合其包括哪四類？
4. 小明的雙眼瞳距(PD)為 66 mm，若注視眼前 33 cm 處的物體，請問此時的集合量以及調節力分別為多少？
5. 小英的集合近點 NPC 為 12 cm，若其 PD 為 64 mm，問其集合幅度為多少？若近用工作距離為 33 cm 則眼鏡之近用 PD 應為多少？
6. 說明四種基本眼位的形態。

CHAPTER 03

雙眼視覺功能檢測

3-1 調節功能檢測

3-2 聚散功能檢測

3-3 隱斜視檢測

3-4 其他功能檢測

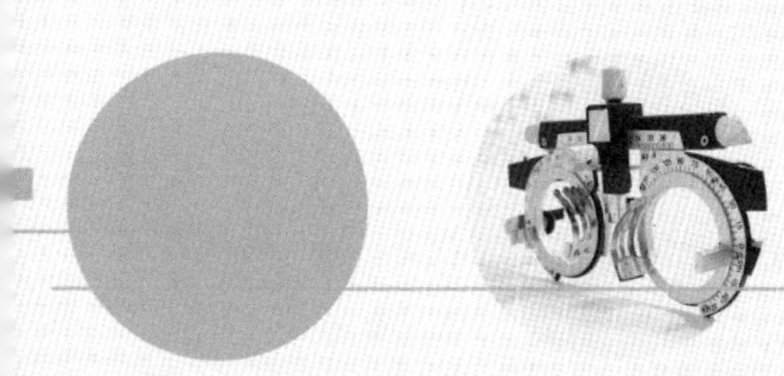

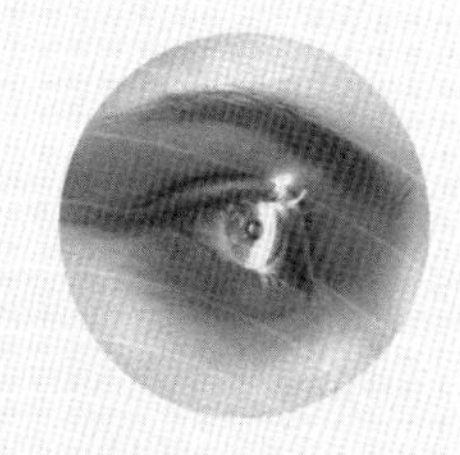

3-1 調節功能檢測

調節功能主要是保持雙眼視物的清晰，因此調節功能的下降勢必意味著調節範圍的減小、調節近點遠移，因此將產生視近困難並嚴重影響病人的閱讀需求。所以調節功能的狀態直接影響著被檢者的視覺功能與舒適用眼的品質，因此調節功能的測定是視覺功能檢查中重要的內容。

在雙眼視覺檢查中，調節功能測試應包括：**調節幅度**(amplitude of accommodation, A.A.)、**正負相對調節**(NRA/PRA)、**調節靈敏度**(accommodation facility, A.F.)和**調節狀態**(status of accommodation)的檢查，所相對應的檢查方法如表 3-1 所示。

表 3-1：調節功能測試的檢查內容與方法

檢查內容	檢查方法
調節幅度	推近法(Push Up Method)
	負鏡片法(Minus Lens to Blur Method)
相對性調節	正相對調節(Positive Relative Accommodation, PRA)
	負相對調節(Negative Relative Accommodation, NRA)
調節靈敏度	+/-2.00 的翻轉拍(Flipper)
調節狀態	MEM 檢影(Monocular Estimation Method, MEM)
	FCC 檢查(Fused Cross Cylinder, FCC)

一、調節幅度測量：推近法 (Push Up Method)

調節幅度即指**注視遠點與注視近點時的屈光力之差**，測試方法有推近法(push up method)和負鏡片法(minus to blur method)，另外還可以按照年齡從 Donder's 表查出和根據 Hostetter 公式計算求得。使用**推進法檢查調節幅度時應在遠矯正完成之基礎下進行**，利用近點距離的量測並經換算即可獲得調節幅度，這是一種十分簡易的檢查方法。

(一) 檢查目的

測量被檢者注視近物時透過刺激睫狀肌的收縮及水晶體相稱的改變來增加眼睛屈光度的能力。一般而言，**調節幅度的大小與近點距離成反比**。

(二) 設備

1. 近用視力卡，如圖 3-1(a)。
2. 遮眼板，如圖 3-1(b)。
3. 捲尺（公分），如圖 3-1(c)。

(三) 準備

推近法需要完全矯正被檢者的屈光不正後，通過將近用視標逐漸向被檢眼推近的方法來測得近點屈光度。由於被檢眼的屈光不正已被矯正，遠點為無窮遠，因此遠點屈光力為零，所以近點屈光度就等於調節幅度。

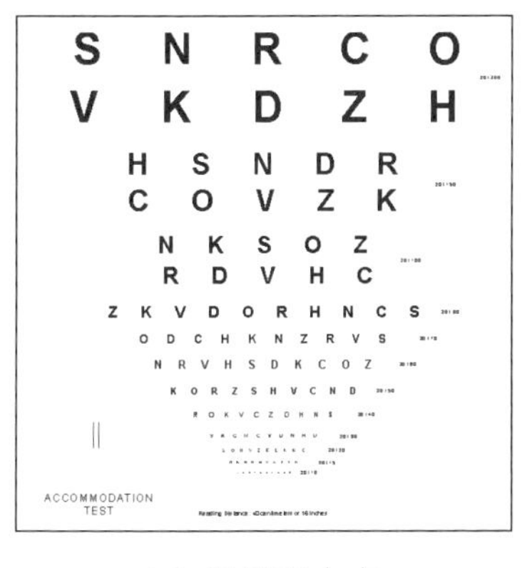

(a) 近用視力卡

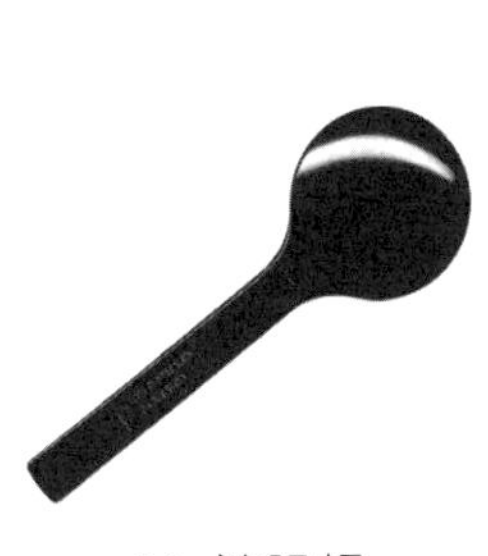

(b) 遮眼板

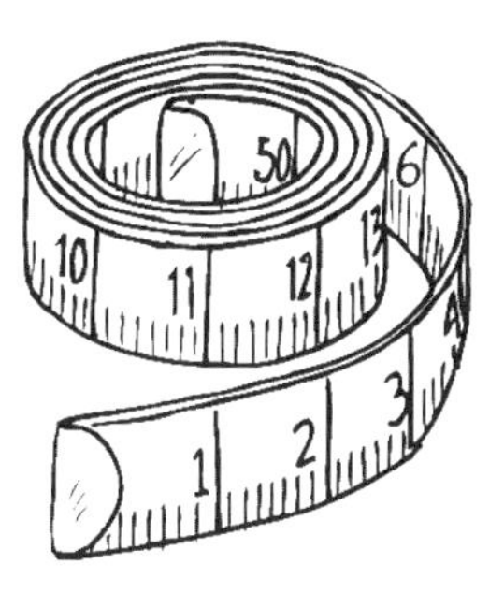

(c) 捲尺

圖 3-1

1. 被檢者戴上遠矯正用之眼鏡或試鏡架。
2. 環境照明要充足。
3. 檢查者手持近用視力卡。

（四）檢查步驟

1. 指導被檢者用遮眼板遮蓋其左眼，先測右眼。
2. 請被檢者注視近用視力卡之最佳視力的上一行。
3. 請被檢者確認視標的字要保持清晰。
4. 近用視力卡從被檢者眼前約 50 cm 的距離開始逐漸向被檢眼推近，速度約為 5 cm/sec，如圖 3-2。
5. 當視標的字體出現持續性模糊時要求被檢者要回應。
6. 測出此時視標與被檢者眼鏡面的距離，以公分為單位。
7. 將所測出的距離（公尺）的倒數則得到近點屈光度(diopter)，此數值即為被檢者的**調節幅度**(A.A.)。

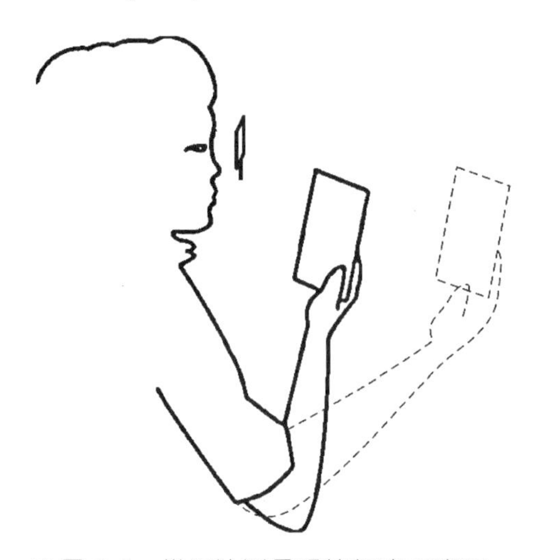

圖 3-2：推近法測量調節幅度示意圖。

8. 指導被檢者遮蓋其右眼，繼續測左眼，重複 2~7 的步驟。
9. 反覆測量幾次以判斷被檢者調節功能的穩定性。如果反覆測量幾次後調節近點距離逐漸增加，則說明調節功能的穩定性下降。
10. 本項測試分單、雙眼進行，一般先單眼再雙眼。
11. 也可以使近用視力卡推近於被測試者眼前然後再慢慢移開，當視標字體變清晰時請被測試者報出，此方法可以幫助青少年辨別清晰與模糊的情形。

（五）記錄

1. 記錄檢查方式為推近法(push up)。
2. 記錄調節幅度值(D)。
3. 分別記錄左右眼的結果。

（六）範例

1. A.A. (push up)：OD:14 cm　OS:14 cm；OD:7D　OS:7D
2. A.A. (push up)：OD:17 cm　OS:17 cm；OD:6D　OS:6D

（七）標準值

年齡是影響調節的一個最主要的因素，隨著年齡的增長，調節幅度會不斷的降低，統計學上兩者的關係可由 Hofstetter's 公式獲得，即調節幅度的期望值，至於年齡與調節幅度的關係圖則如圖 3-3 所示。

$$最小調節幅度 = 15 - 0.25 \times 年齡$$

$$平均調節幅度 = 18.5 - 0.3 \times 年齡$$

$$最大調節幅度 = 25 - 0.4 \times 年齡$$

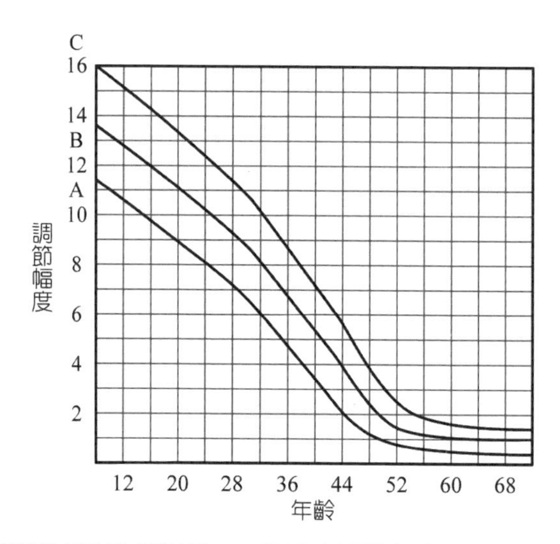

圖 3-3：年齡與調節幅度的關係圖：A 為最小調節幅度值；B 為平均調節幅度值；C 為最大調節幅度值。

由於年齡的增加，調節幅度降低，病人通常表現為隨著年齡的增加，調節近點遠移，Donder's 使用年齡、近點距離與調節幅度說明以上關係，如表 3-2 以及圖 3-4 所示。

表 3-2：Donder's 表

年齡	近點(CM)	調節幅度(D)
10	7	14
20	10	10
30	14	7
40	20	5.0
50	40	2.5
60	100	1

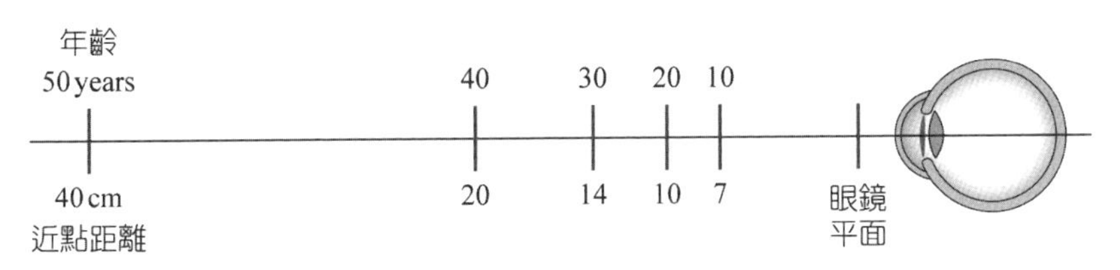

圖 3-4：年齡與近點距離的關係。

二、調節幅度測量：負鏡片法 (Minus to Blur Method)

使用負鏡片法檢查調節幅度時也應在遠矯正完成之基礎下進行，此方法是利用注視眼前一固定距離的視標，藉由在眼前加入**負球鏡**的方式來引發水晶體作調節以保持視標的清晰，進而測出調節幅度的方法。

(一) 檢查目的

在被檢者眼前一定距離放置一近用視標，利用逐漸增加負鏡片度數，為了保持視標的清晰此時會誘發被檢者眼睛產生調節，當視標變模糊而不能恢復清晰時，則說明被檢眼已使用了最大調節力，即為**調節幅度**。

(二) 設備

1. 綜合驗光儀(phoropter)，如圖 3-5(a)。
2. 近用視力卡，如圖 3-5(b)。
3. 近點桿，如圖 3-5(c)。

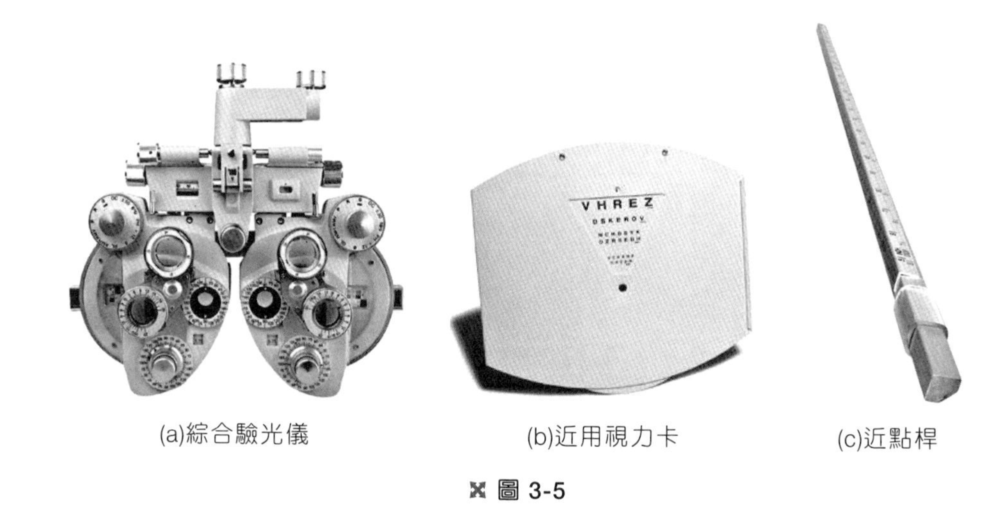

(a)綜合驗光儀　(b)近用視力卡　(c)近點桿

圖 3-5

（三）準備

負鏡片法需要完全矯正被檢者的屈光不正後，通過增加被檢眼前之負鏡片度數來測得近點屈光度，由於被檢眼的屈光不正已被矯正，遠點為無窮遠，遠點屈光力為零，所以近點屈光度就等於調節幅度。

1. 被檢者戴上遠矯正用之眼鏡或試鏡架。
2. 近點桿上的近用視力卡置於 40 cm 處。
3. 環境照明要充足。
4. 僅作單眼檢測。

（四）檢查步驟

1. 設定綜合驗光儀的鏡片使被檢者的屈光不正度數完全矯正。
2. 將近點桿上的近用視力卡置於被檢者眼前 40 cm 的距離。
3. 給予充足的照明。
4. 遮蓋被檢者的左眼，先測右眼，如圖 3-6。

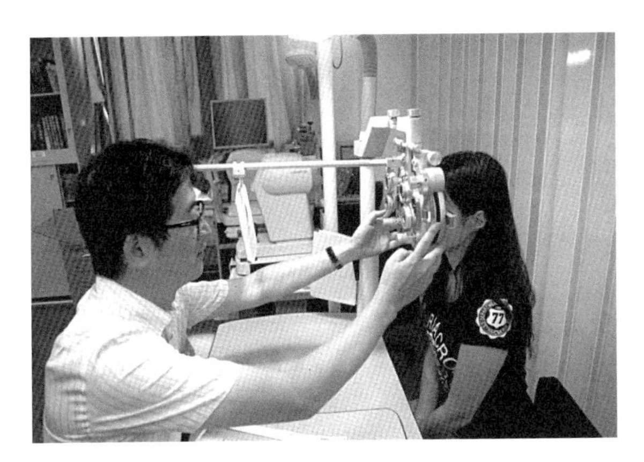

圖 3-6：負鏡片法檢查調節幅度示意圖。

5. 請被檢者注視最佳矯正視力的上一至二行視標，並保持視標清晰。
6. 逐漸增加負鏡度數（–0.25DS／次）其間隔時間為 5~10 秒，直到被檢者回應視標剛好變模糊而不能恢復清晰時則停止增加負鏡度數，也就是當視標出現第一次持續性模糊時即為本測試的終點。
7. 此時被檢眼的調節幅度就等於所加入的負鏡度數加上 2.50D（因被檢眼注視 40 cm 的視標時，已用了 2.50D 的調節）。
8. 遮蓋被檢者的右眼，繼續測左眼，重複 5 到 7 的步驟。

（五）記錄

1. 記錄檢查方式為負鏡片法。
2. 記錄調節幅度值(D)。
3. 分別記錄左右眼的結果。

（六）範例

1. A.A. (minus lens to blur)：OD:8.00D　OS:8.00D
2. A.A. (minus lens to blur)：OD:3.50D　OS:3.50D

（七）標準值

年齡是影響調節的一個最主要的因素，隨著年齡的增長，調節幅度會不斷的降低，統計學上兩者的關係可由 Hofstetter's 公式獲得，即調節幅度的期望值：

1. 最小調節幅度＝15–0.25×年齡
2. 平均調節幅度＝18.5–0.3×年齡
3. 最大調節幅度＝25–0.4×年齡

由**負鏡片法**(minus lens to blur)所測得的調節幅度值一般而言會**比推近法**(push up)**大約小** 2.00D。

三、正／負相對性調節測量 (PRA/NRA)

正／負相對調節(PRA/NRA)是指雙眼在注視近方視標的狀態下，將被檢者的集合保持不變時，藉由加入**正球鏡**與**負球鏡**來測試調節功能之**放鬆或增加**的活動範圍。

（一）檢查目的

檢查被檢者在集合相對穩定的狀態下，雙眼同時增加或減少調節的能力。另外，NRA/PRA 的結果可以用來**分析雙眼視覺功能**，同時也可以作為**精確老花之近附加度數**的修正。

（二）設備

1. 綜合驗光儀，如圖 3-7(a)。
2. 近點桿，如圖 3-7(b)。
3. 近用視標，如圖 3-7(c)。
4. 照明燈，如圖 3-7(d)。

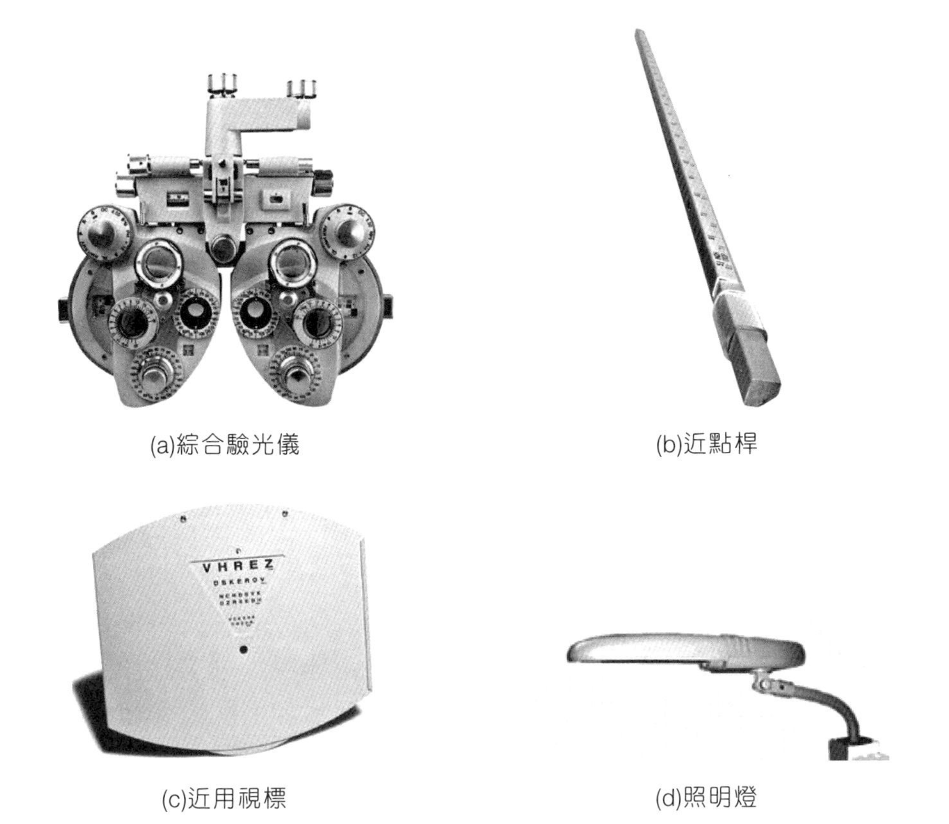

(a)綜合驗光儀　(b)近點桿

(c)近用視標　(d)照明燈

圖 3-7

(三) 準備

1. 無老花者：在綜合驗光儀上設定好被檢者的遠距屈光矯正度數。
2. 老花者：在綜合驗光儀上設定好被檢者的遠距屈光矯正度數並加入其試驗性近附加度數。
3. 將近用視標置於近點桿上，調整好 40 公分的檢查距離並開啟照明燈。
4. 設定好被檢者的近用瞳距，並確定其雙眼均未被遮蓋，如圖 3-8 所示。

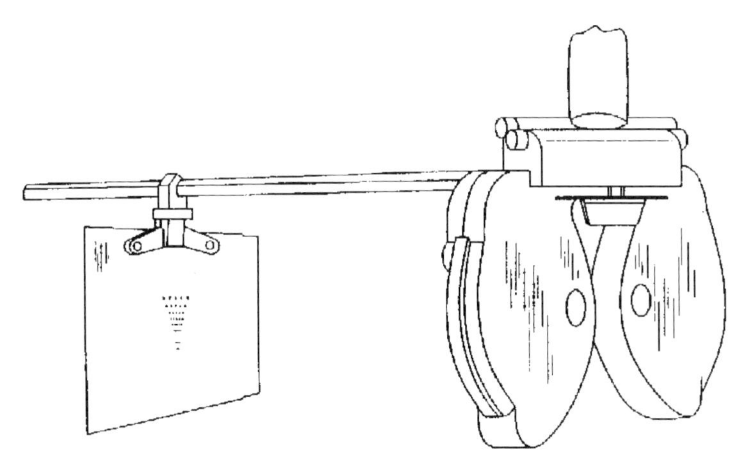

圖 3-8：相對性調節檢查綜合驗光儀準備示意圖。

（四）檢查步驟

1. 請被檢者注視近點卡上之最佳視力大一行或兩行的視標，確定開始檢查時視標是清晰的，若視標不清晰則加入正球鏡（每次+0.25D）直到被檢者回答視標清晰，加入值就是試驗性近附加度數，若加入正球鏡後視標依然模糊則停止 NRA/PRA 的檢查。
2. **先做** NRA 也就是雙眼同時增加正球鏡度數（每次+0.25D），直到被檢者回答視標出現持續性模糊。
3. 記錄此時加入的總正球鏡度數。
4. 將綜合驗光儀的度數重新調為原先度數。
5. 確認被檢者注視的視標是清晰的。
6. **再做** PRA 也就是雙眼同時增加負球鏡度數（每次−0.25D），直到被檢者回答視標出現持續性模糊，記錄此時加入的總負球鏡度數。

（五）記錄

1. NRA（加入的總正球鏡度數）／PRA（加入的總負球鏡度數）。
2. 原先試驗性近附加度數。

(六)範例

1. NRA/PRA：+2.25/–2.50
2. NRA/PRA：+1.00/–1.00　閱讀近附加為+1.25

(七)標準值

1. 非老花者 NRA/PRA：+2.00/–2.50
2. 老花者近附加合適時 |NRA| = |PRA|，如果不相等，則度數應該調整，方法為將正負相對調節相加後除以2，再與原先試驗性近附加度數相加。例：老王之原先試驗性近附加度數為+1.75D而測出之NRA = +2.00D，PRA = –2.50D，則老王最後處方為+1.75 + (–0.25) = +1.50D。

四、調節靈敏度測量(Accommodation Facility)

調節靈敏度是指在近距離用眼閱讀時，若在眼前加入正球鏡或負球鏡時，水晶體會產生放鬆或增加調節的作用以保持影像的清晰，有關調節反應的時間就是調節之靈敏程度，因此調節靈敏度可以測出調節狀態改變的一項重要指標。

(一)檢查目的

評估單眼或雙眼調節狀態改變之反應速度與精確度的能力，調節靈敏度檢查結果可以作為雙眼視覺異常之分析使用，但本項檢查僅**適用於非老花者**。

(二)設備

1. +2.00/–2.00 翻轉鏡(flipper)，如圖 3-9(a)。
2. 近用閱讀卡，如圖 3-9(b)。
3. 眼罩，如圖 3-9(c)。

4. 碼錶，如圖 3-9(d)。
5. 偏光眼鏡，如圖 3-9(e)。
6. 偏光閱讀板，如圖 3-9(f)。

(三) 準備

1. 被檢者戴上慣用之遠矯正眼鏡。
2. 將閱讀板放置在被檢者雙眼前 40 公分處，照明良好。
3. 進行雙眼檢查時在被檢者慣用眼鏡上戴上偏光眼鏡，單眼檢查時不用戴上偏光眼鏡。
4. 進行雙眼檢查時在近用閱讀卡上放置偏光閱讀板，單眼檢查時不用放置偏光閱讀板。

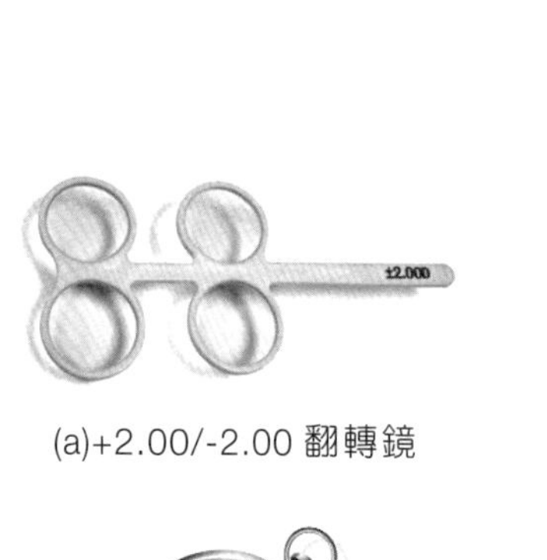

(a)+2.00/-2.00 翻轉鏡

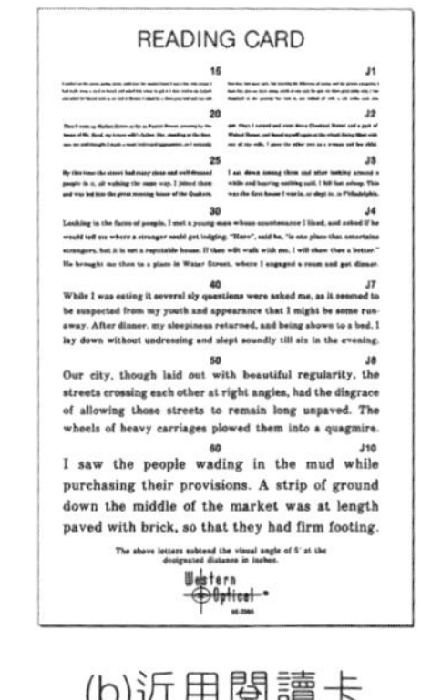

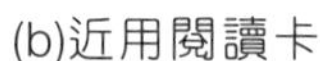

(b)近用閱讀卡

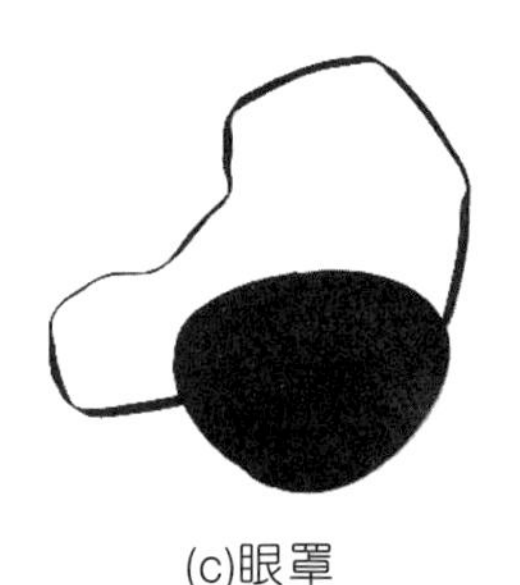

(c)眼罩

(d)碼錶

(e)偏光眼鏡

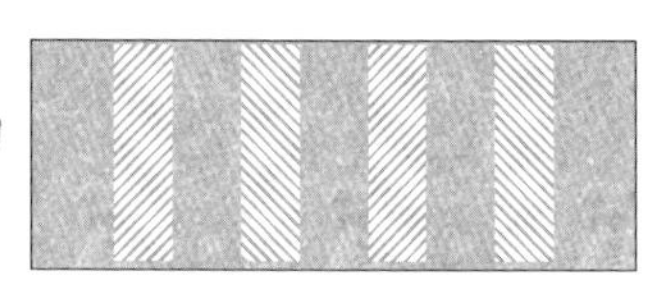

(f)偏光閱讀板

圖 3-9

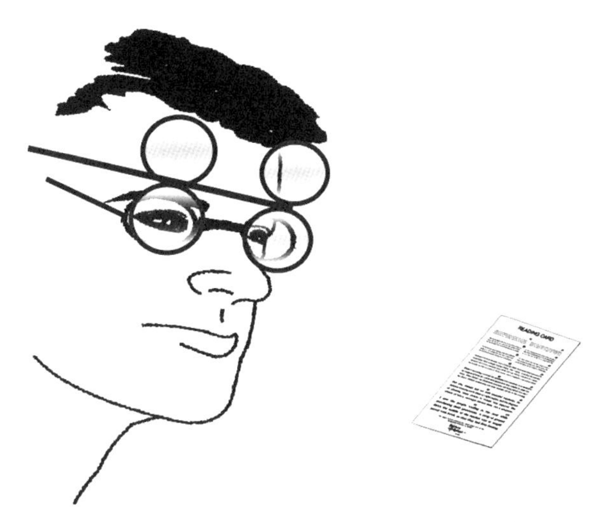

圖 3-10：被檢者配戴偏光眼鏡同時眼前加入+2.00/–2.00 翻轉鏡並注視偏振閱讀板。

（四）檢查步驟

1. 確定被檢者雙眼未被遮蓋，指導被檢者配戴偏光眼鏡注視偏振閱讀板。
2. 在被檢者眼前加入+2.00DS 的鏡片並開始計時，請被檢者當閱讀板清楚時要立刻回應，此時立刻翻轉至–2.00DS 鏡片，同樣請被檢者當閱讀板清楚時要立刻回應，此時立刻再翻轉至+2.00DS 鏡片，如圖 3-10 所示。
3. 記錄 1 分鐘內翻轉的循環次數(cycle per minute, cpm)。
4. 如果被檢者雙眼檢測未達到標準值，則移走偏振鏡和偏振閱讀板，遮蓋被檢者的左眼，重複步驟 2~3，記錄單眼 1 分鐘內翻轉的循環次數(cpm)；然後遮蓋右眼，重複步驟 2~3。

（五）記錄

1. 記錄調節靈敏度檢查：Accom. Fac.。
2. 記錄雙眼(OU)在 1 分鐘內的循環次數(cpm)，若有作單眼測試則分別記錄每一眼的循環次數(cpm)。

3. 如果被檢者未達到標準值，則記錄實際上 1 分鐘內翻轉的循環次數(cpm)以及記錄在加入正鏡片、負鏡片或兩者皆有時之難以清楚閱讀的情形。

4. 若雙眼檢查時出現抑制的情形，則記錄抑制的那一眼。

（六）範例

1. Accom. Fac.: OU 8 cpm

2. Accom. Fac.: OU 4 cpm 加入負鏡難以清楚閱讀(failed minus)
   OD 3 cpm (failed minus)
   OS 4 cpm (failed minus)

3. Accom. Fac.: OU Suppression OS after 1 cycle
   OD 9 cpm
   OS 8 cpm

（七）標準值

1. 年齡與調節靈敏度的標準值：

年齡	標準值（雙眼）	標準值（單眼）
7 歲以下	3.5cpm	6.5cpm
8~12 歲	5.0cpm	7.0cpm
13~30 歲	**10.0cpm**	11.0cpm

2. 單眼測試時兩眼的檢查結果應介於 4 cpm 以內。

由於調節靈敏度之測試為雙眼狀態，因此調節和集合的異常都將對結果產生影響，臨床上，如果雙眼測試的結果正常，往往意味著在這兩方面的功能都正常；如果病人不能通過雙眼測試則應進行單眼測試，如也不通過，可以肯定有**調節問題**，如果通過了單眼測試，則往往說明病人是**雙眼視功能異常**。

五、動態網膜鏡檢查 (Dynamic Retinoscopy)

檢查調節刺激所產生的調節反應是否正常或出現延遲(lag)與超前等情形，我們稱之為**調節狀態**檢查，常用的調節狀態檢查分成他覺式與自覺式兩種，其中動態網膜鏡即為他覺式的檢查。**動態網膜鏡**(dynamic retinoscopy)檢查又稱為**單眼評估法**(monocular estimation method, MEM)。

(一) 檢查目的

這是檢查在近距離用眼時調節狀態的反應情形。本檢查對於雙眼視覺功能異常的診斷具有實用性，並且可以預測一些視功能訓練的效果。

(二) 設備

1. 視網膜鏡與 MEM 檢影卡，如圖 3-11(a)。
2. 板鏡組，如圖 3-11(b)。

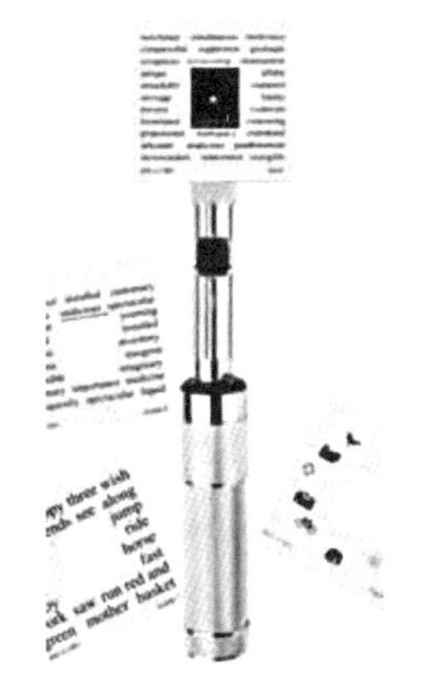

(a)視網膜鏡與 MEM 檢影卡

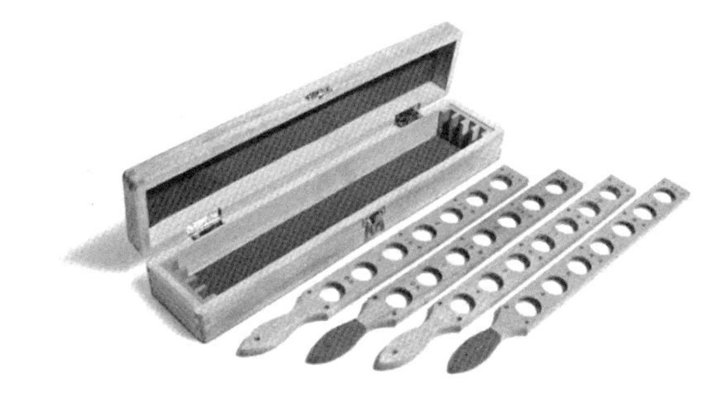

(b)板鏡組

圖 3-11

（三）準備

1. 將 MEM 檢影卡黏貼在視網膜鏡上。
2. 室內照明保持正常。
3. 被檢者戴上習慣性近用閱讀眼鏡。
4. 測量時應雙眼同時注視。

（四）檢查步驟

1. MEM 卡（視網膜鏡）放在被檢者習慣性閱讀的距離。
2. 檢查者位於被檢者的雙眼中線上，使被檢者處於習慣性閱讀狀態，從右眼開始檢測。
3. 將視網膜鏡的平行光調整為垂直方向之光帶。
4. 請被檢者閱讀 MEM 卡上的文字。
5. 當被檢者正在閱讀時，快速將垂直光帶掃過其右眼並觀察瞳孔中心反射的光帶為逆動、順動或中和。
6. 使用板鏡中和反射光帶的影動情形，即光帶順動時加入正鏡中和，而逆動時加入負鏡中和，如圖 3-12 所示。

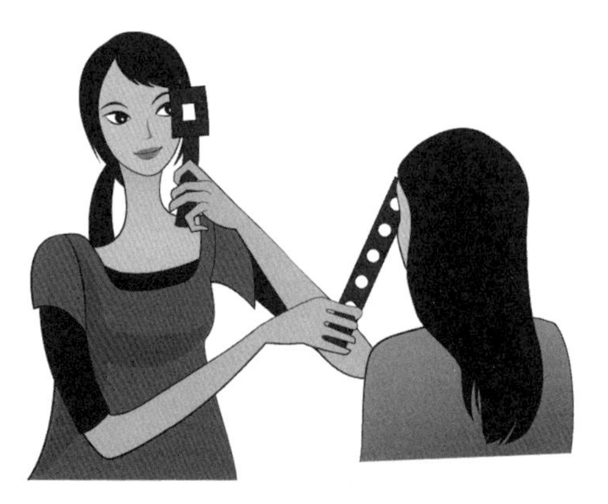

圖 3-12：動態網膜鏡檢查示意圖。

7. 檢影時必須快速移動板鏡（<1 秒）以免影響被檢者閱讀時的視線，若板鏡度數正確將可中和影動，獲得調節反應的度數。

8. 重複步驟 2~6 繼續檢查左眼。

（五）記錄

1. 記錄動態網膜鏡檢查：MEM。

2. 記錄右眼與左眼分別達到中和時的加入度數。

（六）範例

MEM: OD +0.5D　OS +0.75D

（七）標準值

MEM: +0.25D ~ +0.50D

（八）備註

根據 John T. Tassinari，2002 年有關單眼評估法(monocular estimation method, MEM)的研究顯示，在 211 個臨床案例實際檢測中調節反應(accommodative response)正常者(normal)即 MEM 在 0.00D~0.70D 之間者占 77%，調節反應滯後(lag)者即 MEM 大於 0.70D 以上者占 17% 而調節反應超前(lead)者即 MEM 小於–0.00D 以下者占 6%。

六、融合交叉圓柱鏡檢查 (Fused Cross Cylinder)

融合式交叉柱鏡是一種以自覺式的方式檢查**調節狀態**反應的方法，對調節力足夠的人而言，為保持影像的清晰，所動用的調節可以使散光之史坦姆光錐的兩條焦線形成的最小彌散圓成像於視網膜上，若被檢者有**調節滯後現象**時則其**調節反應量會小於調節刺激量**，**調節超前**者則為**調節反應量大於調節刺激量**。

(一) 檢查目的

融合式交叉柱鏡可以檢查雙眼注視近用視標時的調節狀態(accommodative posture)，這是一種自覺式檢查出調節滯後或超前度數的方式，此結果可以作為老花(presbyope)檢查時的**試驗性近附加度數**。

(二) 設備

1. 配有 JCC 與 FCC 的綜合驗光儀，如圖 3-13(a)。
2. 近點桿，如圖 3-13(b)。
3. FCC 視標，如圖 3-13(c)。

(三) 準備

1. 在綜合驗光儀上設定好被檢者的遠距屈光矯正度數。
2. 將 FCC 十字條柵視標置於眼前 40 公分處，並把照明燈調為昏暗。
3. 設定好被檢者的近用瞳距，並確定其雙眼均未被遮蓋。

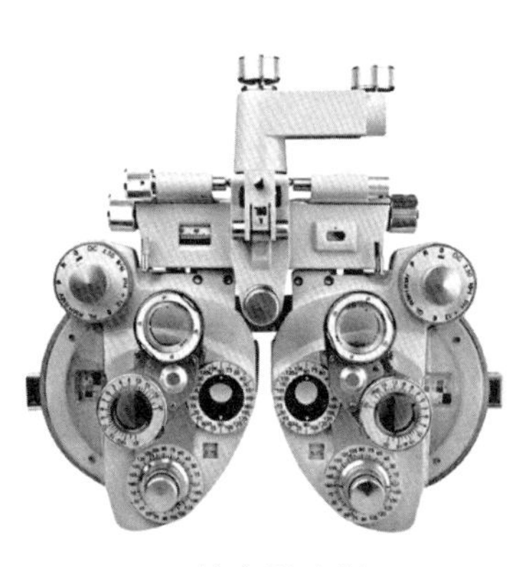

(a)綜合驗光儀

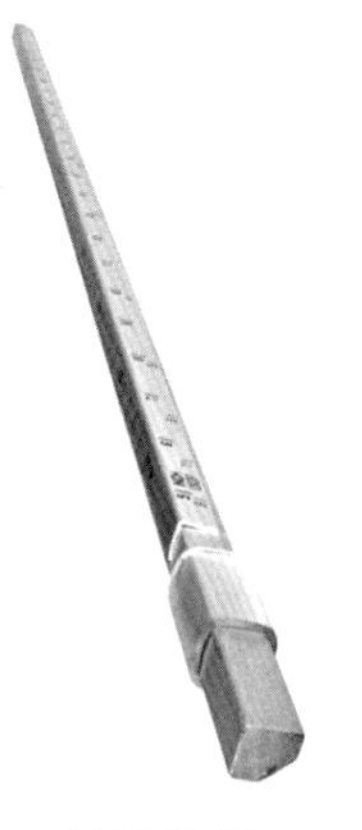

(b)近點桿

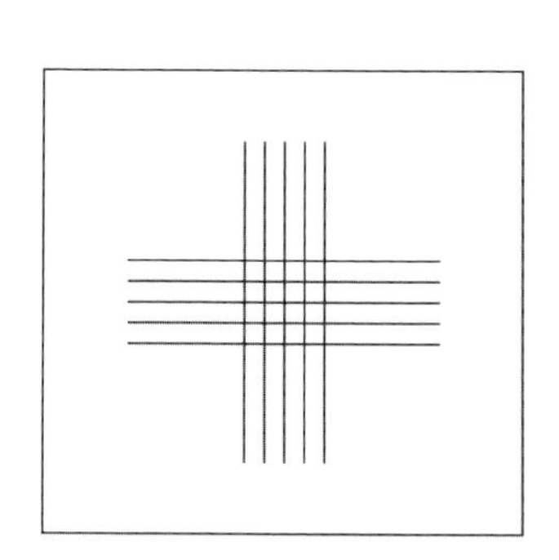

(c)FCC 視標

圖 3-13

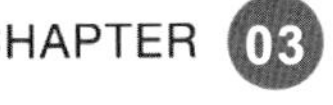

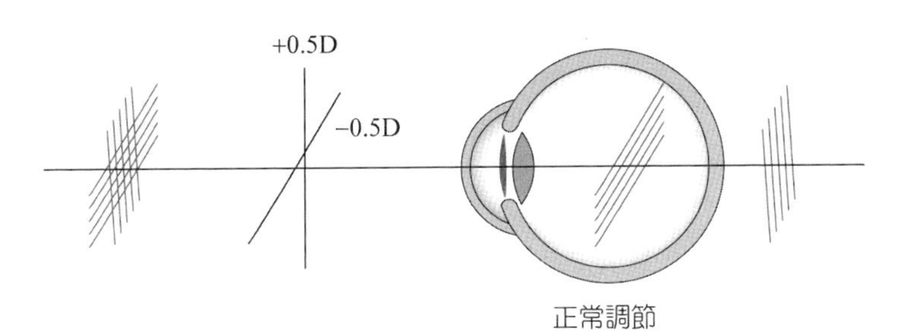

圖 3-14：融合交叉圓柱鏡檢查示意圖。

4. 在被檢者雙眼前加入±0.50D 的融合交叉圓柱鏡(FCC)，也可以使用±0.25D 的 JCC 鏡其中負軸在 90 度方向（紅點在垂直位），當點光源通過這樣放置的交叉柱鏡時會形成前後兩條焦線，橫線在前，豎線在後，如圖 3-14 所示。

（四）檢查步驟

1. 請被檢者雙眼注視十字條柵視標。
2. 請被檢者回答水平或垂直哪一組線條較清晰，線條偏上、偏下還是正好交叉。
3. 若被檢者回答垂直線條較水平線條清晰，則再將燈源調暗，如果被檢者回答水平線條比垂直線條清晰或兩組一樣清晰，直接進入步驟 5。
4. 若減低照明被檢者仍然回答垂直線條清晰，如圖 3-15(a)，翻轉 JCC 請被檢者再比較哪一組線條較清晰。
   (1) 若被檢者仍然回答垂直線條清晰，則停止測試，記錄被檢者有**「垂直線嗜好傾向」**(vertical preference)。
   (2) 若被檢者回答水平線條較清晰，說明被檢者為**「調節超前」**(lead of accommodation)。

5. 若被檢者回答水平線條較清晰，如圖 3-15(b)所示。則說明被檢者有「調節滯後」(lag of accommodation)的情況。這時雙眼同時加入+0.25D 的球鏡，直到被檢者回答垂直線條較清晰。

6. 將雙眼同時減少正球鏡度數，直至水平與垂直兩組線條一樣清晰，如圖 3-16。記錄此時加入的正球鏡度數。

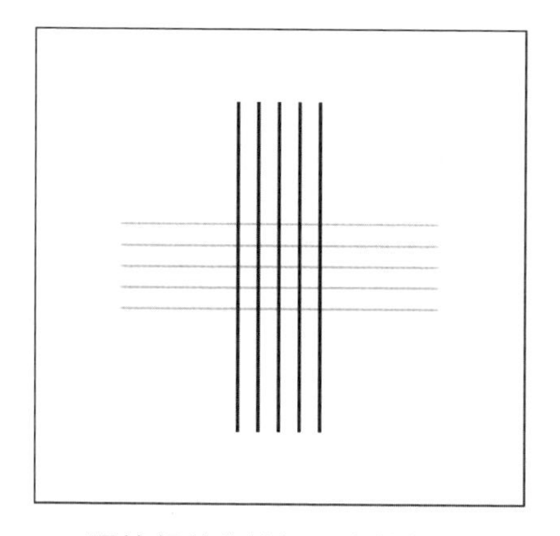

(a)調節超前的情況垂直線較清晰

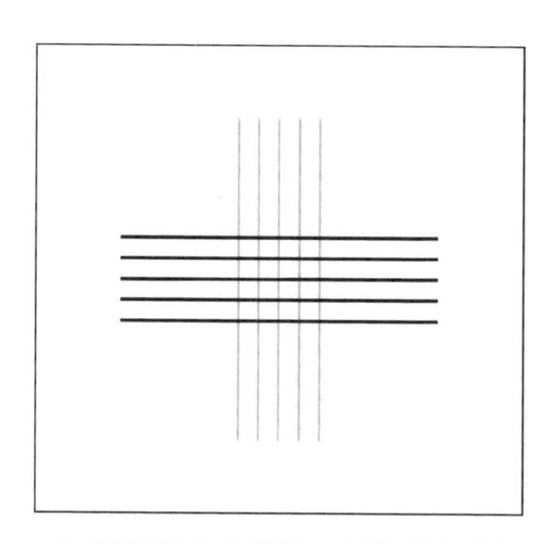

(b)調節滯後的情況水平線較清晰

圖 3-15

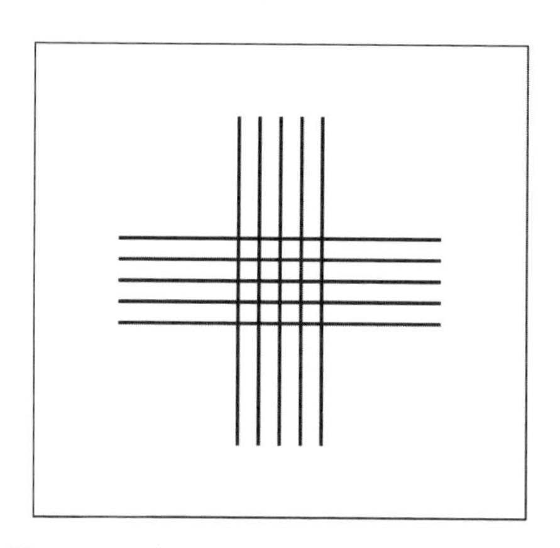

圖 3-16：水平與垂直兩組線條一樣清晰。

(五)記錄

1. 記錄融合交叉柱鏡檢查方法:FCC。
2. 記錄增加的正／負球鏡度數。若增加+1.00D 的正鏡片後兩組線條一樣清晰,則說明被檢者調節滯後 1.00D。
3. 註明被檢者為「調節滯後」(lag of accommodation)」或「調節超前」(lead of accommodation) 或是「垂直線嗜好傾向」(vertical preference)。

(六)範例

1. FCC:+1.00D(調節滯後)。
2. FCC:–0.75D(調節超前)。

(七)標準值

1. FCC:+0.50(正常人口平均值)。
2. FCC:+0.25 ~ +0.75(非老花者)。
3. FCC:調節滯後(lag of accommodation)量,即 FCC 的正附加鏡量,一般來說與被檢者的年齡成正比。

(八)備註

1. 對於垂直線嗜好傾向的被檢者,由於其始終都覺得**直線**比**橫線**清晰,故不能用此方法來測量調節滯後量。
2. 對於初始的老花病人,FCC 的測量結果可能會**偏大**,即給予過高的閱讀附加量,需要用更為精確的方法如正負相對性調節(PRA/NRA)測量法來作修正,對於年齡較大的老花病人本測量結果較為精確。

3-2 聚散功能檢測

雙眼要看清楚眼前不同距離的物體時，除了要進行調節功能以確保影像可以清晰成像在視網膜上，另外雙眼還需要進行等量的內聚和發散轉動，以確保影像可以同時落在雙眼正常的視網膜對應位置，才能保持雙眼單視的情形。本節針對雙眼在視軸方向之相對運轉（即散開與集合）能力之檢測方法做介紹。

一、集合近點測量 (Near Point of Convergence, NPC)

在雙眼前中央平面上，**兩眼球能夠內聚到最近的一點，稱為集合近點(NPC)**。集合近點不像調節強度會隨年齡增長而減弱，它可以保持一定值。只是有老花眼的人可能因為失去調節性集合而使集合近點減弱。

(一) 檢查目的

測量及評估被檢者在維持**兩眼融像(fusion)**即兩眼保持單視的狀況下，使眼睛輻輳（向內轉動）的能力。集合近點是兩眼使用最大輻輳時，兩眼視軸的交叉點至兩眼旋轉中心之連線終點的距離即為集合（輻輳）近點的距離。

(二) 設備

1. 筆燈，如圖 3-17(a)。
2. 紅色濾片，如圖 3-17(b)。
3. 近用調節性視標，可將縮小的 Snellen 視標中四個不同大小範圍在 20/25 至 20/200 之間的視標貼在筆燈或壓舌板上，如圖 3-17(c)。
4. 捲尺，如圖 3-17(d)。

注意：筆燈只是用於篩檢，筆燈加紅色濾片及近調節視標用於集合近點大於 5 cm/7 cm 時進一步檢查以及完整的雙眼視功能檢查。

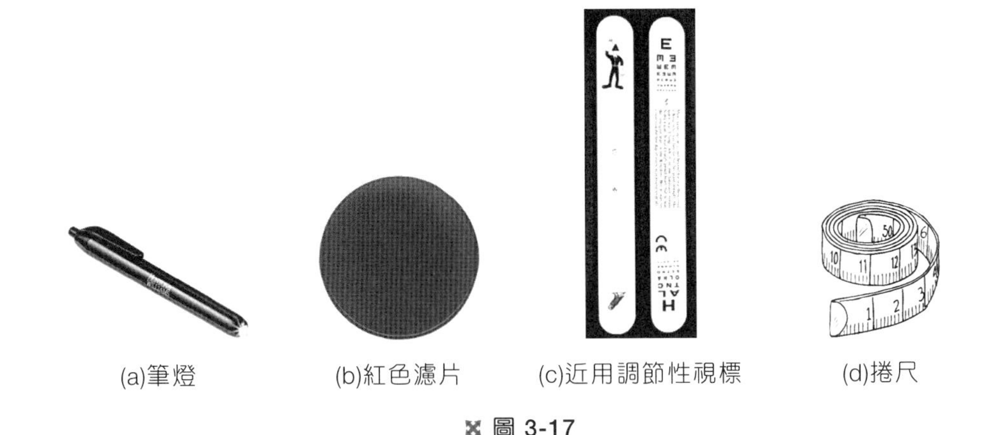

(a)筆燈 (b)紅色濾片 (c)近用調節性視標 (d)捲尺

圖 3-17

(三) 準備

1. 請被檢者戴上慣用的近閱讀用眼鏡。
2. 燈源要直接照明近用視標。
3. 檢查者手持筆燈並距被檢者 40 公分。
4. 檢查者拿捲尺置於被檢者視軸稍下方，“0”的位置對準眼鏡平面處。

(四) 檢查步驟

1. 請被檢者注視燈源（或視標），並請他回答看到多少個亮點（或視標），若亮點（或視標）為兩個即複像情形，則將筆燈遠離被檢者直到出現單個亮點（或視標）為止。
2. 將筆燈（或視標）朝被檢者逐漸靠近並觀看被檢者雙眼的眼球運動情形，如圖 3-18。此時請被檢者回答視標是否出現兩個？或是觀察到被檢者的一眼已未再注視筆燈（或視標），記錄此時的距離即為被檢者輻輳的**破裂點**(break point)。

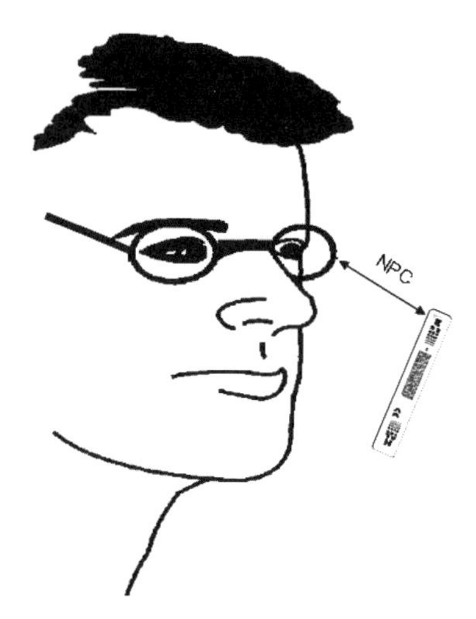

圖 3-18：將視標朝被檢者逐漸靠近。

3. 將筆燈（或視標）遠離被檢者移動，注意觀察被檢者的眼睛直至偏斜的一眼回到注視視標狀態，或被檢者報告由原來的雙像變為單像，該距離為被檢者輻輳會聚的恢復點(recovery point)，並記錄下來。

4. 重複以上的步驟數次，來判定被檢者疲勞狀態。有異常或有症狀者通常重複測量 5 次以上後，其集合近點距離會有顯著的拉遠，正常者則沒差異。

5. 假如破裂點與恢復點距離小於 5 公分則記錄此結果，若集合近點距離遠大於 5 公分則記錄此結果後再將紅色濾片置於被檢者右眼或請被檢者戴上紅綠眼鏡使用筆燈重新檢查，也可以換用調節視標重測三次。

（五）記錄

1. 記錄檢查方法與被檢者戴鏡情形 NPC SC/CC。

2. 記錄所使用的視標：
   (1) “lite” 為筆燈。
   (2) “RG” 為筆燈加紅色濾片。
   (3) “Accomm” 為調節視標。

3. 記錄被檢者眼位偏離或被檢者回答出現複像時的破裂點(break)距離。
4. 記錄被檢者偏離的眼位重回注視或被檢者回答出現單像時的恢復點(recovery)距離。
5. 若檢查者可以觀察得到，記錄被檢者哪一眼出現偏離及偏離的方向。
6. 若被檢者回答兩個像則記錄「**複視**」(diplopia)，若被檢者沒有回答複像，但有觀察到被檢者眼位偏斜，則記錄「**抑制**」(suppression)。
7. 若被檢者一直能會聚直至視標接近鼻梁處，則記錄 “TTN” (to the nose)。

(六) 範例

1. NPC cc lite－TTN
2. NPC sc lite 4 cm/6 cm
3. NPC sc lite 8 cm/10 cm OS out, Suppression
   RG 12 cm/17 cm OS out, Suppression
   Accomm. 6 cm/8 cm OS out, Suppression

(七) 標準值

1. 破裂點(break)：小於 5 cm (3 cm±2 cm)。
   恢復點(recovery)：小於 7 cm (5 cm±2 cm)。
2. 破裂點小於 5 cm 一般認為是正常的，恢復點則應在 7 cm 以內。以上資料是正常人群的平均值加一個標準差。
3. 使用調節視標與筆燈加紅色濾片兩者的檢查結果，若是破裂點的差異大於 5 cm 或恢復點的差異大於 8 cm，這結果說明被檢者可能存在集合不足(convergence insufficiency)的症狀。

（八）備註

1. 集合近點(NPC)檢查的起始點與標準值之關係：

	測量起始點位置	NPC 標準值（破裂點／恢復點）
1	眼鏡平面	5 cm / 7 cm
2	角膜前緣處	6 cm / 8 cm
3	眼球旋轉點處	8 cm / 10 cm

2. 集合（輻輳）近點(NPC)與集合幅度(amplitude of convergence, A.C.)之關係：設眼鏡平面至眼球旋轉點的距離為 2.7 公分，如圖 3-19 所示。

$$\text{集合幅度(A.C.)} = \frac{\overline{PD}_{\text{遠用(cm)}}}{(NPC+0.027)(m)}$$

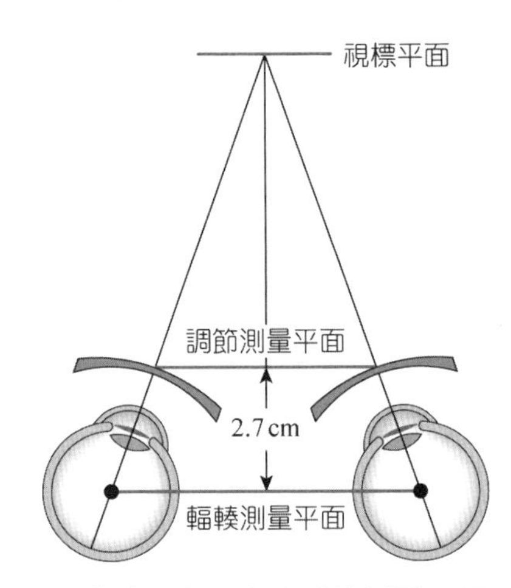

圖 3-19：集合（輻輳）與調節測量平面示意圖。

二、遠方水平聚散力測量 (Distance Horizontal Vergences)

(一) 檢查目的

利用在雙眼前加入稜鏡將視網膜的像水平移開，藉由逐漸增加稜鏡度數，強迫被檢者動用集合／散開系統來補償像的分離以保持雙眼融像的功能，從而測量雙眼水平方向之集合和散開能力。

(二) 設備

1. 綜合驗光儀，如圖 3-20(a)。
2. 視力投影機，如圖 3-20(b)。

(三) 準備

1. 在綜合驗光儀上設定被檢者雙眼的遠矯正度數並調好遠用瞳距。
2. 視力投影機投出的單列視標應為被檢者視力較差一眼之最佳視力上一行的視標。
3. 將 Risley 稜鏡置於被檢者雙眼之注視孔前，調整在零位置如圖 3-21，使稜鏡能在水平位作 BI 與 BO 的稜鏡度改變。

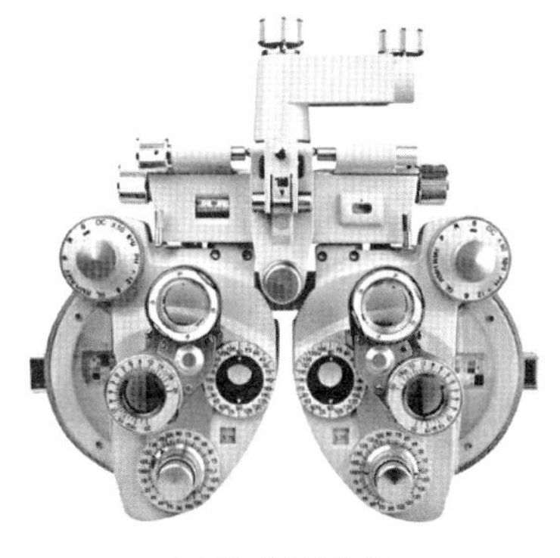

(a)綜合驗光儀

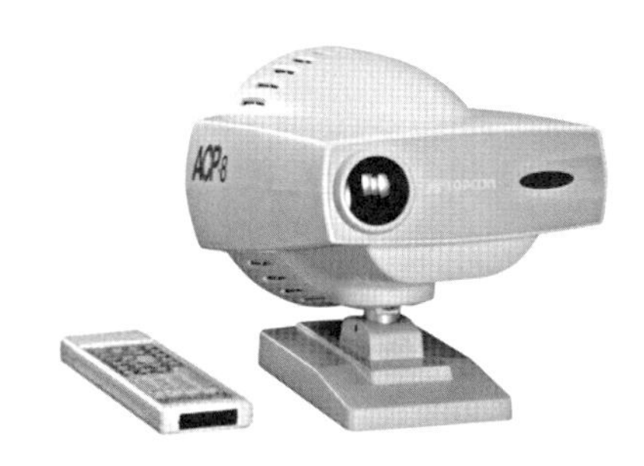

(b)視力投影機

圖 3-20

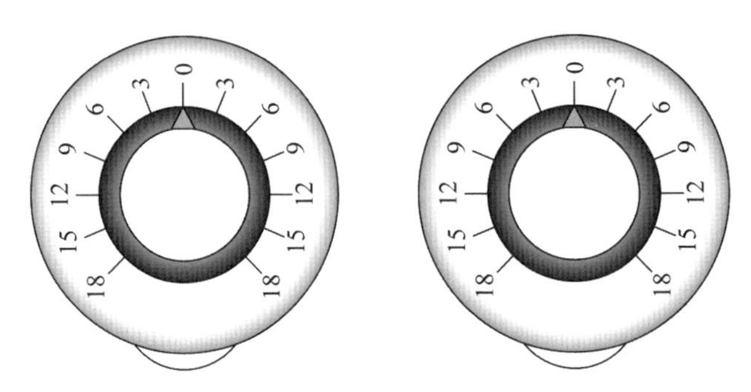

圖 3-21：Risley 稜鏡調整在零位置。

（四）檢查步驟

1. 請被檢者睜開雙眼，此時應該看到清晰的單列視標，如圖 3-22 所示。如果被檢者看到兩個視標，則應結束本檢測，診斷被檢者應為「複視」情形。

2. 指導被檢者注視視標時要持續保持視標的清晰，告訴被檢者出現以下現象時應回報：
   (1) 當視標變模糊時，即為**模糊點**，如圖 3-23(a)。
   (2) 當視標變成兩個時，即為**破裂點**，如圖 3-23(b)。
   (3) 當視標恢復為單列時，即為**恢復點**，如圖 3-23(c)。

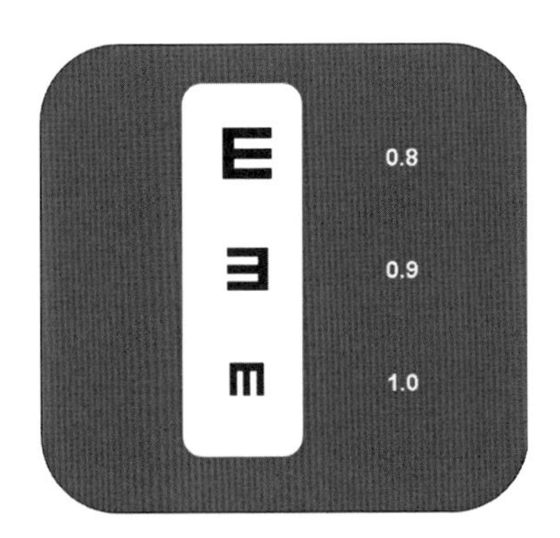

圖 3-22：清晰的單列視標。

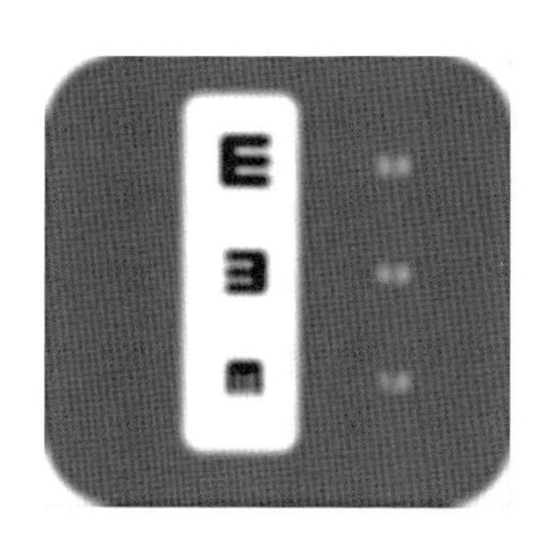

(a)視標變模糊

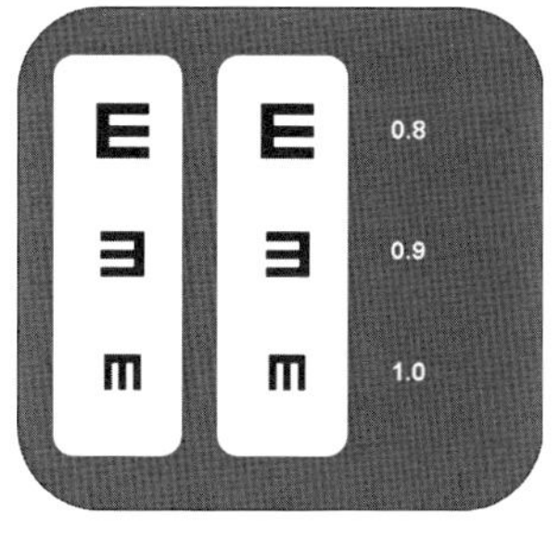

(b)視標變兩個

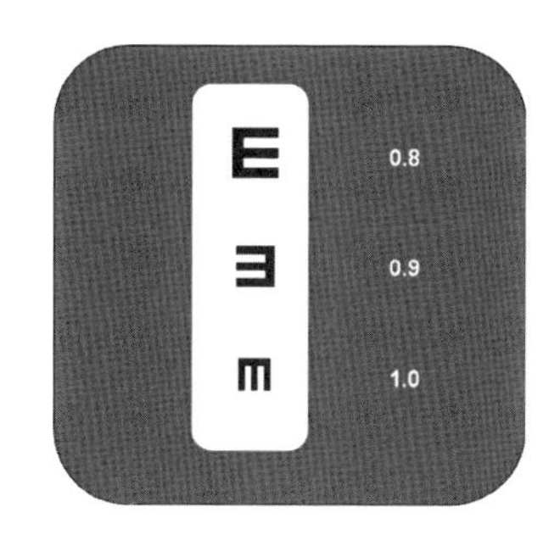

(c)視標恢復為單列

圖 3-23

3. 若視標移向左邊或右邊，這時說明其中一眼有**抑制**情形，詢問被檢者視標朝哪一個方向移動即可以判斷哪一眼被抑制。例如：檢測 BO 聚散能力時，被檢者回答視標向左邊移動，說明此時其以右眼在注視視標，如此說明被檢者的左眼被抑制。

4. 雙手以每秒 1^{Δ} 速度同步增加雙眼前 BI 稜鏡。測量雙眼聚散能力時應先做 BI 檢測再做 BO 檢測，如圖 3-24 所示。這是因為 BO 檢測會影響調節和集合，進而有可能影響 BI 的檢測結果。

5. 記錄被檢者分別報告模糊點、破裂點和恢復點時的**雙眼稜鏡度數總合**。

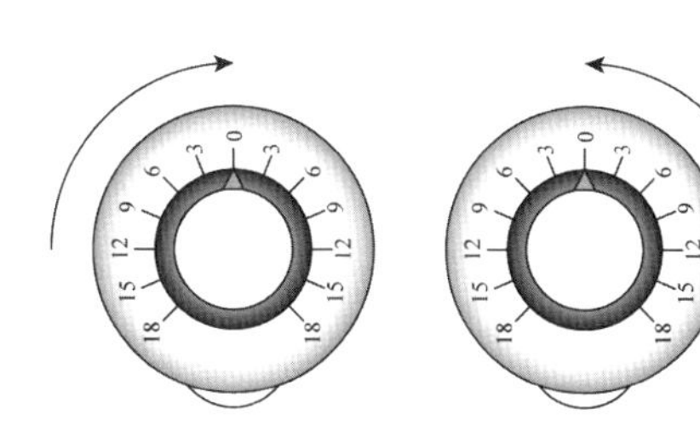

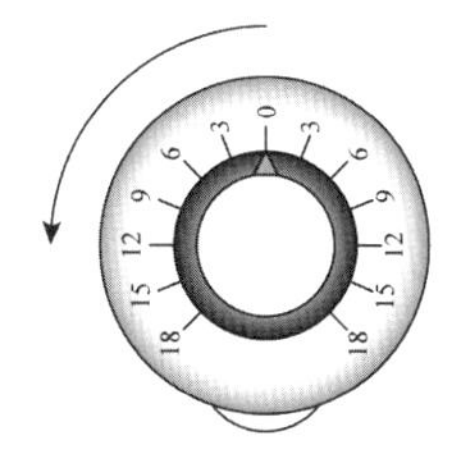

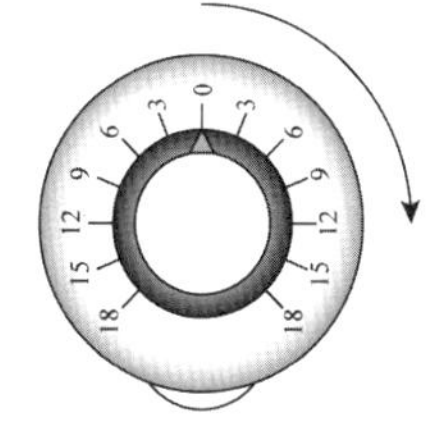

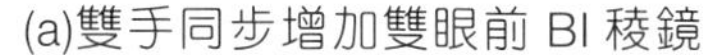

(a)雙手同步增加雙眼前 BI 稜鏡

(b)雙手同步增加雙眼前 BO 稜鏡

圖 3-24

（五）記錄

1. 記錄遠距水平聚散力檢測(DHV)，分別寫出 BI 與 BO 稜鏡方向的檢測結果。
2. 記錄出現模糊點、破裂點和恢復點時的雙眼前稜鏡度之總和。
3. 如果無模糊點，則用 × 來表示。
4. 如果恢復點與期望的方向相反，用負值表示。
5. BI 的結果即為雙眼的散開能力；而 BO 的結果則為雙眼的集合能力。

（六）範例

1. 遠距水平聚散力(DHV) BI：× / 10 / 6；BO：14 / 18 / 10
2. 遠距水平聚散力(DHV) BI：左眼抑制；BO：4 / 6 / –2

（七）標準值

1. Morgan 正常成人標準值：
   遠距 BI：× / 7 / 4 誤差值 × / 3 / 2
   遠距 BO：9 / 19 /10 誤差值 4 / 8 / 4
2. Saladin 與 sheedy 標準值：
   遠距 BI：× / 8 / 5 誤差值 × / 3 / 3
   遠距 BO：15 / 28 / 20 誤差值 7 / 10 / 11

三、近方水平聚散力測量（Near Horizontal Vergences）

（一）檢查目的

利用在雙眼前加入稜鏡將視網膜的像水平移開，藉由逐漸增加稜鏡度數，強迫被檢者動用集合／散開系統來補償像的分離以保持雙眼融像的功能，從而測量雙眼在近方水平方向之集合和散開能力。

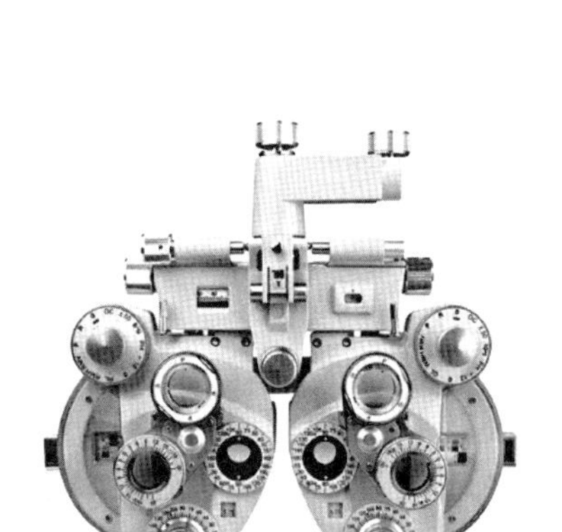

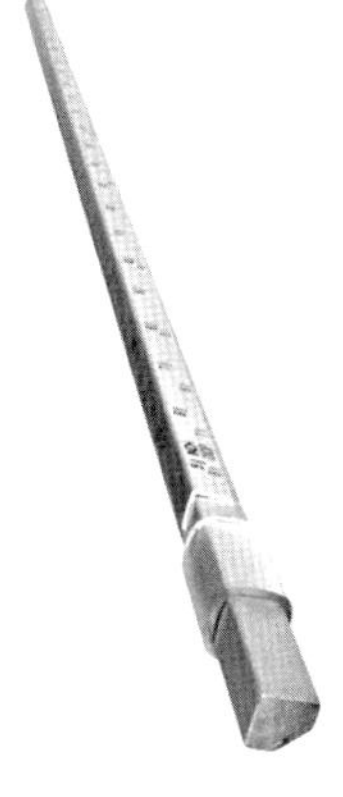

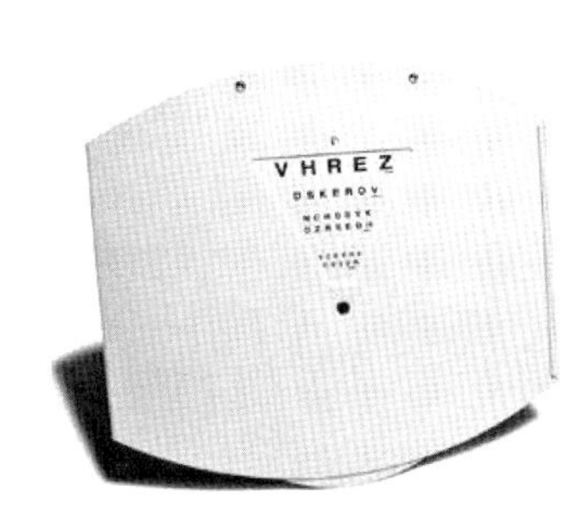

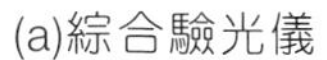
(a)綜合驗光儀　(b)近點桿　(c)近用閱讀卡

圖 3-25

(二) 設備

1. 綜合驗光儀，如圖 3-25(a)。
2. 近點桿，如圖 3-25(b)。
3. 近用閱讀卡，如圖 3-25(c)。

(三) 準備

1. 在綜合驗光儀上設定被檢者雙眼的近距矯正度數並調好近用瞳距。
2. 將近用視標卡置於近點桿上 40 公分處，開啟照明燈。
3. 選擇近用視標卡上被檢者視力較差一眼之最佳視力上一行的視標，如 20/30 大小的單排視標。
4. 將 Risley 稜鏡置於被檢者雙眼之注視孔前，調整在零位置，如圖 3-26，使稜鏡能在水平位作 BI 與 BO 的稜鏡度改變。

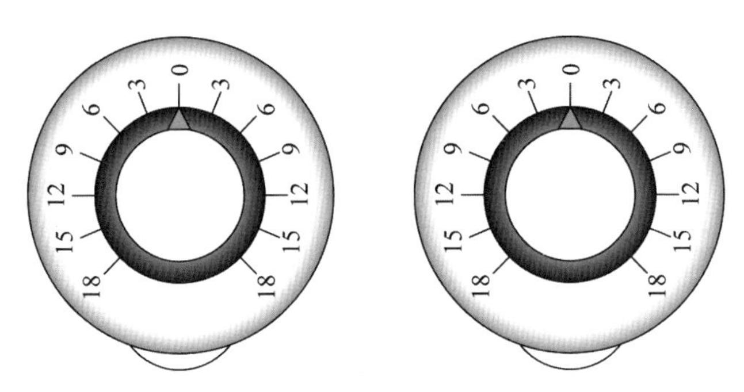

圖 3-26：Risley 稜鏡擺放位置。

（四）檢查步驟

1. 請被檢者睜開雙眼，此時應該看到清晰的單列視標，如圖 3-27 所示。如果被檢者看到兩個視標，則應結束本檢測，診斷被檢者應為「複視」情形。

2. 指導被檢者注視視標時要持續保持視標的清晰，告訴被檢者出現以下現象時應回報：
   (1) 當視標變模糊時即為**模糊點**，如圖 3-28(a)。
   (2) 當視標變成兩個時即為**破裂點**，如圖 3-28(b)。
   (3) 當視標恢復為單個時即為**恢復點**，如圖 3-28(c)。

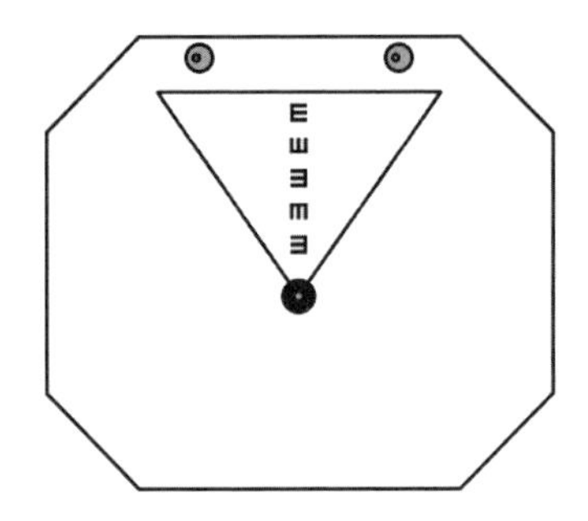

圖 3-27：清晰的單列視標。

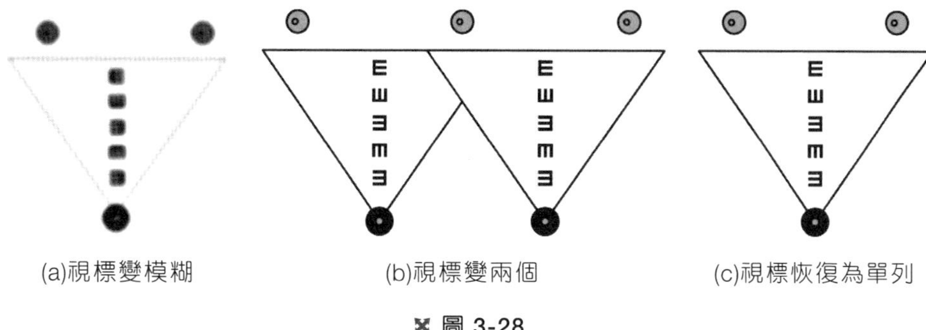

(a)視標變模糊 (b)視標變兩個 (c)視標恢復為單列

圖 3-28

3. 若視標移向左邊或右邊，這時說明其中一眼有抑制情形，詢問被檢者視標朝哪一個方向移動即可以判斷哪一眼被抑制。例如檢測 BO 聚散能力時，被檢者回答視標向左邊移動，說明此時其以右眼在注視視標，如此說明被檢者的左眼被抑制。

4. 以每秒 1^{Δ} 速度同步增加雙眼前 BI 稜鏡如圖 3-29(a)。測量雙眼聚散能力時應先做 BI 檢測再做 BO 檢測如圖 3-29(b)，這是因為 BO 檢測會影響調節和集合，進而有可能影響 BI 的檢測結果。

5. 記錄被檢者分別報告模糊點、破裂點和恢復點時的雙眼稜鏡度數總合。

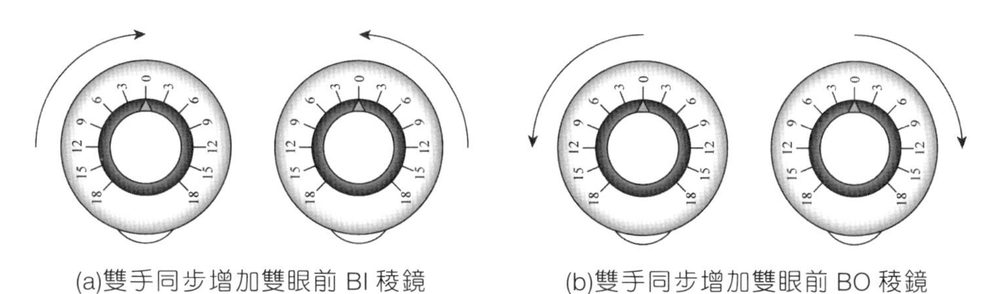

(a)雙手同步增加雙眼前 BI 稜鏡 (b)雙手同步增加雙眼前 BO 稜鏡

圖 3-29

（五）記錄

1. 記錄近距水平聚散力檢測(NHV)，分別寫出 BI 與 BO 稜鏡方向的檢測結果。
2. 記錄出現模糊點、破裂點和恢復點時的**雙眼前稜鏡度之總和**。
3. 如果無模糊點，則用×來表示。
4. 如果恢復點與期望的方向相反，用負值表示。

（六）範例

1. 近距水平聚散力檢測(NHV) BI：8/14/8　BO：20/24/18
2. 近距水平聚散力檢測(NHV) BI 左眼抑制　BO：12/16/–4

（七）標準值

1. Morgan 正常成人標準值
   近距水平聚散力檢測(NHV) BI：13/21/13　誤差值　4/4/5
   近距水平聚散力檢測(NHV) BO：17/21/11　誤差值　5/6/7
2. Saladin 與 sheedy 標準值
   近距水平聚散力檢測(NHV) BI：14/19/13　誤差值　6/7/6
   近距水平聚散力檢測(NHV) BO：22/30/23　誤差值　8/12/11

四、近融合性聚散靈敏度測量 (Fusional Vergences Facility at Near)

（一）檢查目的

雙眼注視近用視標時，利用在眼前加入 12^{Δ} BO 與 3^{Δ} BI 的翻轉稜鏡來測試被檢者之融像性聚散系統的反應速度，本項測試對於診斷雙眼融像性聚散功能的症狀非常有幫助。

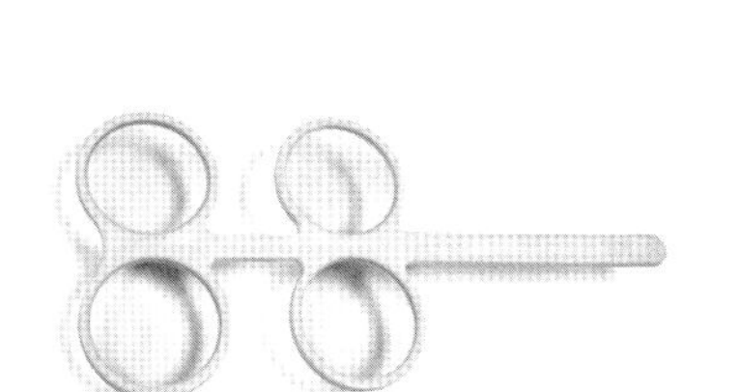

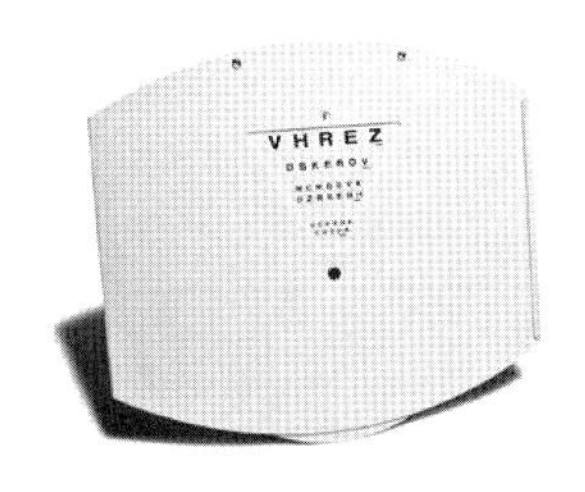

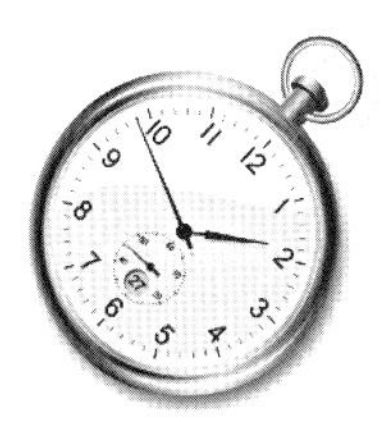

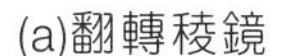

(a)翻轉稜鏡　(b)近用視標　(c)計時碼錶

圖 3-30

(二) 設備

1. 含有 12^{Δ} BO 與 3^{Δ} BI 的翻轉稜鏡，如圖 3-30(a)。
2. 近用視標，如圖 3-30(b)。
3. 計時碼錶，如圖 3-30(c)。

(三) 準備

1. 被檢者戴上慣用的近矯正眼鏡。
2. 請被檢者手持近用視標卡在眼前 40 公分處並有良好之照明。
3. 選擇直行的小視標。

(四) 檢查步驟

1. 請被檢者注視近用視標卡上的標示並保持清晰。
2. 在被檢者雙眼前加入 12^{Δ} BO 稜鏡，當視標變為單一與清晰時請被檢者回答，如圖 3-31 所示。
3. 一旦被檢者回答視標變為單一與清晰時，應要立即旋轉翻轉稜鏡，使被檢者變為透過 3^{Δ} BI 稜鏡注視視標，若視標變為單一與清晰時則請被檢者再回答。

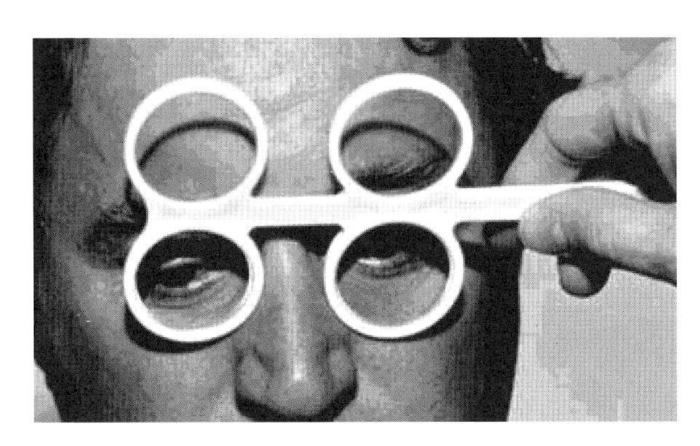

圖 3-31：被檢者雙眼前加入翻轉稜鏡並注視近用視標。

4. 一旦被檢者回答視標變為單一與清晰時，應要立即旋轉翻轉稜鏡，使被檢者再變為透過 12^{Δ} BO 稜鏡注視視標。

5. 重複步驟 2~4，記錄每分鐘完成一個 BI 與 BO 循環的週期數。

(五) 記錄

1. 記錄近融像靈敏度(fusional facility at N)的測量。

2. 記錄每分鐘的週期數(cpm)。

(六) 範例

Fusional facility at N：15 cpm

(七) 標準值

Fusional facility at N：13 cpm

3-3 隱斜視檢測

隱斜視（或稱斜位）是一種潛在性眼位偏斜，但能在融合反射控制下保持**雙眼單視**，以強制兩眼球保持在正位而不顯出偏斜，一旦大腦融合作用遭到阻斷（如一眼被遮蓋時）或失去控制（如在過度使用視力或精神疲勞時），眼位偏斜就會表現出來。因此，隱斜視與顯斜視之間，只是程度上而不是性質上的區別。以下我們將介紹臨床上各種隱斜視的檢測方法。

一、遠方水平隱斜測量 (Distance Lateral Phoria by von Graefe Technique)

(一) 檢查目的

遠方水平隱斜測量是雙眼注視遠距視標時，當**融像破壞**後測量出雙眼視軸的水平相對位置。

(二) 設備

1. 綜合驗光儀，如圖 3-32(a)。
2. 視力投影機，如圖 3-32(b)。

(三) 準備

1. 在綜合驗光儀上設定被檢者雙眼的遠矯正度數，並調好遠用瞳距。

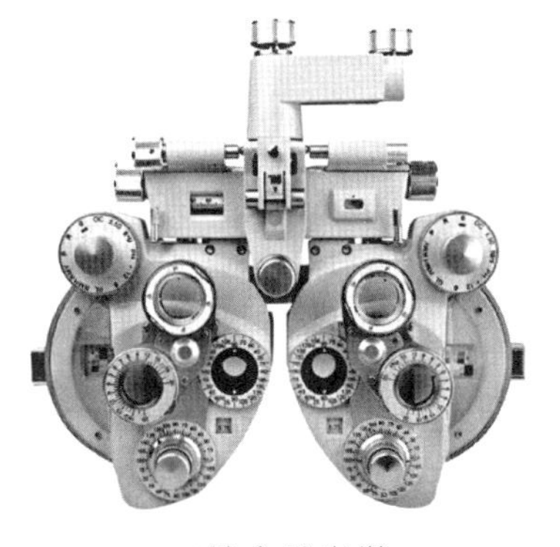

(a)綜合驗光儀

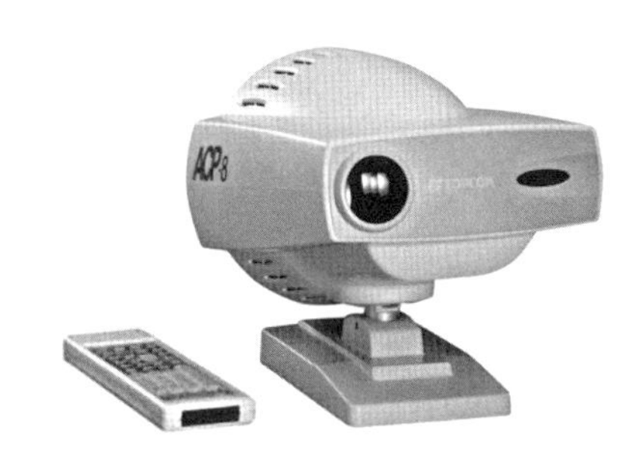

(b)視力投影機

圖 3-32

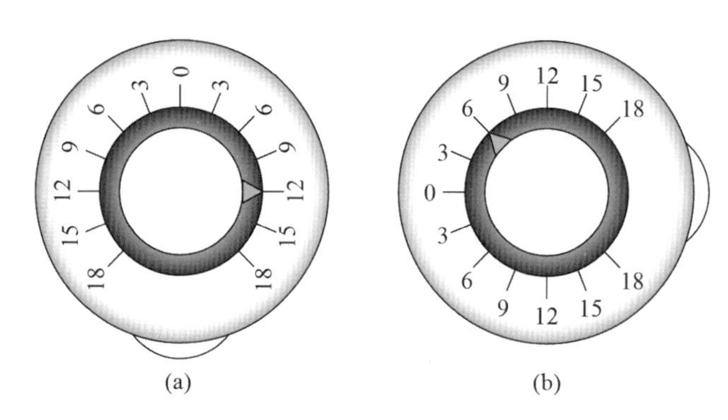

圖 3-33：Risley 稜鏡的設定情形：(a)右眼；(b)左眼。

2. 視力投影機投出的單個視標應為被檢者視力較差一眼之最佳視力上一行的視標。

3. 將 Risley 稜鏡置於被檢者雙眼之注視孔前。

4. 調整稜鏡時請被檢者將雙眼閉上，右眼前放置 12^{Δ}BI，左眼前放置 6^{Δ}BU，如圖 3-33 所示。以 12^{Δ}BI 作為測量鏡，6^{Δ}BU 作為分離鏡。

（四）檢查步驟

1. 請被檢者將雙眼睜開，問他看到幾個視標，這些視標之間的相互位置如何。此時被檢者應該看到兩個視標，一個在右上方，一個在左下方，如圖 3-34 所示。如果被檢者報告只看到一個視標，檢查一下是否一眼有遮蓋或有什麼遮擋了被檢者一眼的視線；如果被檢者報告看到兩個視標，但是一個在左上，一個在右下，這時請增加右眼前的 BI 稜鏡度數直至一個視標在右上，一個視標在左下。

2. 請被檢者注視左下方的視標，並保持視標的清晰。

3. 在注視左下方視標同時用雙眼餘光注視右上方的視標，並告訴被檢者若上方的視標與下方的視標對齊時要告訴你。

4. 檢查者以 2Δ/s 的速度減少右眼 BI 的稜鏡度數，直至被檢者回答兩個視標在垂直線上對齊，如圖 3-35 所示，記錄此時的稜鏡度數和基底方向。

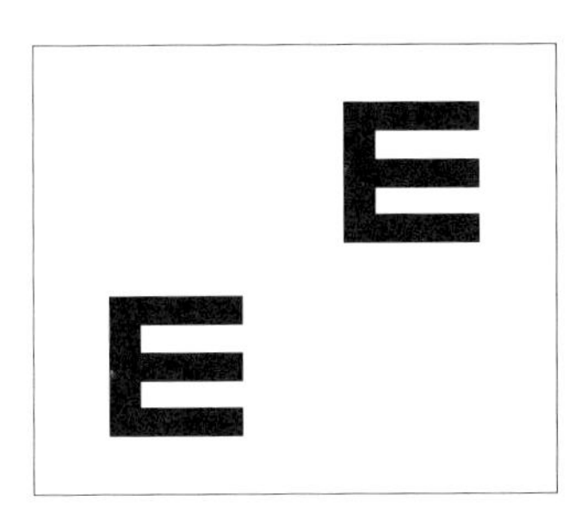

圖 3-34：被檢者應該看到右上與左下兩個視標。

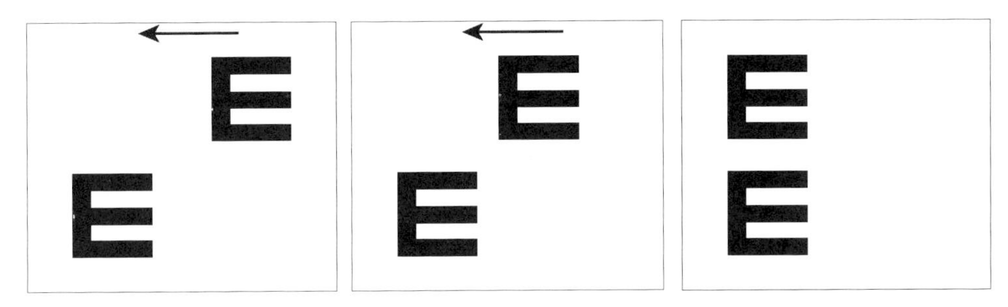

圖 3-35：減少右眼 BI 的稜鏡度數使上方視標與下方視標在垂直線上對齊。

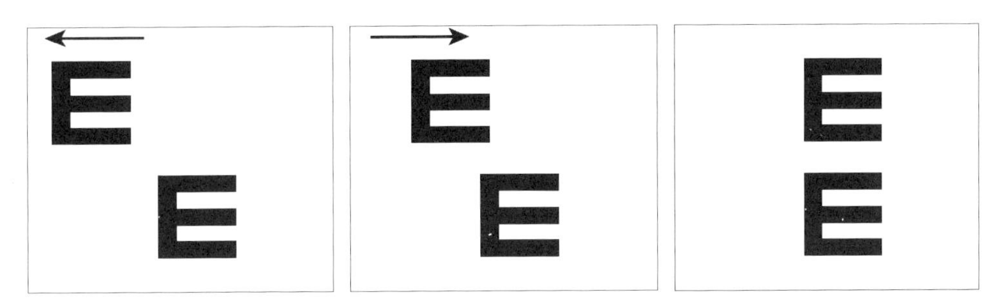

圖 3-36：使視標變成右下左上後再以相反方向轉動稜鏡使視標在垂直線上再度對齊。

5. 繼續以同樣方向轉動稜鏡直至被檢者又看到兩個視標，一個在右下，一個在左上。

6. 再以相反方向轉動稜鏡直至兩個視標又再度在垂直線對齊，如圖 3-36 所示，記錄此時的稜鏡度數和基底方向。

7. 若是第 4 步驟和第 6 步驟測出的值差異小於 3^{Δ}，則兩者的平均值就是測量的結果，否則需要重複測量找出最接近的結果加以平均。

即【（第一次對齊）＋（第二次對齊）】÷2。例如：（6＋4）÷2＝5^{Δ}(BI)基底朝內，所以此被檢者有 5^{Δ} 的外斜位（5^{Δ}exo）。

（五）記錄

1. 以 DLP 表示遠方水平隱斜(distance lateral phoria)。
2. 記錄右眼前 Risley 稜鏡的大小和偏斜的類型。
3. 若稜鏡的大小為零則雙眼為**正位**(ortho)情形。
4. 若稜鏡方向為 BI 則為**外隱斜**（XP 或 exo）情形，若稜鏡方向為 BO 則為**內隱斜**（EP 或 eso）情形。
5. 一般而言右眼的稜鏡我們稱之為「測量稜鏡」，而左眼的稜鏡稱之為「分離稜鏡」。

（六）範例

1. DLP：Ortho。
2. DLP：6^{Δ}exo，如圖 3-37(a)。
3. DLP：3^{Δ}eso，如圖 3-37(b)。

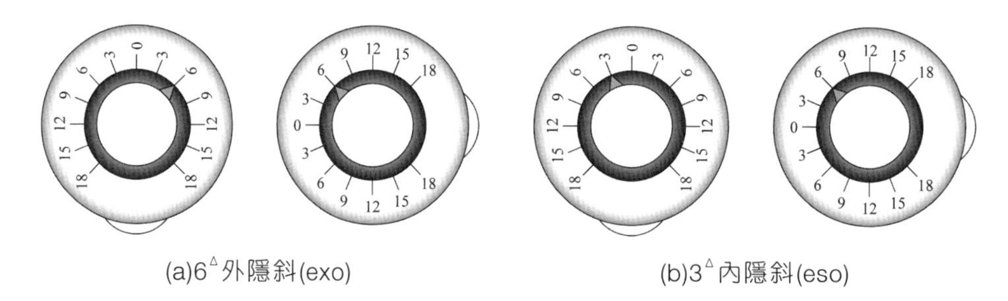

(a)6^{Δ}外隱斜(exo)　　(b)3^{Δ}內隱斜(eso)

圖 3-37

（七）標準值

1. DLP：1^Δ exo ($\pm 3^\Delta$)（非老花者）。
2. DLP：1^Δ eso ($\pm 1^\Delta$)（老花者）。

（八）備註

測量隱斜視的三個條件：

1. **破壞融像**。
2. 當融像被破壞後，能確定**視軸的位置**（即眼位朝內、外、上、下偏移）。
3. **能測量或中和隱斜視**。在隱斜視測量中，我們使用稜鏡將物像移到偏斜眼的黃斑部。

二、近方水平隱斜測量 (Near Lateral Phoria by von Graefe Technique)

（一）檢查目的

雙眼注視近距視標時，當融像破壞後測量出雙眼視軸的水平相對位置。

（二）設備

1. 綜合驗光儀，如圖 3-38(a)。
2. 近點桿，如圖 3-38(b)。
3. 近用視標，如圖 3-38(c)。

（三）準備

1. 在綜合驗光儀上設定被檢者雙眼的近用矯正度數，並調好近用瞳距。

2. 將近用視標卡置於近點桿上 40 公分處，選擇近用視標卡上 20/30 大小的單行視標，開啟照明燈。

3. 將 Risley 稜鏡置於被檢者雙眼之注視孔前。

4. 調整稜鏡時請被檢者將雙眼閉上，右眼前放置 12^{Δ}BI，左眼前放置 6^{Δ}BU，如圖 3-39 所示。以 12^{Δ}BI 作為測量鏡，6^{Δ}BU 作為分離鏡。

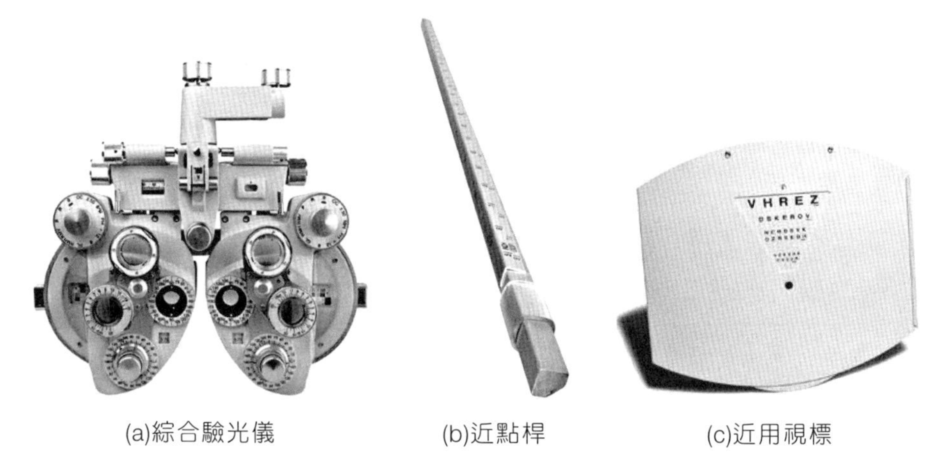

(a)綜合驗光儀　(b)近點桿　(c)近用視標

圖 3-38

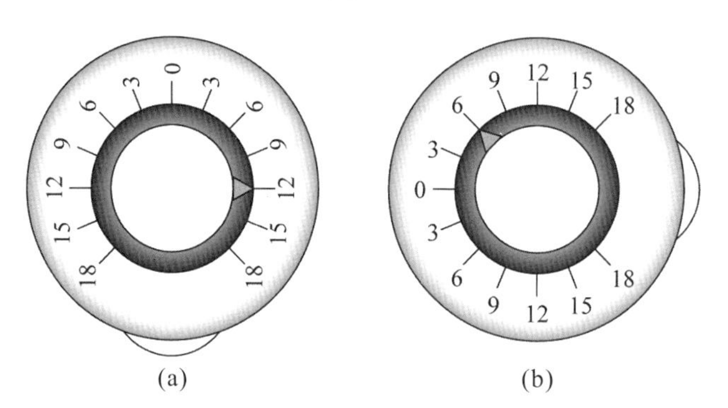

圖 3-39：Risley 稜鏡的設定情形：(a)右眼；(b)左眼。

(四)檢查步驟

1. 請被檢者將雙眼睜開，問他看到幾組視標，這些視標之間的相互位置如何。此時被檢者應該看到兩組視標，一個在右上方，一個在左下方，如圖 3-40 所示。如果被檢者報告只看到一組視標，檢查是否一眼有遮蓋或有什麼遮擋了被檢者一眼的視線；如果被檢者報告看到兩組視標，但是一組在左上，一組在右下，這時請增加右眼前的稜鏡度數直至一組視標在右上，一組視標在左下。
2. 請被檢者注視左下方的視標，並保持視標的清晰。

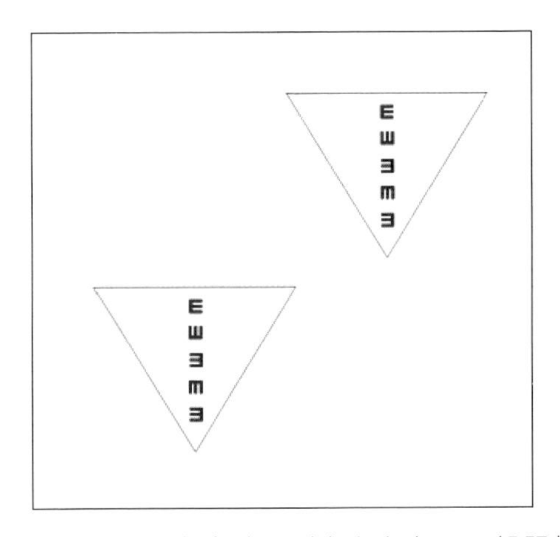

圖 3-40：被檢者應該看到右上與左下兩組視標。

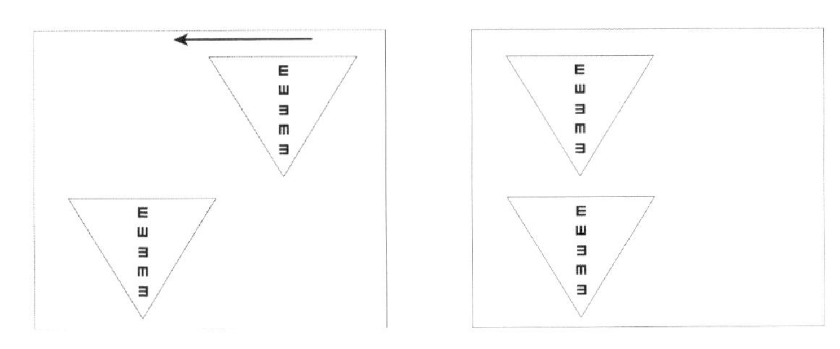

圖 3-41：減少右眼 BI 的稜鏡度數使上方視標與下方視標在垂直線上對齊。

3. 在注視左下方視標同時用雙眼餘光注視右上方的視標，並告訴被檢者若上方的視標與下方的視標對齊時要告訴你。

4. 檢查者以 2Δ/s 的速度減少右眼 BI 的稜鏡度數，直至被檢者回答兩個視標在垂直線上對齊，如圖 3-41 所示，記錄此時的稜鏡度數和基底方向。

5. 繼續以同樣方向轉動稜鏡直至被檢者又看到兩個視標，一個在右下，一個在左上。

6. 再以相反方向轉動稜鏡直至兩個視標又再度在垂直線對齊，如圖 3-42 所示，記錄此時的稜鏡度數和基底方向。

7. 若是第 4 步驟和第 6 步驟測出的值差異小於 3^{Δ}，則兩者的平均值就是測量的結果，否則需要重複測量找出最接近的結果加以平均。
即【(第一次對齊) + (第二次對齊)】÷2。例如：$(8+6)\div2=7^{\Delta}$(BI) 基底朝內，所以此被檢者有 7^{Δ} 的外隱斜(7^{Δ}exo)。

8. 使用 von Graefe 法測試隱斜也可以用來測量**梯度性**(gradient)AC/A 比。被檢者在近矯正的條件加入+1.00D 或–1.00D 的球鏡，重複步驟 1~7 作近方水平隱斜之測量。

9. 比較原先之近方水平隱斜(NLP)與加入±1.00D 球鏡後的近方水平隱斜(±1.00, NLP)的值即可求出梯度性 AC/A 比。

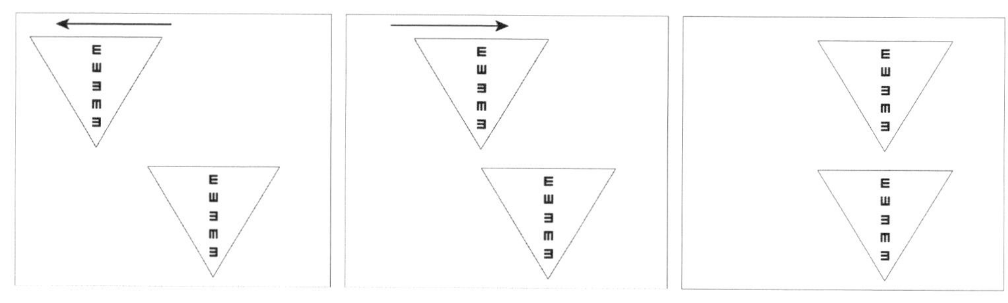

圖 3-42：使視標變成右下左上後再以相反方向轉動稜鏡使視標在垂直線上再度對齊。

即梯度性 AC/A＝〔(NLP) － (+1.00 NLP)〕

例如：NLP: 7^{Δ}(BI)，+1.00 NLP: 11^{Δ}(BI)，所以此被檢者之梯度性 AC/A＝〔(–7.00)－(–11.00)〕＝4/1。(eso 為正，exo 為負)

(五) 記錄

1. 以 NLP 表示近方水平隱斜(near lateral phoria)。
2. 記錄右眼前 Risley 稜鏡的大小和偏斜的類型。
3. 若稜鏡的大小為零則雙眼為正位(ortho)情形。
4. 若稜鏡方向為 BI 則為外隱斜（XP 或 exo）情形，若稜鏡方向為 BO 則為內隱斜（EP 或 eso）情形。
5. 一般而言右眼的稜鏡我們稱之為「測量稜鏡」，左眼的稜鏡稱之為「分離稜鏡」。

(六) 範例

1. NLP：Ortho
2. NLP：6^{Δ}exo，如圖 3-43(a)，2^{Δ}exo (–1.00D)，AC/A＝4/1
3. NLP：3^{Δ}eso，如圖 3-43(b)，3^{Δ}exo (+1.00D)，AC/A＝6/1

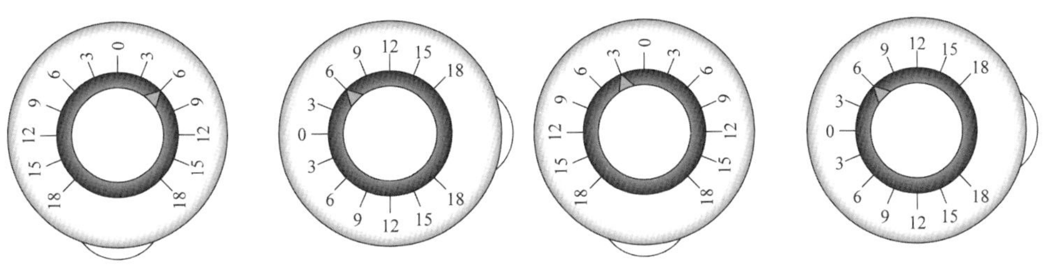

(a)6^{Δ} 外隱斜(exo)　　(b) 3^{Δ} 內隱斜(eso)

圖 3-43

（七）標準值

1. NLP：3^{Δ}exo ($\pm 3^{\Delta}$)（非老花者）。
2. NLP：8^{Δ}exo ($\pm 3^{\Delta}$)（老花者）。
3. 梯度性 AC/A：4/1 ($\pm 2^{\Delta}$)。

（八）備註

1. 一般而言，加入+1.00D 的球鏡時 exo 的隱斜會更大而 eso 的隱斜會更小；但加入−1.00D 的球鏡時 eso 的隱斜會更大而 exo 的隱斜會更小。
2. 梯度性 AC/A 是採用正或負球鏡片引起雙眼調節的改變，再測定由比帶來的集合角度比，故可以排除**近覺性集合**的成分。
3. 梯度性 AC/A 在一個固定距離的情形下測量兩次的近方水平隱斜測量，其結果通常較計算性 AC/A 比值小。

三、馬篤氏鏡隱斜測量 (Phoria by Maddox Rod)

（一）檢查目的

馬篤氏鏡(Maddox Rod)檢查是將一眼的**像變形而破壞融像**，利用點光源之局部信號來確定隱斜視的方向，並用稜鏡來測量隱斜視的量。

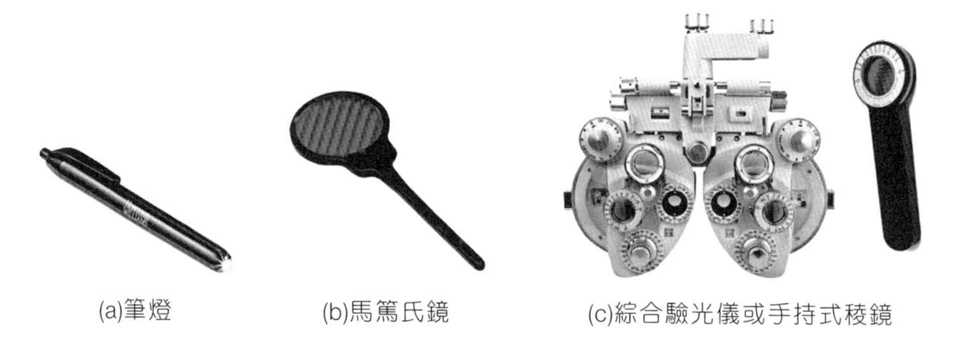

(a)筆燈　(b)馬篤氏鏡　(c)綜合驗光儀或手持式稜鏡

圖 3-44

（二）設備

1. 筆燈，如圖 3-44(a)。
2. 馬篤氏鏡(Maddox rod)／（紅色或白色），如圖 3-44(b)。
3. 綜合驗光儀或手持式稜鏡，如圖 3-44(c)。

（三）準備

以下介紹使用綜合驗光儀作檢查之準備：

1. 遠距檢查：打開指示燈，同時在綜合驗光儀上設定遠瞳距和遠屈光矯正度數。
2. 近距檢查：將筆燈放在 40 cm 處，同時在綜合驗光儀上設定近瞳距和近屈光矯正度數。
3. 測量水平隱斜時，將馬篤氏鏡的條狀柱鏡以水平方向放置於被檢者右眼前。被檢者右眼將可看到一條垂直豎線，左眼看到一個光點。
4. 測量垂直隱斜時，將馬篤氏鏡的條狀柱鏡以垂直方向放置於被檢者右眼前。被檢者右眼將可看到一條水平線，左眼看到一個光點。
5. 測量水平隱斜時，將綜合驗光儀上之 Risley 稜鏡放在被檢者右眼前，用足量的 BI 稜鏡把線條移到光點的右側。
6. 測量垂直隱斜時，將綜合驗光儀上之 Risley 稜鏡放在被檢者右眼前，用足量的 BU 稜鏡把線條移到光點的下方。

（四）檢查步驟

1. 指導被檢者雙眼直視正前方之光源。
2. 詢問被檢者是否同時看到一個點光源與一條直線，並詢問光點是否在直線上，若光點與直線重合則為正位眼，如圖 3-45(a)所示。

3. 測量水平隱斜時，在被檢者右眼前加入 Risley 稜鏡（0 點刻度在正上方），逐漸減少 BI 稜鏡直至被檢者回答直線經過光點的中心時停止轉動稜鏡。
4. 記下此時的稜鏡量和稜鏡底的基底方向。
5. 測量垂直隱斜時，在被檢者右眼前加入 Risley 稜鏡（0 點刻度在水平位置），逐漸減少 BU 稜鏡直至被檢者報告線條經過光點的中心時，停止轉動稜鏡。
6. 記下此時的稜鏡量和稜鏡底的方向。

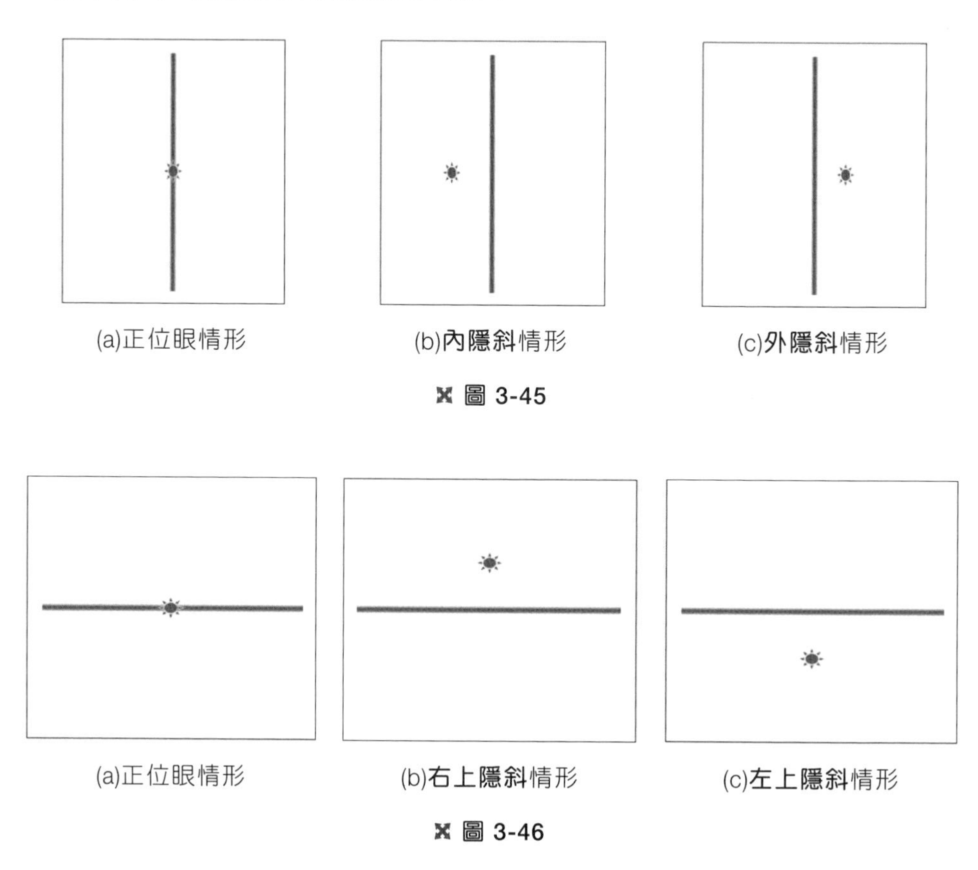

圖 3-45

圖 3-46

(五) 記錄

1. 記錄使用的馬篤氏鏡類型(紅色或白色)。
2. 分別記錄水平隱斜和垂直隱斜(如:遠水平隱斜 DLP、近水平隱斜 NLP、遠垂直隱斜 DVP、近垂直隱斜 NVP)。
3. 記錄偏移的稜鏡量與偏移方向(如:BI 為外隱斜或 exo、BO 為內隱斜或 eso、BU 為左上隱斜或 L hyper、BD 為右上隱斜或 R hyper)。

(六) 範例

1. Maddox Rod (Red): DLP Ortho
2. Maddox Rod (White): NLP 4^{Δ} exo
3. Maddox Rod (Red): NVP 1^{Δ} L hyper

(七) 標準值

1. Maddox Rod: DLP/NLP Ortho(no deviation)
2. Maddox Rod: DVP/NVP Ortho(no deviation)

四、改良式 Thorington 隱斜測量 (Modified Thorington Phoria Test)

(一) 檢查目的

改良式 Thorington 隱斜測量法不需用到綜合驗光儀,因此可以取代 von Graefe 法做近方水平與垂直隱斜的測量。

(二) 設備

1. 筆燈,如圖 3-47(a)。
2. 馬篤氏鏡(Maddox rod)/(紅色或白色),如圖 3-47(b)。
3. 改良式 Thorington 卡,如圖 3-47(c)。

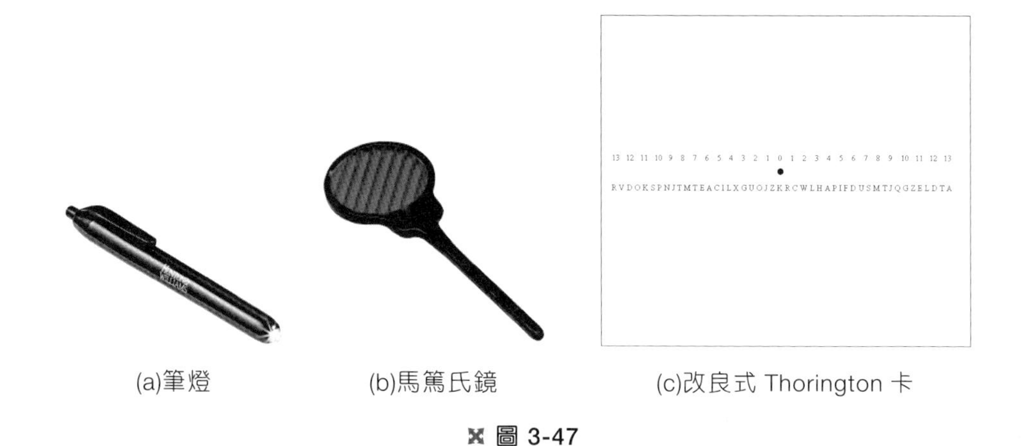

(a)筆燈　(b)馬篤氏鏡　(c)改良式 Thorington 卡

圖 3-47

（三）準備

1. 被檢者戴上慣用近距離矯正眼鏡。
2. 被檢者手持馬篤氏鏡置於右眼前：
   (1) 測量水平隱斜時，馬篤氏鏡上的條狀柱鏡要在水平方向，此時右眼透過馬篤氏鏡看點光源時會出現垂直線條，這時要配合水平標記之 Thorington 卡做檢查。
   (2) 測量垂直隱斜時，馬篤氏鏡上的條狀柱鏡要在垂直方向，此時右眼透過馬篤氏鏡看點光源時會出現水平線條，這時要配合垂直標記之 Thorington 卡做檢查。
3. Thorington 卡要置於被檢者眼前 **40 公分處**，每一個數字或標記之間隔表示一個稜鏡度。
4. 將筆燈放在 Thorington 卡後方中心處的圓孔上。

（四）檢查步驟

1. 請被檢者注視 Thorington 卡中央的點燈源。

2. 請被檢者回答條狀光帶與點光源的相對位置。若做水平隱斜測量時應回答垂直之條狀光帶在點光源的左側或右側；若做垂直隱斜測量時應回答水平之條狀光帶在點光源的上側或下側。

3. 測量水平隱斜時，隱斜方向的決定如下：
   (1) 若垂直條狀光帶通過點光源，則被檢者為**正位**(ortho)的情形。
   (2) 若垂直條狀光帶在點光源的右側，則被檢者為**內隱斜**(eso)的情形。
   (3) 若垂直條狀光帶在點光源的左側，則被檢者為**外隱斜**(exo)的情形。

4. 測量垂直隱斜時，隱斜的方向如下：
   (1) 若水平條狀光帶通過點光源，則被檢者為**正位**(ortho)的情形。
   (2) 若水平條狀光帶在點光源的上側，則被檢者為**左上隱斜**(left hyper)的情形。
   (3) 若水平條狀光帶在點光源的下側，則被檢者為**右上隱斜**(right hyper)的情形。

5. 詢問被檢者條狀光帶通過最接近 Thorington 卡上的哪一個數字或標記，即可知道隱斜量的大小。

（五）記錄

1. 記錄 Modified Thorington 的檢查法。
2. 以 NLP 表示近方水平隱斜(near lateral phoria)。
3. 以 NVP 表示近方垂直隱斜(near vertical phoria)。
4. 記錄隱斜的大小與方向。

(六) 範例

1. Modified Thorington：NLP　5^{Δ}　exo，如圖 3-48(a)。

2. Modified Thorington：NVP　1.5^{Δ}　left hyper，如圖 3-48(b)。

(七) 標準值

Modified Thorington：NLP/ NVP　Ortho

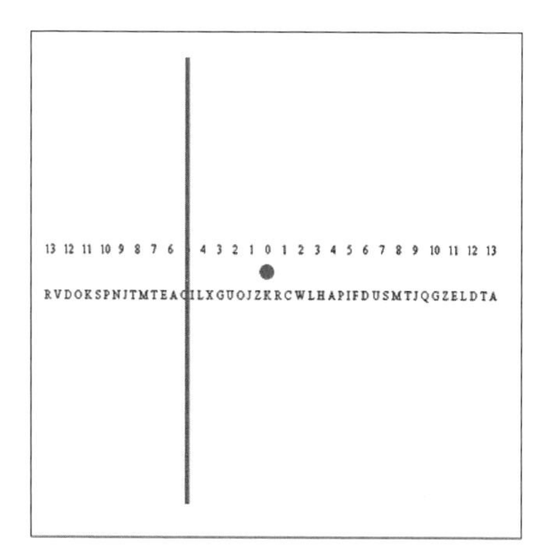

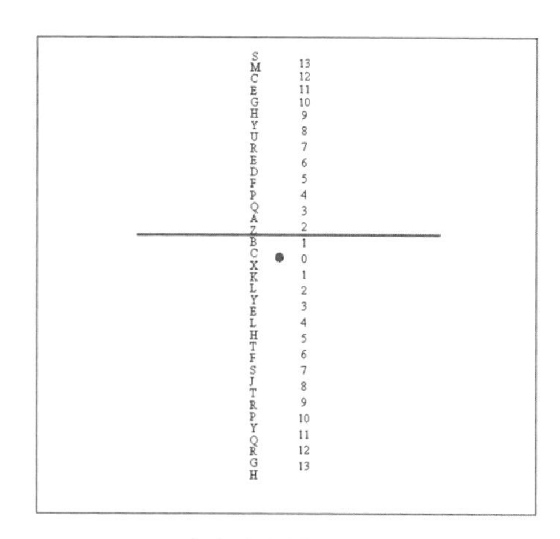

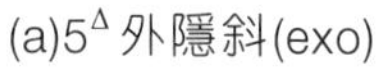
(a)5^{Δ} 外隱斜(exo)　　(b)1.5^{Δ} 左上隱斜(left hyper)

圖 3-48

3-4 其他功能檢測

一、融像性隱斜(Associated Phoria)檢查

(一) 檢查目的

融像性隱斜(asociated phoria)又稱為**固視偏移**(fixation disparity)檢查，它是使用中和稜鏡測量雙眼同時注視時視軸偏移的情形，這種隱斜可表現於水平或垂直方向。

(二) 設備

1. 融像性隱斜檢查視標，常見有下列三種形式：
   (1) 無中心融像性刺激，如圖 3-49(a)。
   (2) 有中心融像性刺激，如圖 3-49(b)。
   (3) 有周邊融像性刺激，如圖 3-49(c)。
2. 含有偏光鏡的綜合驗光儀，如圖 3-50。

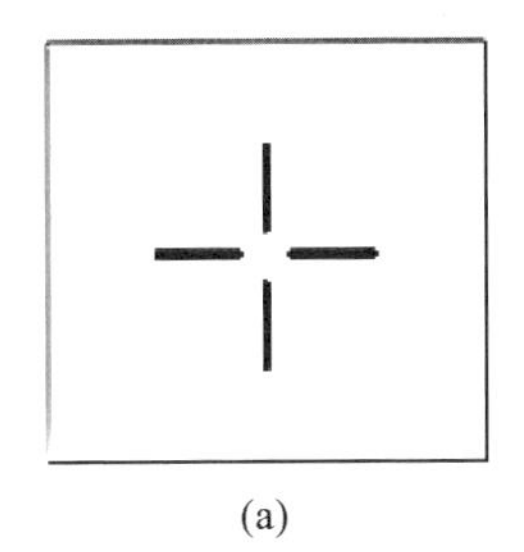
(a)

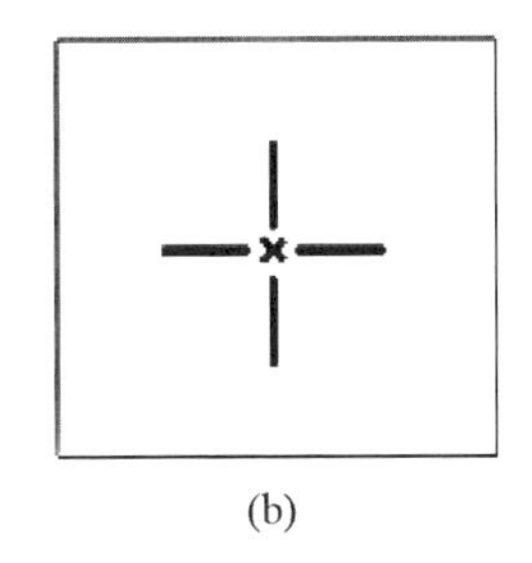
(b)

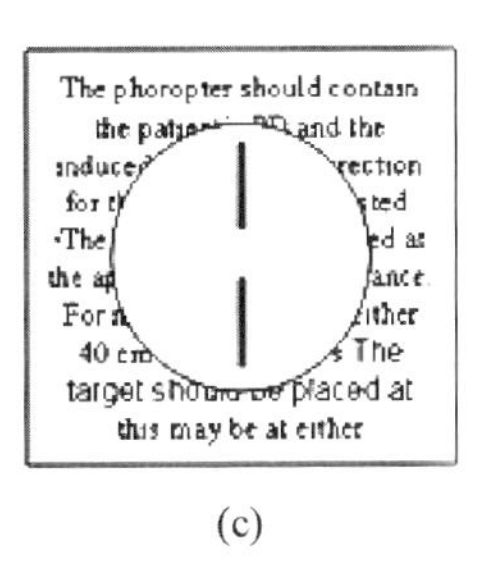

(c)

圖 3-49：融像性隱斜檢查視標。

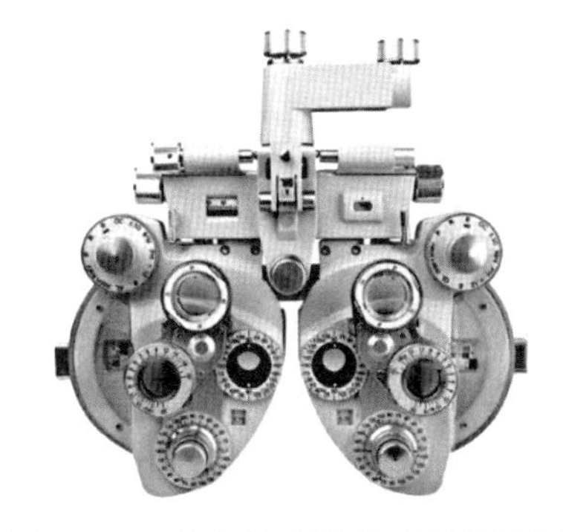

圖 3-50：含有偏光鏡的綜合驗光儀。

註：在沒有綜合驗光儀的環境下，融像性隱斜也可以請被檢者戴上偏光眼鏡再配合稜鏡棒來做檢測。

(三) 準備

1. 將被檢者的遠矯正度數與遠瞳距值設定於綜合驗光儀中。
2. 將融像性隱斜檢查視標置於適當的距離，如近距檢查時可以置於眼前 40 公分處或是慣用的工作距離。

3. 視標要有良好的照明。

4. 將偏光鏡片置於雙眼前。

（四）檢查步驟

1. 請被檢者注視融像性隱斜檢查用視標，並問他看到的圖樣是圖 3-51 中的哪一種類型。

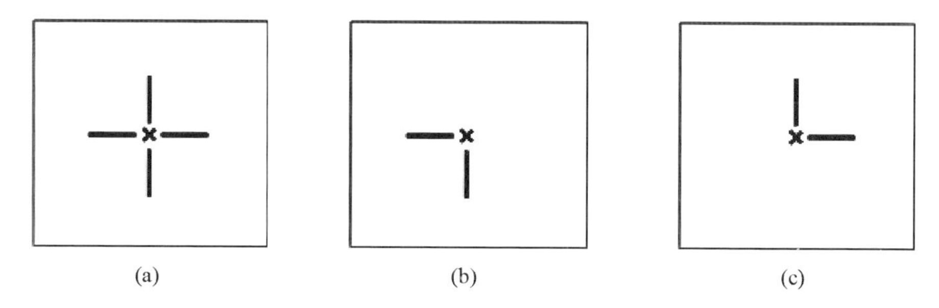

(a) (b) (c)

圖 3-51：(a)完整的視標；(b)左眼所看到的視標；(c)右眼所看到的視標。

2. 假如被檢者回答看到的圖樣為圖 3-51 中(b)與(c)，則說明被檢者有一眼出現抑制的情形，此時記錄檢查結果與受抑制的眼。

3. 假如被檢者回答看到的圖樣如圖 3-52 中(a)的視標，這時詢問被檢者視標中的兩條水平線是否彼此對齊等高，若是有一側的水平線較高，則此現象說明被檢者應存在垂直性之固視偏移(vertical fixation disparity)情形。

4. 若被檢者回答看到的水平線彼此對齊等高，則說明被檢者應無垂直性之固視偏移(no vertical fixation disparity)情形，跳到步驟 8。

5. 若被檢者回答看到的水平線彼此沒有對齊且不等高，如圖 3-52 所示的圖樣，則此現象說明被檢者應存在垂直性之固視偏移(vertical fixation disparity)情形。

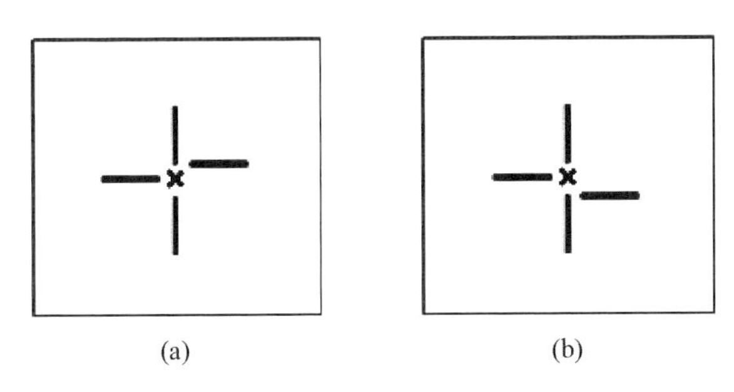

圖 3-52：垂直性固視偏移的圖樣：(a)為左上之固視偏移(left hyper fixation disparity)；(b)為右上之固視偏移(right hyper fixation disparity)。

6. 判別被檢者垂直性固視偏移的方向：
   (1) 若右側水平線較高如圖 3-52(a)，則為左上之固視偏移(left hyper fixation disparity)情形，測量偏移量時應在被檢者右眼前加入 BU 的稜鏡，或可以在左眼前加入 BD 的稜鏡。
   (2) 若左側水平線較高如圖 3-52(b)，則為右上之固視偏移(right hyper fixation disparity)情形，測量偏移量時應在被檢者右眼前加入 BD 的稜鏡，或可以在左眼前加入 BU 的稜鏡。
7. 調整加入稜鏡的大小使水平標線出現彼此對齊等高的情形，此時加入的稜鏡量即為垂直性固視偏移的量。
8. 若是被檢者回答看到的圖樣如圖 3-51 中(a)的視標，其中的兩條垂直線彼此對齊，則說明被檢者應無水平性之固視偏移(no horizontal fixation disparity)情形。
9. 若是有一側的垂直線偏離中心點沒有彼此對齊，如圖 3-53 所示的圖樣，則此現象說明被檢者應存在水平性之固視偏移(horizontal fixation disparity)情形。

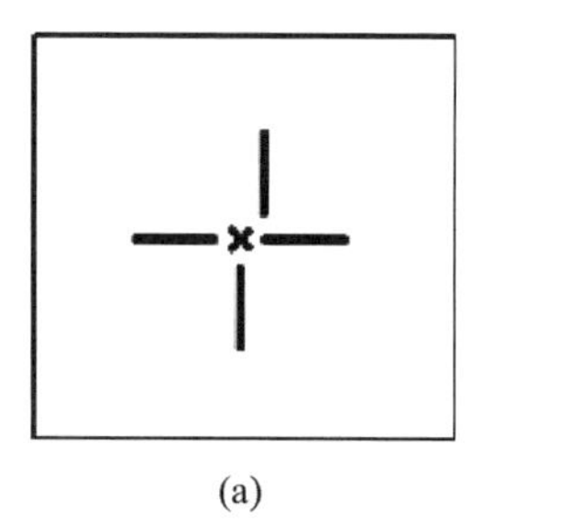
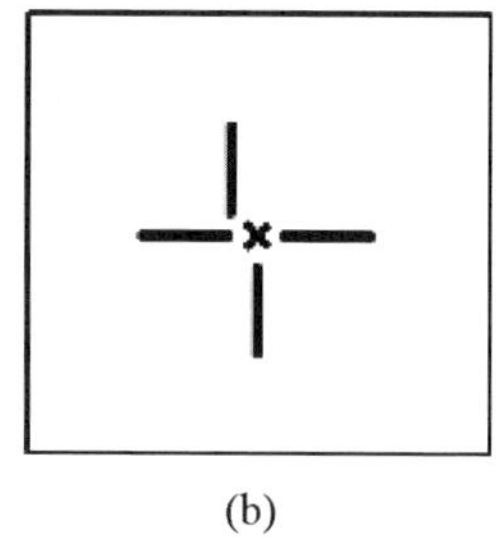

(a) (b)

圖 3-53：水平性固視偏移的圖樣：(a)為向內性固視偏移(eso fixation disparity)；(b)為向外性之固視偏移(exo fixation disparity)。

10. 判別被檢者水平性固視偏移的方向：
    (1) 若上方的垂直線偏向右側如圖 3-53(a)，則為無交叉性或向內性固視偏移(uncrossed or eso fixation disparity)情形，測量偏移量時應在被檢者右眼或左眼前加入 BO 的稜鏡。
    (2) 若上方的垂直線偏向左側如圖 3-53(b)，則為交叉性或向外性固視偏移(crossed or exo fixation disparity)情形，測量偏移量時應在被檢者右眼或左眼前加入 BI 的稜鏡。
11. 調整加入稜鏡的大小使垂直標線出現彼此對齊的情形，此時加入的稜鏡量即為水平性固視偏移的量。

(五) 記錄

1. 記錄融像性隱斜(associated phoria)檢查以及檢查距離。
2. 記錄使視軸對齊的稜鏡大小與方向。
3. 若垂直融像性隱斜存在，則應在指定的眼前放置稜鏡。

(六) 範例

1. Associated phoria: Ortho/Ortho, D + N

2. Associated phoria: 2$^{\Delta}$ BO/1$^{\Delta}$ BD OS at N
3. Associated phoria: Suppression OD

(七) 標準值

Associated phoria: Ortho/Ortho, D + N

二、雙馬篤氏鏡(Double Maddox)檢查

(一) 檢查目的

利用雙眼前加上白、紅兩種顏色的雙馬篤氏鏡，使被檢者透過馬篤氏鏡觀察點光源，利用點光源變成白、紅兩條水平光帶，來檢查是否有**旋轉性隱斜**的情形。

(二) 設備

1. 白、紅顏色的雙馬篤氏鏡，如圖 3-54(a)。
2. 試鏡架，如圖 3-54(b)。
3. 筆燈，如圖 3-54(c)。

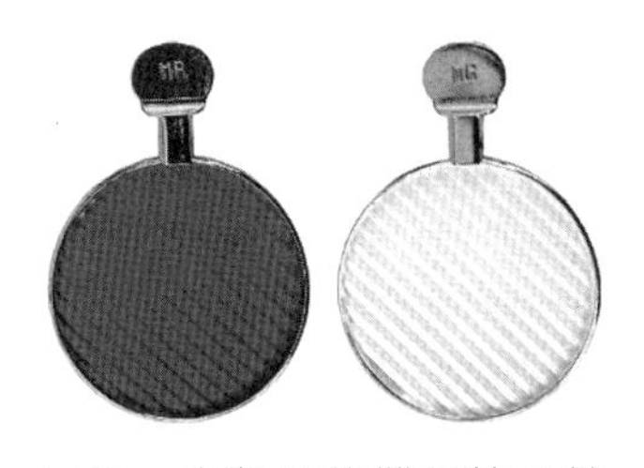

(a)紅、白顏色的雙馬篤氏鏡

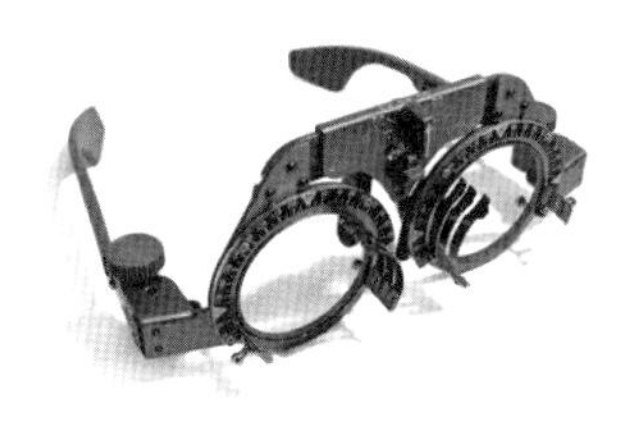

(b)試鏡架

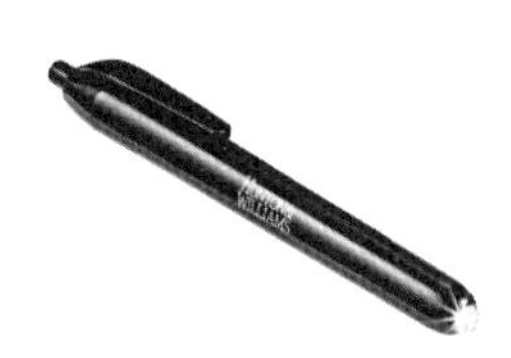

(c)筆燈

圖 3-54

(三) 準備

1. 在試鏡架右側與左側分別置入垂直方向之紅色與白色馬篤氏鏡。
2. 室內燈光應為昏暗狀態。

(四) 檢查步驟

1. 請被檢者戴上放有馬篤氏鏡的試鏡架,這時在一眼前加入一垂直稜鏡(基底朝下),使兩條光帶分開,如圖 3-55 所示。
2. 檢查被檢者頭位是否端正,注意其頭部不可以有傾斜的情形。
3. 檢查者將筆燈置於被檢者雙眼中線上,距離在眼前 40 公分處。
4. 詢問被檢者雙眼是否同時看到白色光帶(上方)與紅色光帶(下方),且兩者是否相互平行。
5. 若被檢者回答看到彼此相互平行的兩條紅色與白色光帶,如圖 3-56(a)所示,則說明被檢者沒有旋轉性斜位的情形。
6. 若被檢者回答看到有一條光帶是傾斜的,則說明被檢者具有內或外旋轉性斜位的情形,如圖 3-56(b)所示。

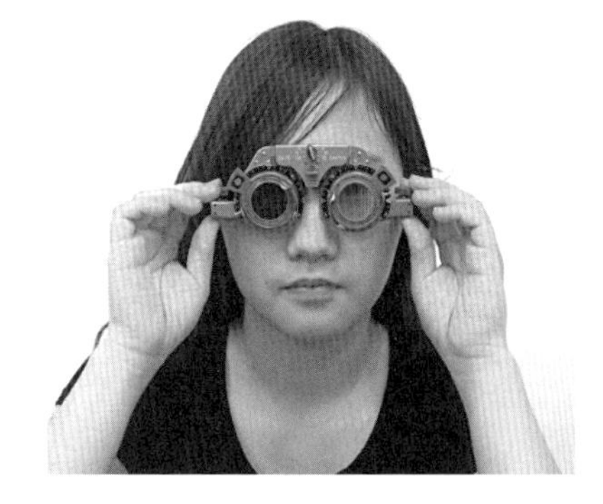

(a)被檢者戴上放有雙馬篤氏鏡的試鏡架

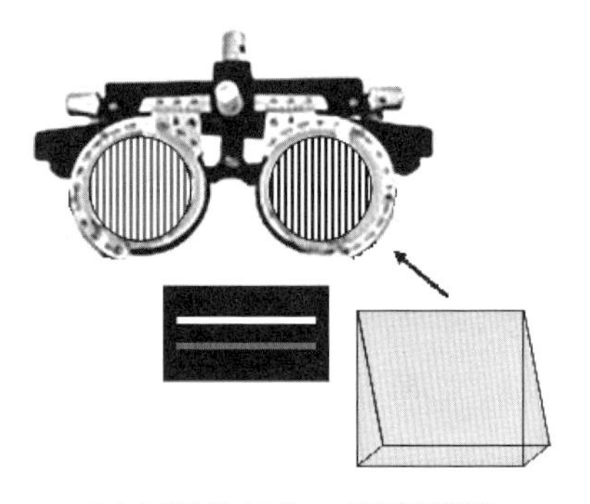

(b)左眼前加入一垂直稜鏡

圖 3-55

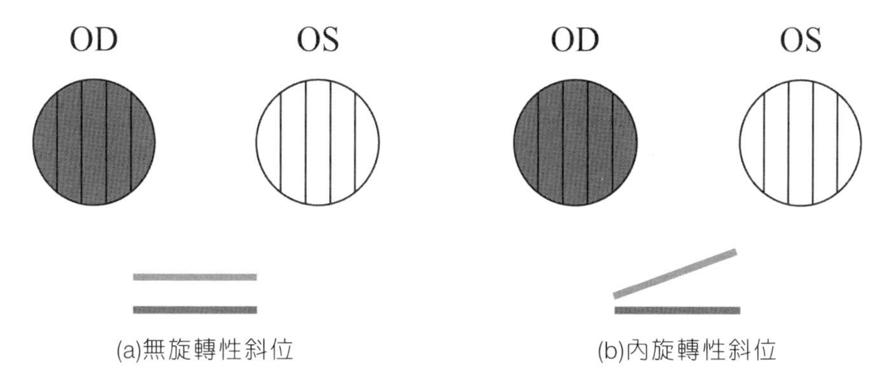

圖 3-56：雙馬篤氏鏡的方向與被檢者所看的光帶。

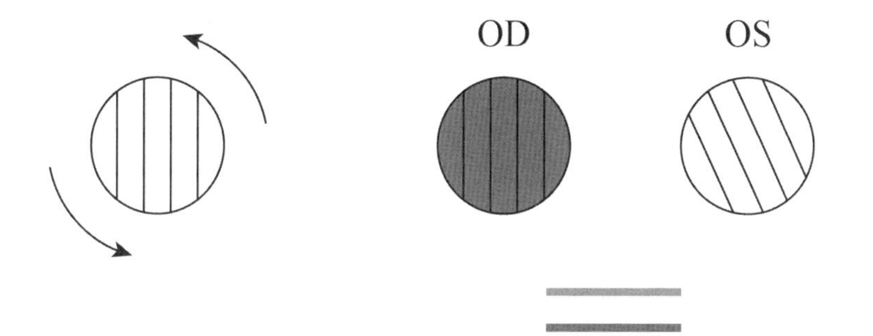

圖 3-57：逆時針（向內旋轉）調整左眼白色馬篤氏鏡之角度。

7. 詢問被檢者白色或紅色哪一光帶是傾斜的，並旋轉該眼試鏡架上的馬篤氏鏡之角度（起始位置在 90 度），直至被檢者回答光帶出現水平為止。試鏡架上的偏離角度即為轉性斜位的角度，如圖 3-57 所示。

（五）記錄

1. 記錄雙馬篤氏鏡檢查：Double Maddox Test。
2. 記錄哪一眼有旋轉性斜位以及試鏡架上馬篤氏鏡的偏轉角度。
3. 記錄旋轉性斜位的類別：若馬篤氏鏡向內旋則為**內旋性 incyclotorsion 斜位**；若馬篤氏鏡向**外旋則為外旋性** excyclotorsion 斜位。

（六）範例

Double Maddox Test：No cyclotorsion.

三、立體視(Stereopsis)檢查

（一）檢查目的

以融合性立體視標來測試被檢者深度視覺的功能。

（二）設備

立體視測試本與偏光(polarization)眼鏡，如圖 3-58(a)、(b)。

（三）準備

1. 請被檢者在他的近用眼鏡上戴上偏光眼鏡。
2. 請被檢者手持立體測試本（如 Titmus 與 Randot 等）。
3. 開啟照明燈。
4. 立體測試本在眼前 40 公分，如圖 3-59 所示。
5. 照明在後方，正對檢查本。

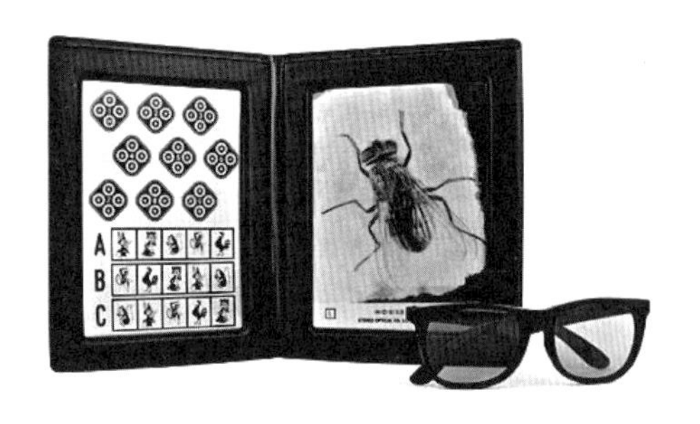

(a)Titmus 立體視測試本

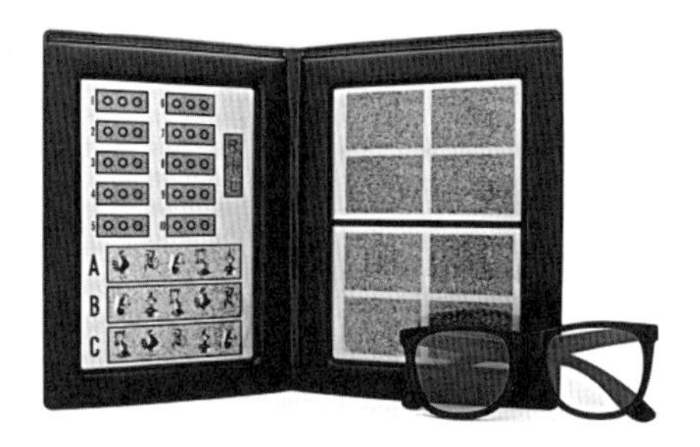

(b)Randot 立體視測試本

圖 3-58

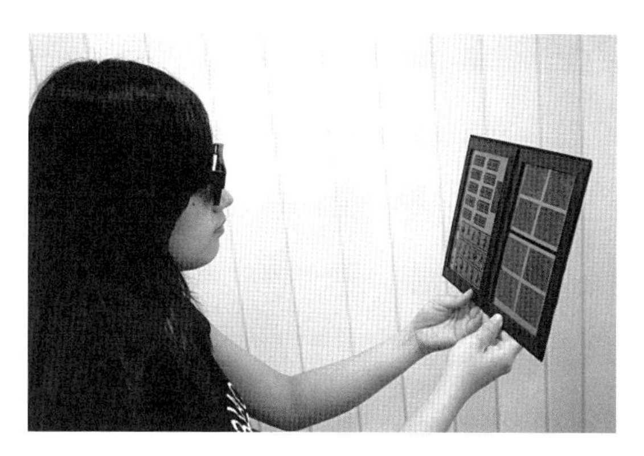

圖 3-59：立體視檢查示意圖。

（四）檢查步驟

1. 請被檢者注視最小立體視標（每一組視標裡面的 3~4 個圓形圖案），請被檢者說出他所看到的情形，若被檢者沒有反應，請他分辨每一組視標中的圓環哪一個相對其他圖案是浮在上方的。
2. 若被檢者可以辨識第一組的立體視標，請他再看下一組視標；若被檢者無法辨識第一組視標則移到步驟 4。
3. 繼續測試直到被檢者連續給出兩個錯誤的答案為止。
4. 假如被檢者無法辨識最小視標內上浮的圓形圖案，則改用中型視標重複步驟 1、2，並詢問被檢者所見的圓形圖案哪一個上浮，假如被檢者可以正確回答，則繼續給他辨識較小的視標。
5. 若被檢者無法辨識中型視標則換大型視標給其辨識，假如被檢者可以正確回答，則繼續給他辨識中、小型的視標。

（五）記錄

1. 寫下在近方的立體視：Stereo at N。
2. SC 表示裸眼檢查，CC 表示戴矯正眼鏡檢查。
3. 用秒(")的單位記錄立體視的最終測量值。

4. 若被檢者無法辨識立體視檢查本內的任何視標，則記錄「無立體視」。
5. 記錄所使用的立體視檢查本類型。

(六) 範例

1. Stereo at N：sc 40 ” , Titmus
2. Stereo at N：cc 20 ” , Randot
3. Stereo at N：sc 3,000 ”, Stereo Fly
4. Stereo at N：cc none , Randot

(七) 標準值

Stereo at N：sc ≦ 40”, Randot.

四、衛氏四點(Worth 4 Dot)檢查

(一) 檢查目的

檢查被檢者遠方與近方平面融像的能力。

(二) 設備

1. Worth 4 Dot 視標，如圖 3-60(a)。
2. Worth 4 Dot 手電筒，如圖 3-60(b)。
3. 紅、綠濾光片眼鏡，如圖 3-60(c)。

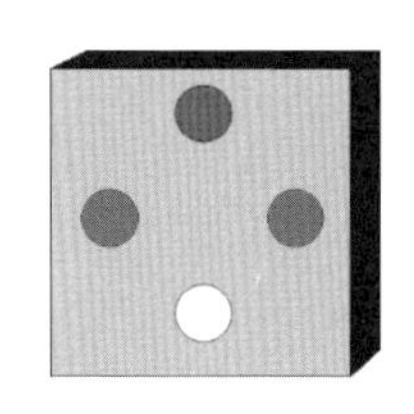

(a) Worth 4 Dot 視標

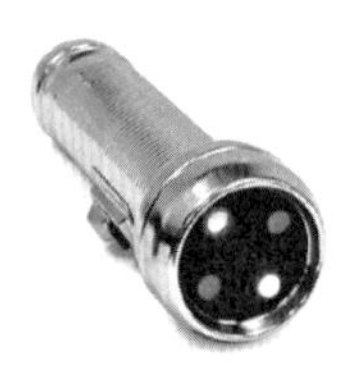

(b) Worth 4 Dot 手電筒

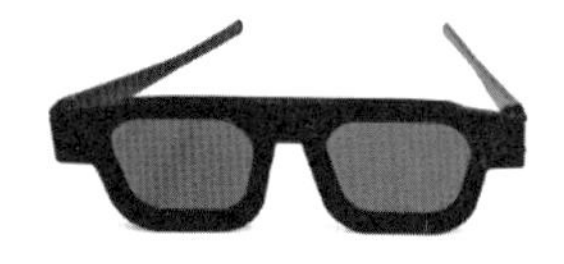

(c)紅、綠濾光片眼鏡

圖 3-60

(三) 準備

1. 被檢者應戴上遠矯正之慣用眼鏡。
2. 將紅、綠濾光眼鏡戴在被檢者的眼鏡上，右側為紅色濾片、左側為綠色濾片。
3. 作遠距檢查時檢查者應開啟檢查室末端的 Worth 4 Dot 燈箱；作近距檢查時 Worth 4 Dot 手電筒應距被檢者 40 公分。

(四) 檢查步驟

1. 遠方與近方**平面融像**能力測試
   (1) 將 Worth 4 Dot 的視標給被檢者看，視標的上側應為紅點而下側為白點。
   (2) 詢問被檢者可以看到幾個光點：
      A. 若被檢者回答可以看到 4 個光點，則表示被檢者有正常的平面融像功能，如圖 3-61(a)。
      B. 若被檢者回答看到兩個紅點，則表示被檢者的左眼抑制，因他只用右眼在觀看，如圖 3-61(b)。
      C. 若被檢者回答看到三個綠點，則表示被檢者的右眼抑制，因他只用左眼在觀看，如圖 3-61(c)。

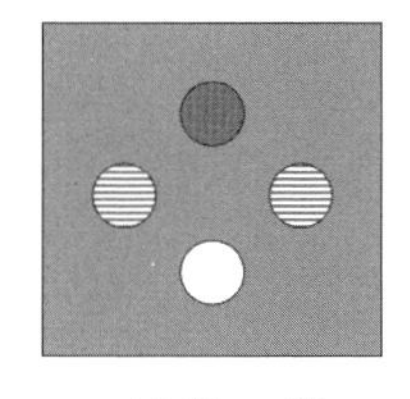
(a)融像正常

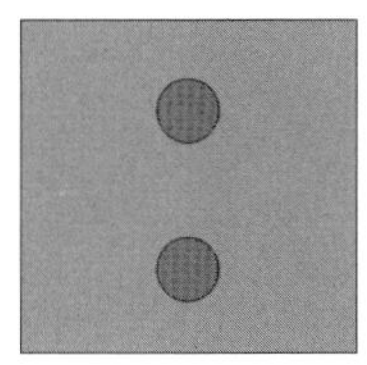
(b)左眼抑制

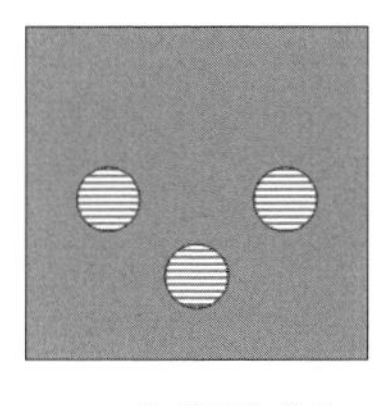
(c)右眼抑制

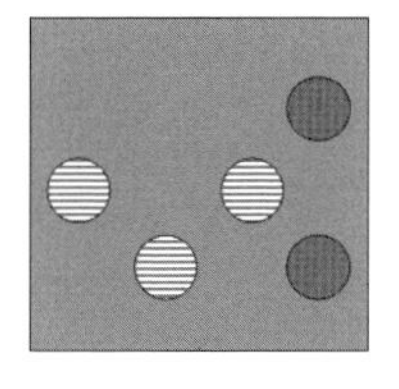
(d)內偏離(eso)

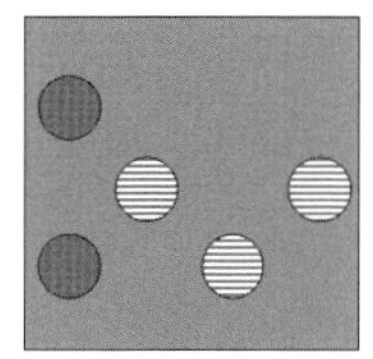
(e)外偏離(exo)

圖 3-61

D. 若被檢者回答看到五個點，即為複視“Diplopia”狀態，則詢問被檢者綠色的點（左眼所見）在紅色點（右眼所見）的右側、左側、上側或是下側？根據被檢者的回答來決定其兩眼視軸的關係。

E. 若紅點在綠點的右側，說明被檢者為內(eso)偏離，如圖 3-61(d)；若紅點在綠點的左側，說明被檢者為外(exo)偏離，如圖 3-61(e)；若紅點在綠點的下方，說明被檢者為右上(right hyper)偏離；若紅點在綠點的上方，說明被檢者為左上(left hyper)偏離。

2. **中心抑制性盲點**測試

(1) 將 Worth 4 Dot 手電筒置於被檢者前 40 公分的位置，使紅點在上，白點在下。

(2) 請被檢者持續性注視手電筒，並回答所看到亮點的數目。

(3) 慢慢將手電筒遠離被檢者，並請被檢者回答所看到亮點的數目。

(4) 若被檢者回答光點數量有改變時就應停止移動，並記錄此時的距離；假如被檢者在眼前 3 公尺位置仍然看到 4 個亮點，則停止測試，並記錄「在 3 公尺處無抑制」。

(5) 確定哪一眼有抑制時，此時可以遮蓋沒有抑制的另一眼，並請被檢者回答受抑制的光點是否再出現，假如亮點再出現說明被檢者只有在兩眼視的情況下才會出現抑制性盲點，若是亮點沒有再出現說明被檢者為單側性盲點。

（五）記錄

1. 遠方與近方平面融像能力測試

(1) 記錄檢查距離：遠方(D)／近方(N)。

(2) 若被檢者看到 4 個光點時，記錄有融像“Fusion”。

(3) 若被檢者看到 2 個光點時，記錄左眼抑制“Suppression OS”。

(4) 若被檢者看到 3 個光點時，記錄右眼抑制“Suppression OD”。

(5) 若被檢者看到5個光點時，記錄複視“Diplopia”與眼位偏離的類型，如：

A. 綠點在紅點左側，記錄內偏離“eso”（非交叉性複視）。

B. 綠點在紅點右側，記錄外偏離“exo”（交叉性複視）。

C. 綠點在紅點上側，記錄右上偏離“R hyper”。

D. 綠點在紅點下側，記錄左上偏離“L hyper”。

E. 也有可能同時出現水平與垂直的偏離現象。

2. 中心抑制性盲點測試

若使用 Worth 4 Dot 手電筒發現被檢者有**中心抑制性盲點**，則應記錄發生抑制時的距離與產生抑制的眼睛，另外也要記錄當注視的眼睛遮蓋時這些點是否會再出現。

（六）範例

1. 遠方與近方平面融像能力測試

(1) Worth 4 Dot : Fusion at D

(2) Worth 4 Dot : Fusion at N

(3) Worth 4 Dot : Fusion at D; Suppression OS at N

(4) Worth 4 Dot : Diplopia, R hyper eso at N

2. 中心抑制性盲點測試

(1) Fusion at 40 cm,no Suppression to 3 m

(2) Fusion at 40 cm, OS at 2m,dots reappear when OD occluded

（七）標準值

1. 遠方與近方平面融像能力測試：Worth 4 Dot : Fusion at D and N

2. 中心抑制性盲點測試：Fusion at 40 cm, no Suppression to 3 m

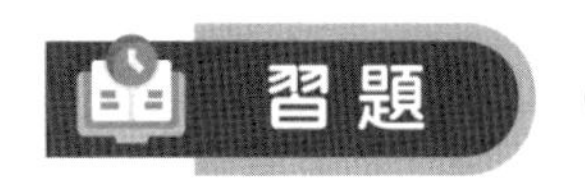

習題

1. 試分析使用推進法與負鏡片法測出調節幅度是否有差異？原因為何？
2. 說明他覺式與自覺式調節狀態測量方法之優缺點。
3. 試分析由遠／近方隱斜測量換算出的 AC/A 值是否與梯度性 AC/A 值有差異？原因為何？
4. 試說明分離性隱斜與融像性隱斜有何差異？其檢查方法為何？
5. 比較 von Graefe 法與 Maddox Rod 法所測出的隱斜量有何差異。

CHAPTER 04

雙眼視覺功能分析

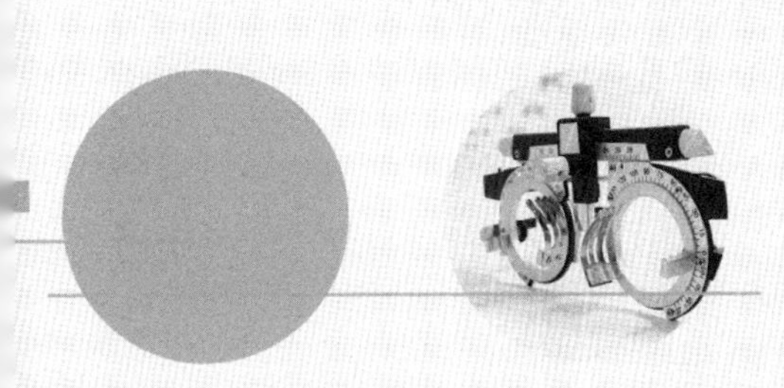

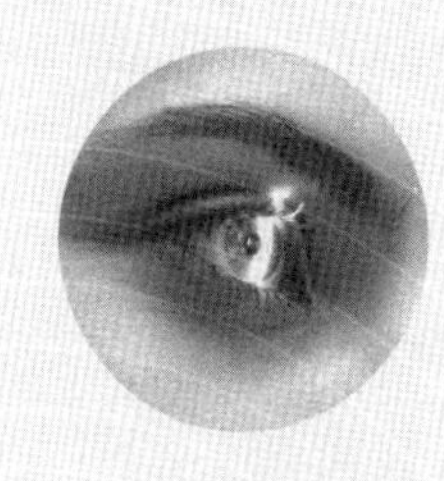

4-1 圖形分析法

本節主要針對利用**圖表方式**來呈現雙眼視功能檢測結果中，被檢者的**雙眼單視清晰區**的範圍。以下將對有關雙眼視功能圖表的結構組成以及圖形的繪製原理和方法做詳細的介紹。

一、視覺功能圖表之結構

雙眼視功能圖例分析表組成結構如圖 4-1 所示，圖中沿橫軸 x 方向表示**集合量**，以稜鏡度(Δ)為單位，**調節刺激量**沿縱軸 y 方向表示。由於在實際的檢查過程應包括遠(6 m)、近(40 cm)兩個距離集合能力的測定，所以常將 6 m 規定為遠距測量位置，對於正常被檢者而言，此時其雙眼視軸為平行方向，因此集合量為 0，所動用的調節量也為 0，即圖中底部橫軸所示為 0 處。

若此時將 6 m 處的視標不斷向被檢者眼前移近，則將產生調節刺激，促使被檢者動用調節反應。不同距離所引起的調節量將標在圖表的左側縱軸 y 方向上，此數據為絕對調節量，因此，若被檢者在雙眼前加入基底朝內(BI)或基底朝外(BO)稜鏡觀察 6 m 處物體，此時所調動的集合量為沿圖表的底部橫軸表示。其中 0 點的左側表示動用負性集合所需的基底向內(BI)的稜鏡量；0 點的右側則表示動用正性集合所需的基底向外(BO)的稜鏡量。

若所觀察視標從6 m位置移近到40 cm處，此時被檢者必須動用的調節量為2.50D，動用的正性集合量為15^{Δ}BO（假設被檢者的PD = 64 mm），分別以圖中的橫縱兩條虛線表示，把此時動用所需之集合量15^{Δ}相對設為0（如圖4-1頂部橫軸所示0處），然後於眼前分別加BI或BO的稜鏡以引起視近時的負性或正性集合量，所動用的集合量標示在圖中的頂部橫軸上。0的左側表示底向內(BI)的稜鏡量，0的右側表示基底向外(BO)的稜鏡量。

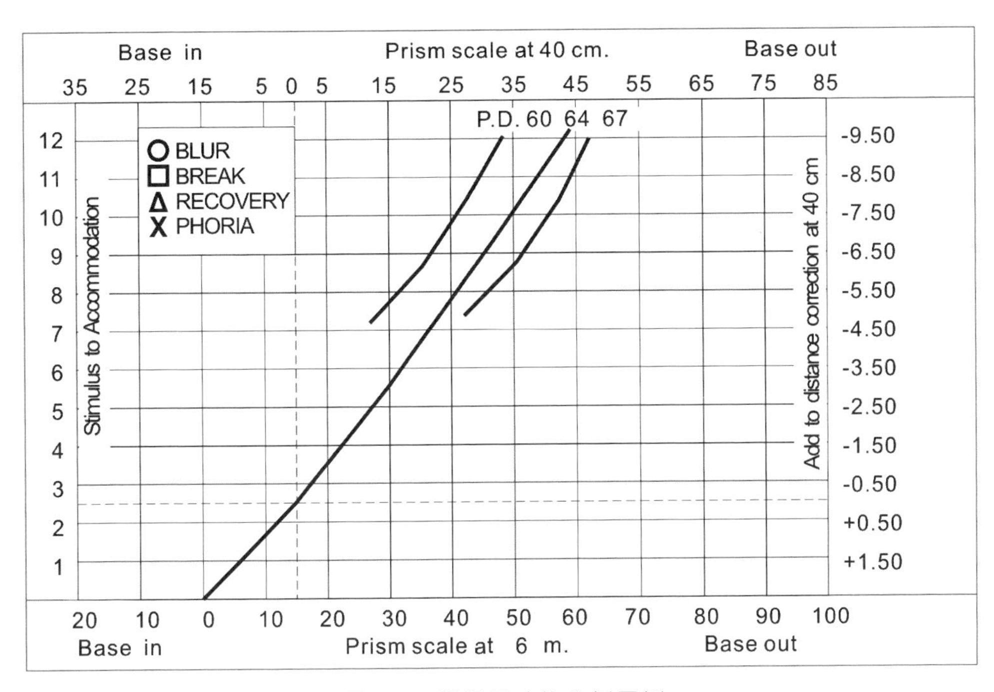

圖 4-1：雙眼視功能分析圖例。

圖 4-1 中右側縱軸所示，0 處是把 40 cm 處動用的調節量 2.50D 也相對設為 0，此時在被檢者雙眼前同時加用正球鏡或負球鏡，直至視標模糊為止，然後把所加的球鏡度數標示在圖中右側縱軸上，表示相對性調節量(relative accommodation)，**0 的下側表示負相對性調節量(NRA)，0 的上側表示正相對性調節量(PRA)**，圖中每一格代表 1D。

圖中的斜向曲線被稱做是 **Donder's 需求線**，它剛好通過(0,0)和(15, 2.5)兩點，位於這條線上的各點對應於不同調節刺激位置上所必須動用的調節量和集合量，即：

1. y 軸之調節刺激＝1／視標到眼鏡平面的距離。

2. x 軸之集合刺激＝10*PD／視標到眼球旋轉中心的距離。

由以上公式計算出各點對應的調節和集合，然後將各(x,y)點在圖中標出連成線即為需求線。若被檢者在任何觀察距離均為正位眼，則其隱斜檢查結果必沿此線分布，若是**被檢者的 PD 值越大則此斜向的 Donder's 需求線將向右移**。

二、圖形的繪製

雙眼視功能分析圖中習慣使用的繪圖標誌如下：隱斜點為「×」、模糊點為「○」、破裂點為「□」及恢復點為「Δ」，在檢測距離所對應的需求線上的點，集合量每橫移一格為 10^{Δ}，調節量每縱移一格為 1D。圖型中可以表示以下各項檢查結果：

1. **調節幅度**：調節幅度的表示，可在圖表左側的調節刺激等於調節幅度的對應值上畫一水平線來呈現。
2. **正負相對調節值**：如果檢測時附加正鏡片(NRA)，則應在附加正鏡時下移相應的位置；附加負鏡(PRA)時相反。
3. **隱斜視值**：在表中找到相應的檢測距離所對應的需求線上的點，然後**內隱斜(eso)向右移，外隱斜(exo)向左移**，每一格代表 10^{Δ}，在對應點上用×表示。
4. **隱斜線**：用虛線連接遠近處之隱斜視值向右上方延長至調節幅度線。
5. **AC/A 比值**：與隱斜線的梯度成反比，也就是隱斜線斜率的倒數。即隱斜線斜率越低則 AC/A 比值越高。
6. **集合幅度**：可在 6 m 的標尺上找到集合幅度所對應的值，然後透過該點畫一垂直線來呈現。
7. **基底向內的稜鏡(BI)**：在檢測距離所對應的需求線上的點，每 10^{Δ} 左移一格，模糊點用○表示，破裂點用□表示，恢復點用 Δ 表示。
8. **基底向外的稜鏡(BO)**：在檢測距離所對應的需求線上的點，每 10^{Δ} 右移一格，模糊點用○表示，破裂點用□表示，恢復點用 Δ 表示。

9. **BI 的模糊線**：連接 BI 模糊點（如果沒有模糊點則用破裂點）和負鏡至模糊點（PRA 之值），並延長至調節幅度線上。

10. **BO 的模糊線**：連接 BO 之模糊點（如果沒有模糊點用破裂點）和正鏡至模糊點（NRA 之值），並延長至調節幅度線和集合幅度線的交叉點上。

11. **雙眼單視清晰區**(zone of clear single binocular vision, ZCSBV)：ZCSBV 是由 **BI 模糊線**、**BO 模糊線**、**調節幅度線和 6 米的標尺線**所共同圍成的區域，典型的雙眼單視清晰區如圖 4-2 所示。

12. 正常雙眼視覺功能的圖形中 ZCSBV 的區域應該接近平行四邊形，而且左右之 BI 與 BO 模糊線的邊界應該盡量遠離 Donder's 需求線，另外隱斜線應該與模糊線相互平行。

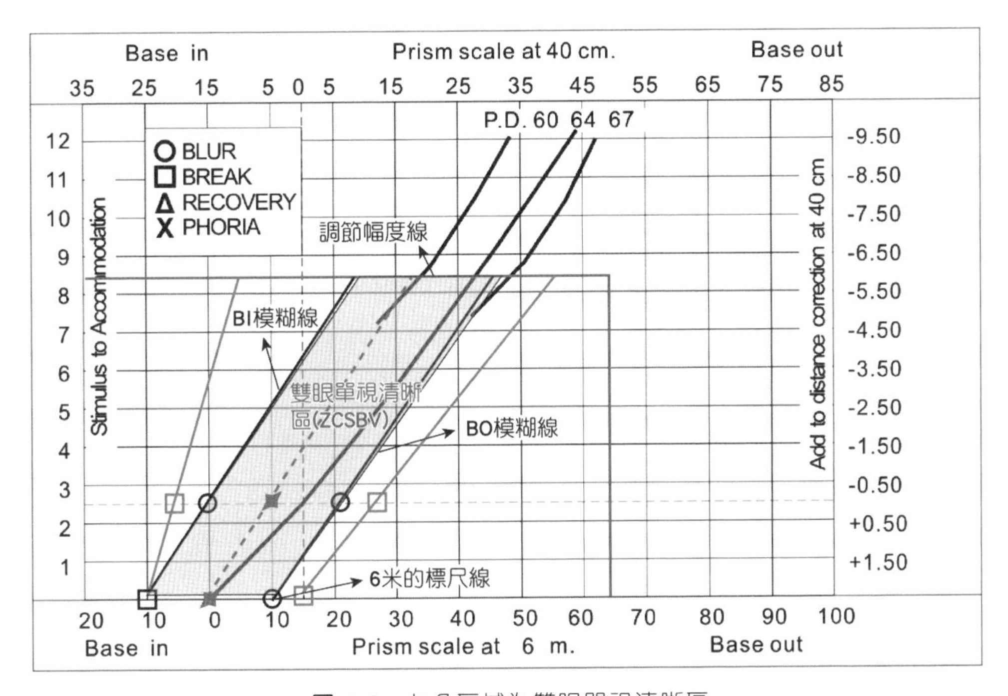

圖 4-2：灰色區域為雙眼單視清晰區。

三、繪製圖表所需之參數

進行隱斜線及雙眼單視清晰區繪製時，病例中需要以下各項參數：

1. **瞳距(PD)**：指的是被檢者看遠時的雙眼瞳距，瞳距會影響需求線的斜率。
2. **調節幅度(A.A.)**：對調節近點進行換算，它對應在圖表的左側表示調節量的地方畫一水平線代表調節幅度。
3. **負／正相對性調節(NRA/PRA)**：為觀察 40 cm 視標時加正鏡或負鏡片至視標模糊時所加用的鏡度，標示在表格右側數值所對應位置上。
4. **集合近點(NPC)及集合幅度(A.C.)**：通過集合近點可換算集合幅度，例如：NPC 為 x cm，則集合幅度＝10PD(mm)/(x+2.7)cm，可在圖的底部右側表示集合幅度為若干 BO 的地方畫一垂直線代表集合幅度值。
5. **遠方水平隱斜量(DLP)**：在表格底線的相應位置上，隱斜量在圖中以×表示。
6. **近方水平隱斜量(NLP)**：即標示在表格左側 2.50D 所對應的水平線的相應位置上，在圖中同樣以×表示。
7. **遠方聚散能力(BI/BO @ 6 m)**：即遠距離的 BI/BO 稜鏡所產生的物像出現模糊、分離和恢復合一時的稜鏡量，分別稱為遠距離的 BI 模糊點、破裂點和恢復點，圖中分別對應以○／□／Δ 表示。
8. **近方聚散能力(BI/BO @ 40 cm)**：即近距離的 BI/BO 稜鏡所產生的物像出現模糊、分離和恢復合一時的稜鏡量，分別稱為近距離的 BI 模糊點、破裂點和恢復點，圖中分別對應以○／□／Δ 表示。

範例 4-1

繪製以下參考病例的雙眼視覺功能分析圖形：

遠距：隱斜(phoria)：正位

BI (base-in)：x/10/5 （x 代表此值不可測得）

BO (base-out)：10/15/7

近距：隱斜(phoria)：5exo（外隱斜）

BI (base-in)：15/20/10

BO (base-out)：6/13/7

加正鏡至模糊：＋2.25D；加負鏡至模糊：–3.00D

PD：64 mm；調節近點：12 cm；集合近點：7 cm

解答：

已知調節近點＝12 cm；所以調節幅度(A.A.)＝1/0.12＝8.33D

已知集合近點＝7 cm　PD＝64 mm

所以集合幅度(A.C.)＝6.4/(0.07+0.027)＝66^{Δ}

本例之雙眼視覺功能分析圖如圖 4-3，其中 ABCD 所圍成的圖形代表**雙眼單視清晰區(ZCSBV)**，其所包含的內容與幾個基本變數如下：

1. 原點 I 代表遠距隱斜量(ortho)。
2. HI 為**隱斜線**，其斜率代表 AC/A 比率，斜率越大，則 AC/A 的比率越小。
3. 上部極限 BC 代表**調節幅度**。
4. 右側極限 CD 代表 **BO 的模糊線**。
5. **正融像性集合**(positive fusion convergence, PFC)：指隱斜線至 ZCSBV 右側邊界的水平距離。

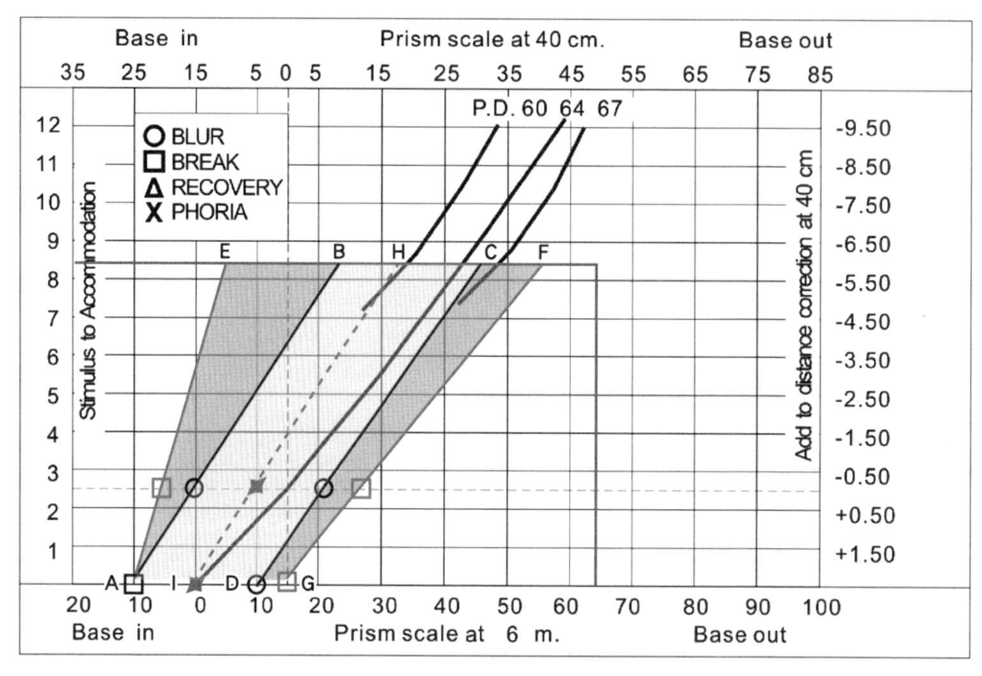

圖 4-3：雙眼視覺功能分析圖形。

6. **正相對性集合**(positive relative convergence, PRC)：指需求線至 ZCSBV 右側邊界的水平距離。

7. 左側極限 AB 代表 **BI 的模糊線**。

8. **負融像性集合**(negative fusion convergence, NFC)：指隱斜線至 ZCSBV 左側邊界的水平距離。

9. **負相對性集合**(negative relative convergence, NRC)：指需求線至 ZCSBV 左側邊界的水平距離，如圖 4-4。

10. 雙眼單視模糊區：ABE 與 CDGF 所圍成的區域稱為雙眼單視模糊區，此區內病人動用的是**調節性集合**(accommodative convergence)；至於在 AE 線段左側和 GF 線段右側的區域內，則被檢者將不能維持雙眼單視。

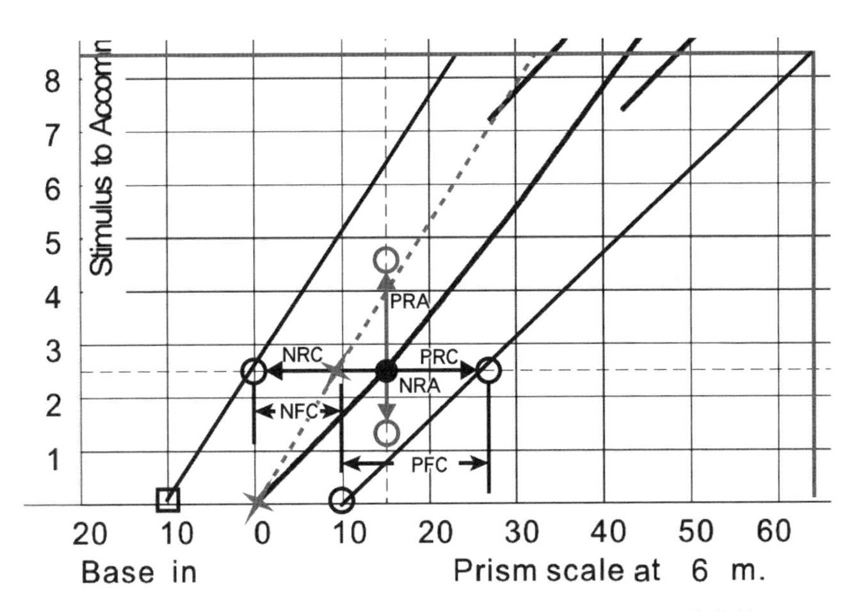

圖 4-4：NRA、PRA、NRC、PRC、NFC 與 PFC 在圖形中的位置。

範例 4-2

請繪製以下參考病例的雙眼視覺功能分析圖形，以及求出此病例之 NRC、PRC、NFC 與 PFC 的數值？

PD：64 mm；調節近點：10 cm；集合近點：7 cm

	Phoria	Base-in	Base-out	NRA	PRA
6 m	1^{Δ}exo	×/7/4	9/19/10		
40 cm	3^{Δ}exo	13/21/13	17/21/11	+2.00	−2.37
40 cm+1.00D	7^{Δ}exo				

解答：

(1) 雙眼視覺功能分析圖：如圖 4-5

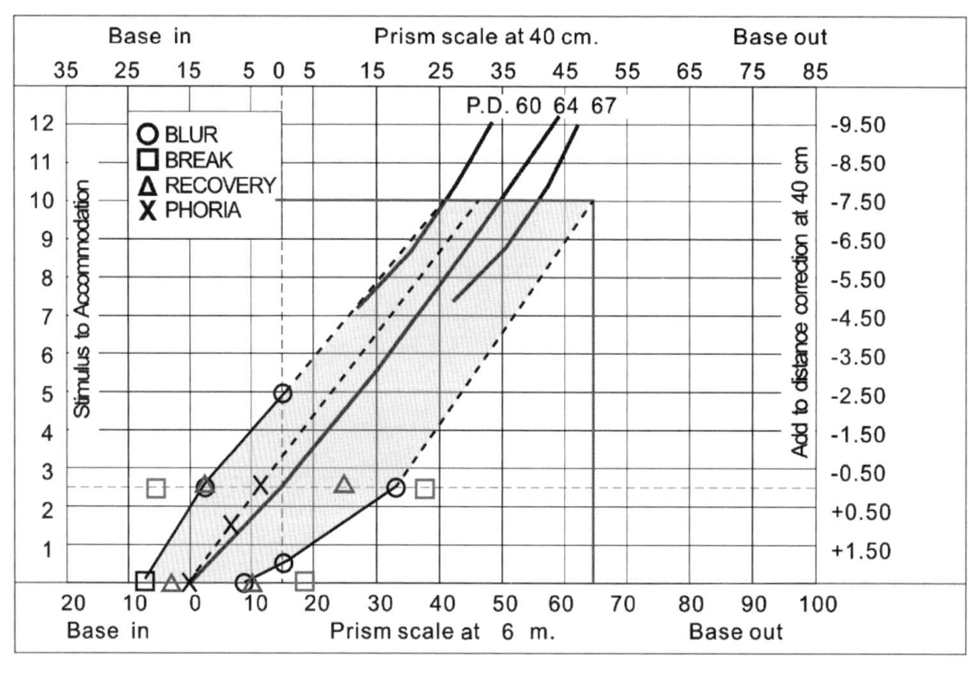

圖 4-5：範例 4-2 的視覺功能分析圖形。

(2) 負相對性集合 NRC＝13^{Δ}
正相對性集合 PRC＝17^{Δ}
負融像性集合 NFC＝10^{Δ}
正融像性集合 PFC＝20^{Δ}

四、眼視功能分析圖表的優缺點

圖形分析法將調節與聚散能力的測量結果在 x 與 y 軸的座標上繪出，作為評估與確認雙眼視覺功能是否正常，因此它具有以下之優點：

1. 容易評估調節和集合功能以及二者的相互關係。
2. 各種不同測量結果之間的相互依賴關係顯而易見，一目了然。
3. 可以預測檢查結果之外的測量結果。
4. 眼鏡或稜鏡處方通常能根據圖形結合規則較容易進行。

5. 做病因診斷及正位矯治時，可以為診斷、治療和預後提供指南。
6. 在做病例報告時，抽象、繁瑣的測量資料可用簡單的圖表進行總結。
7. 目前已被國際許多視光學院採用並進行臨床的分析工作。
8. 可以結合電腦繪圖軟體有效地進行教學輔助。

然而圖形分析法也存在一些缺點：

1. 圖形系統不能標示或呈現一些重要的檢測數據，如調節靈活度、融像靈活度、視差角度等結果。
2. 所繪製的圖形無法診斷調節過度、調節失靈、調節疲勞、垂直融像性聚散異常及眼球運動異常等障礙。
3. 繪製圖形繁瑣費時。

4-2 公式分析法

有關雙眼視覺功能的檢查結果除了可以採用圖形分析法繪製「雙眼單視清晰區」(ZCSBV)的區域外，還可以採用公式計算法來判別雙眼視覺功能是否異常，以及異常時所需要加入的稜鏡與球鏡度數。公式分析法通常應用三個法則，即 Sheard 法則、1:1 法則與 Percival 法則，以下將分別介紹。

一、Sheard 法則

「融合儲備量應該至少為需求量的兩倍」，此為 Sheard 法則的基本要求，也就是以下兩種情形：

1. 正融像性儲備輻輳(PFRC)（即正相對性輻輳(PRC)量或稱為 BO 的模糊值），要為**外隱斜量(exo)的兩倍**。
2. 負融像性儲備輻輳(NFRC)（即負相對性輻輳(NRC)量或稱為 BI 的模糊值），要為**內隱斜量(eso)的兩倍**。

如果病人自述有視覺模糊與疲勞的現象，利用 Sheard 法則分析發現又不符合該法則，一般可以給病人一定量的稜鏡或改變原處方的球鏡度數，另外也可以進行視覺功能訓練以符合該法則的要求。

Sheard 法則分析視覺功能是否異常時**所需稜鏡**量的公式如下：

$$P=\frac{2}{3}D-\frac{1}{3}R \qquad \text{(4-1)式}$$

其中 D 代表需求量，R 代表儲備量，這裡的 D 與 R 值總是正值，如果計算出所需的稜鏡量 P 值為 0 或負值，說明不需使用稜鏡，也就是符合 Sheard 法則；假如 P 為正值，則說明需要加入稜鏡來緩解視覺功能異常現象，通常**外隱斜採用 BI 方向的稜鏡，內隱斜則採用 BO 方向的稜鏡**。依照國外的研究報告指出，Sheard 法則是目前最有效能預測視覺疲勞症狀的法則，尤其適合**外隱斜**的病人。

除了使用稜鏡矯正外，也可以採用以下公式算出所需加入的**球鏡量**，來修改原處方以符合 Sheard 法則：

$$S=\frac{P}{A} \qquad \text{(4-2)式}$$

其中 P 代表所需的稜鏡量，A 代表 AC/A 值，**外隱斜時 S 為負球鏡，內隱斜時 S 為正球鏡**。

假設某人為內隱斜病人，依照 4-1 式 Sheard 法則計算之 P 為正值，則表示需要 BO 的稜鏡；若按 4-2 式所算出的球鏡度數改變量也為正值，表示應該增加正度數或減少負度數來放鬆調節，進而減少調節性集合量，因此符合內隱斜的矯正。

若是要進行**視覺功能訓練**，則**需將儲備量增至需求量的 2 倍以上**，若是外隱斜病人需要將正相對性輻輳(PRC)量提升到 2 倍外隱斜值以上，也就是需要將 ZCSBV 右側的區域擴大。內隱斜病人則需要將負相對性輻輳(NRC)量提升到 2 倍內隱斜值以上，也就是需要將 ZCSBV 左側的區域擴大。

Sheard 法則的圖形表達如圖 4-6 所示，將遠方與近方位置的 BI 與 BO 模糊點相連接，構成圖中需求線兩側有 BI 模糊線與 BO 模糊線，另外在需求線右側作一條–1/2BI 等量的模糊線以及在需求線左側作一條–1/2BO 等量的模糊線，將–1/2BI 模糊線與–1/2BO 模糊線所圍之區域標示出。繪製遠方與近方內隱斜量所連接的隱斜線，若如圖 4-5 之 1 號隱斜線落在圖中斜線的區域外，則表示不符合 Sheard 法則，但若如圖 4-6

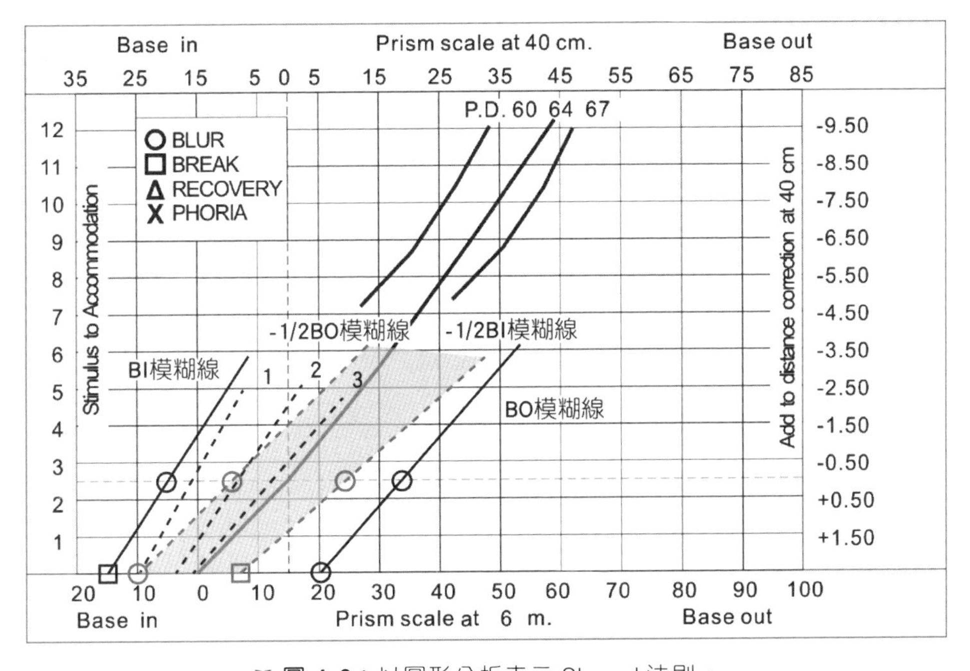

圖 4-6：以圖形分析表示 Sheard 法則。

之 3 號外隱斜線落在圖中斜線的區域內，則表示符合 Sheard 法則。至於圖 4-6 之 2 號外隱斜線為跨越該區域，則為遠方符合 Sheard 法則而近方不符合 Sheard 法則。

範例 4-3

張先生最近抱怨在閱讀書報時會出現視物模糊與眼睛疲勞等症狀，經視覺功能檢測後得到下表之數據，請以 Sheard 法則分析其雙眼視覺功能是否異常？應如何處置？

	Phoria	BI	BO	NRA	PRA
6 m	3exo	X/12/16	16/18/10		
40 cm	10exo	22/26/14	12/22/16	+1.75	−6.00
40 cm+1.00D	12exo				

解答：

6 m 處：

$$P=\frac{2}{3}D-\frac{1}{3}R=\frac{2}{3}\times 3-\frac{1}{3}\times 16=-3.33<0$$ 符合 Sheard 法則

40 cm 處：

$$P=\frac{2}{3}\times 10-\frac{1}{3}\times 12=+2.67$$ 不符合 Sheard 法則

$\because AC/A=2/1 \quad \therefore \ S=P/A=-2.67/2=-1.34D$

有以下三種處理方式：

(1) 近方可使用 2.67^{Δ} BI 稜鏡緩解症狀

(2) 可於原眼鏡處方中加入−1.34D 的球鏡度數

(3) 進行視覺功能訓練，讓 40 cm 處的 BO 模糊值由 12^{Δ} 提升至 20^{Δ} 以上。（首選治療方式）

二、1:1 法則

所謂 1:1 法則就是「**BI 的恢復點至少與內隱斜量一樣大**」，可用以下公式表示：

$$P=\frac{(\text{內隱斜}-\text{BI恢復值})}{2} \quad (4\text{-}3)\text{式}$$

上式所計算的稜鏡量 P 如為 0 或負值表示符合 1:1 法則，因此不需要稜鏡，但 P 如為正值則表示不符合 1:1 法則，因此需要使用稜鏡來矯正，其中稜鏡的基底方向應為 BO。據國外的研究顯示，1:1 法則對**內隱斜**症狀的分析與處置相當有效。

除了使用 BO 稜鏡矯正內隱斜外，也可以採用(4-2)式算出所需加入的球鏡量來修改原處方以符合 1:1 法則；S＝P/A 所計算出的結果與矯正處方的球鏡部分相加，其中 S 應為正球鏡值。另外也可以透過視覺功能訓練增加負融像集合，使得 BI 恢復點等於或大於內隱斜量。

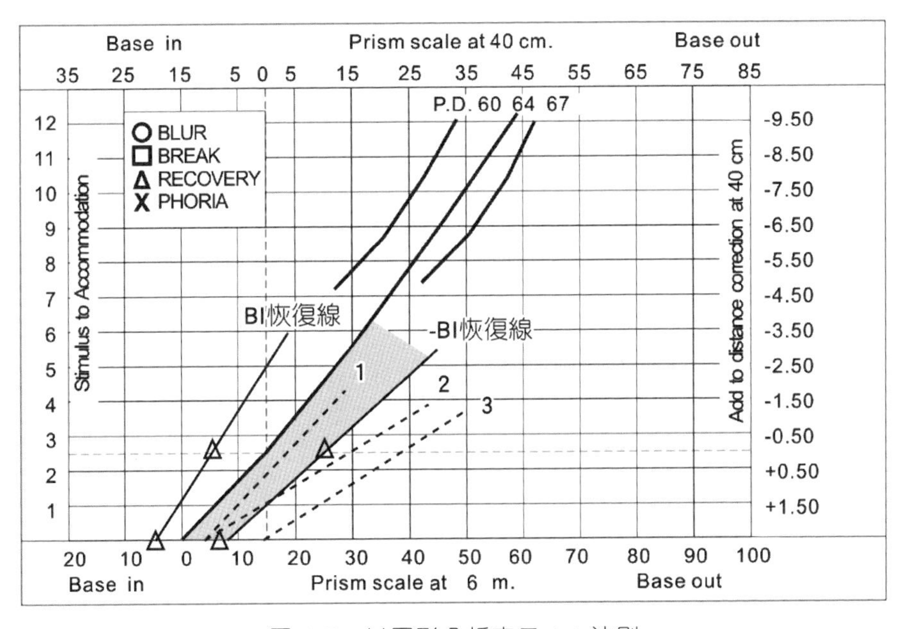

圖 4-7：以圖形分析表示 1:1 法則。

1:1 法則的圖形表達如圖 4-7 所示，將遠方與近方位置的 BI 恢復點相連接，構成圖中需求線左側有一 BI 恢復線，另外需求線右側作一條與 BI 等量的恢復線。繪製遠方與近方內隱斜量所連接的隱斜線，若如圖 4-7 之 1 號內隱斜線落在圖中斜線的區域內，則表示符合 1:1 法則，但若如圖 4-7 之 3 號內隱斜線落在圖中斜線的區域外側則表示不符合 1:1 法則，至於圖 4-7 之 2 號內隱斜線為跨越該區域，則為遠方符合 1:1 法則，而近方不符合 1:1 法則。

範例 4-4

請問下表中的病人是否在遠距與近距符合 1:1 法則？如果不符合應如何處理？

	Phoria	BI	BO	NRA	PRA
6 m	4eso	X/8/2	12/22/8		
40 cm	6eso	6/14/3	24/32/14	+2.25	−1.00
40 cm+1.00D	1eso				

解答：

6 m 處：

$$P=\frac{(\text{內隱斜}-\text{BI 恢復值})}{2}=\frac{4-2}{2}=1>0 \quad \text{不符合 1:1 法則}$$

$\because$ AC/A = 5/1　$\therefore$ S = P/A = 1/5 = +0.20D

處理方式：

(1) 遠方可使用 1^{Δ}BO 稜鏡緩解症狀。

(2) 可於原眼鏡遠用處方中加入+0.20D 的球鏡度數。

(3) 進行視覺功能訓練，讓 6 m 處的 BI 恢復值由 2^{Δ} 提升至 4^{Δ} 以上。

40 cm 處：

$$P=\frac{6-3}{2}=1.5>0$$ 不符合 1:1 法則

$\because$ AC/A＝5/1　$\therefore$ S＝P/A＝1.5/5＝+0.30D

處理方式：

(1) 近方可使用 1.5^{Δ}BO 稜鏡緩解症狀。

(2) 可於原眼鏡近用處方中加入+0.30D 的球鏡度數。

(3) 進行視覺功能訓練，讓 40 cm 處的 BI 恢復值由 3^{Δ} 提升至 6^{Δ} 以上。

三、Percival 法則

Percival 法則是另一種應用於水平方向雙眼平衡失調的分析規則，Percival 認為雙眼單視清晰區(ZCSBV)的右側與左側邊界及需求線的相對位置很重要，因此，Percival 法則的定義為：**「在特定的測試距離所要求的集合值，應該位於病人正負相對集合線段的中間三分之一的區域」**。

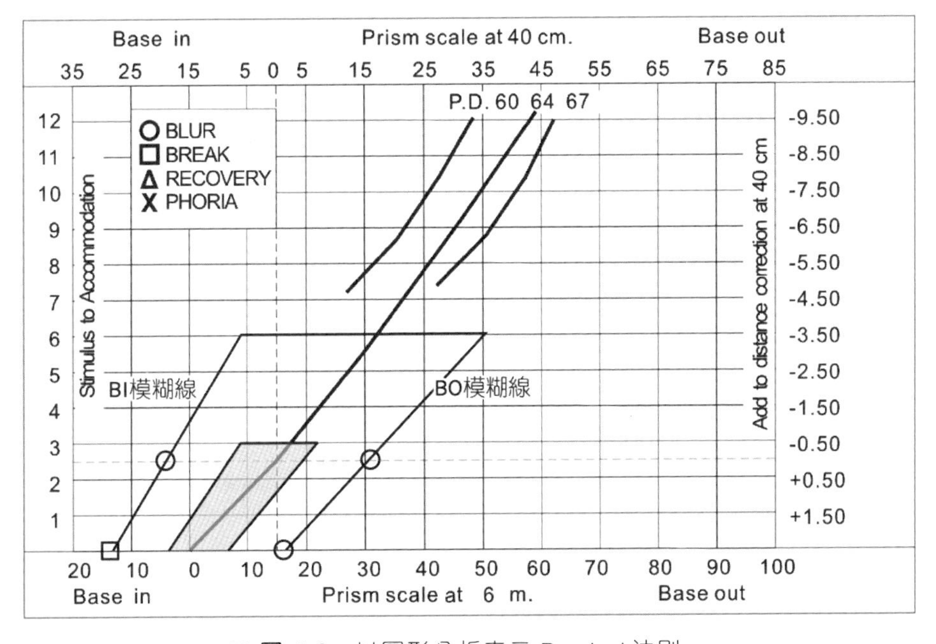

圖 4-8：以圖形分析表示 Percival 法則。

Percival 法則與 Sheard 法則及 1:1 法則不同之處就是不需考慮隱斜量。Percival 法則的圖形表示如圖 4-8 所示，將雙眼單視清晰區的中間三分之一寬度與調節刺激在 0 至 3D 之間的範圍確定為**舒適區**，因此 Donder's 需求線應通過此舒適區，否則就不符合 Percival 法則。

確定雙眼視覺功能是否符合 Percival 法則，最簡單的方法就是觀察聚散範圍較少的部分（BI 或 BO 模糊值），是否至少有聚散度較大部分的一半或以上，若有則符合 Percival 法則，若沒有則不符合 Percival 法則。此時所需稜鏡的量可以用以下公式求得：

$$P = \frac{1}{3}G - \frac{2}{3}L \qquad \text{(4-4)式}$$

上式中 G 代表正／負相對集合中（即 BI 或 BO 模糊值）較大的一側，L 則代表較小的一側。

如果病人自述有視疲勞現象而又不符合該法則，一般可以給病人一定量的稜鏡，也可以改變原處方的球鏡度數，所需的球鏡量以公式 S＝P/A 求得。另外，可以用視覺訓練將水平範圍 BI 或 BO 模糊值的較小值提升至較大值的一半來符合該法則，例如 BI 模糊值為 24^{Δ}（G 值），BO 模糊值為 8^{Δ}（L 值），那麼 BO 模糊值的範圍應該增加至 $12^{\Delta}(24^{\Delta}/2)$才能符合 Percival 法則。

範例 4-5

請問下表中的病人是否在遠距與近距符合 Percival 法則？如果不符合應如何處理？

	Phoria	BI	BO	NRA	PRA
6 m	5exo	X/16/12	12/20/11		
40 cm	14exo	26/20/13	6/4/2	+2.25	−1.00
40 cm+1.00D	16exo				

解答：

6 m 處：

已知 G＝16，L＝12　帶入公式

$$P=\frac{1}{3}G-\frac{2}{3}L=\frac{1}{3}\times 16-\frac{2}{3}\times 12=-2.67<0$$ 符合 Percival 法則

40 cm 處：

已知 G＝26，L＝6　帶入公式

$$P=\frac{1}{3}\times 26-\frac{2}{3}\times 6=+4.67>0$$ 不符合 Percival 法則

$AC/A=2 \quad \therefore S=P/A=-4.67/2=-2.33D$

處理方式：

(1) 近方可使用 4.67^{Δ}BI 稜鏡緩解症狀。

(2) 可於原眼鏡處方中加入−2.33D 的球鏡度數。

(3) 進行視覺功能訓練，讓 40 cm 處的 BI 模糊值由 6^{Δ} 提升至 13^{Δ} 以上。

4-3 標準值分析法

一、Morgan 分析法

Meredith Morgan 在 1940 年創立 Morgan 標準值分析法，Morgan 隨機選擇 800 名無老花眼者進行臨床雙眼視覺功能測試，並以統計學分析所得資料，進而訂定了一套標準值，如表 4-1。因為 Morgan 平均值與其他研究報告相似，因此至今仍被視光學界廣泛應用。

表 4-1：由 Morgan 制定的各種不同臨床測試的平均值、標準差和正常值範圍

檢查項目	平均	標準差	正常範圍
遠方水平隱斜量 (6 m, DLP)	1^{Δ}exo	2	0 ~ 2exo
近方水平隱斜量 (40 cm, NLP)	3^{Δ}exo	5	0 ~ 6exo
遠方散開能力 (BI @ 6 m)	× / 7 / 4	× / 3 / 2	× / 5~9 / 3~5
遠方會聚能力 (BO @ 6 m)	9 / 19 / 10	4 / 8 / 4	7~11 / 15~23 / 8~12
近方散開能力 (BI @ 40 cm)	13 / 21 / 13	4 / 4 / 5	11~15 / 19~23 / 10~16
近方會聚能力 (BO @ 40 cm)	17 / 21 / 11	5 / 6 / 7	14~18 / 18~24 / 7~15
負相對性調節 (40 cm NRA)	+2.00D	0.50	+1.75 ~ +2.25
正相對性調節 (40 cm PRA)	−2.37D	1.12	−1.75 ~ −3.00
梯度性 AC/A 比	4/1	2	3 ~ 5
調節幅度(A.A.)	16.0－0.25×(Age)	2.00	±1.00
融像交叉柱鏡(FCC)	+0.50D	0.50	0 ~ +1.00D

Morgan 還計算出每一種測試與其他一種測試的相關係數，由此分辨各種測試之間的關係，根據相關係數的幅度和符號，他將每一種測試歸到三組測試中的一組，將這三組分別標記以 A、B、C（見表 4-2）。根據圖表分析研究，就不難理解它們是怎樣被分組的，例如 A 組的測試均在

雙眼單視清晰區的左側或頂部；B 組則在右側或底部；C 組測量值則與隱斜線的斜率和隱斜線上的點有關。Morgan 認為沒有哪一個單一結果是重要的，只有一組結果才能確定診斷方向，因此，大部分的人群均落在以下三種類型中的一種：

1. A 組和 B 組的檢測結果均正常，說明具有正常雙眼視覺。
2. A 組的檢測數值偏低，B 組的檢測數值偏高，說明有調節疲勞情形。
3. A 組的檢測數值偏高，B 組的檢測數值偏低，說明聚散系統有問題。

當病人出現雙眼視覺功能異常症狀並且其 A 組的檢測數值偏低時，Morgan 建議可以選擇正附加球鏡進行治療，或是使用 BO 稜鏡來緩解症狀，另外也可以進行視覺功能訓練。

當病人出現視覺疲勞症狀並且其 B 組的檢測數值偏低時，Morgan 建議可選擇負附加球鏡進行治療，或是使用 BI 稜鏡來緩解症狀，另外也可以進行視覺功能訓練。Morgan 還進一步提出，選用哪一種治療方法取決於 C 組的測試結果、病人的年齡以及專業經驗判斷。

根據與標準值進行比對的臨床分析方法，被稱為**「標準值分析」**，故 Morgan 分析系統被認為是標準值分析方法的一種，但是 Morgan 強調，將獨立的檢測結果與標準值進行比較時要特別小心，最好是同一個體的各種測試結果也要進行相互比較。

Morgan 分析法的優點：

1. **注重一組檢測結果**，單一檢測結果不正常並不表示有問題。
2. Morgan 強調所謂**正常值是統計學數據**，並不一定適用於個體。
3. 與圖形分析法和其他分析法相比，具有**靈活性和可用性**。

表 4-2：Morgan 設計的分組方法

組別	檢查項目
A 組	6 m 處：負融像性儲備輻輳（BI 破裂和恢復）
	40 cm 處：負融像性儲備輻輳（BI 至模糊、破裂和恢復）
	40 cm 處：加負鏡至模糊(PRA)
	調節幅度(A.A.)
B 組	6 m 處：正融像性儲備輻輳（BO 至模糊、破裂和恢復）
	40 cm 處：正融像性儲備輻輳（BO 至模糊、破裂和恢復）
	40 cm 處：加正鏡至模糊
	雙眼交叉柱鏡
	單眼交叉柱鏡
	近檢影度數
C 組	梯度性 AC/A 比
	6 m 處：隱斜量
	40 cm 處：隱斜量
	計算性 AC/A 比率

Morgan 分析法的缺點：

1. 在 1940 年創立後**尚未經過修正與升級**。
2. 並未包括近來眼視光學的重要檢測方法，如**調節靈活度**、融像靈活度、注視視差角度、MEM 檢影法和眼球運動等檢測結果。

二、視光師持續教育課程分析法

視光師持續教育課程(optometric extension program, OEP)成立於 1921 年，為國際化組織，視光師持續教育課程分析法由 Skeffington 與他的同事共同創立，主要針對雙眼之調節和集合功能異常情形建立一套分析模式。此分析法的基本概念為：

1. 臨床測量結果會產生異常主要是由於近點緊張所引起，且會隨著時間的增加而加重。
2. 雙眼視覺問題能夠預防以及矯治，但是**稜鏡不是 OEP 分析法的治療首選**，因為稜鏡只能緩解症狀，因此只可治標而不能治本。

OEP 分析法與 Morgan 標準值分析法相似，也制定了各種臨床測試的標準值，並對各種臨床測試結果進行編碼，這些檢查內容又稱為美式 21 式，如表 4-3，其值與 Morgan 平均值基本相等。

表 4-3：OEP 21 項檢查名稱與期望值（近測量距離為 16 英寸，19 項測量例外）

編號	檢查名稱	期望值
1	檢眼鏡法	
2	角膜曲率計	
3	習慣性遠水平隱斜	0.5 外隱斜
3A	習慣性近水平隱斜	6 外隱斜
4	遠距檢影法	
5	20 英寸(50 cm)檢影法	
6	40 英寸(1 m)檢影法	
7	主覺驗光：最大正片矯正至遠視力 1.0	
7A	最大正片矯正至最佳遠視力	
8	戴#7 測量結果處方的遠水平隱斜	0.5 外隱斜
9	底朝外至視遠首次模糊	7~9
10	底朝外至視遠破裂和恢復	19/10 最小
11	底朝內至視遠破裂和恢復	9/5 最小
12	視遠垂直隱斜和融合性聚散範圍	正位，範圍相等
13B	戴#7 測量結果處方的近水平隱斜	6 外隱斜

表 4-3：OEP 編號、檢查名稱和預期值（近測量距離為 16 英寸，19 項測量例外）（續）

編號	檢查名稱	期望值
14A	無融合（單視眼）交叉柱鏡	
15A	戴#14A 測量結果處方的視近水平隱斜	
14B	融合（雙視眼）交叉柱鏡	
15B	戴#14B 測量結果處方的視近水平隱斜	
16A	底朝外至視近模糊破裂	15
16B	底朝外至視近破裂和恢復	21/15 最小
17A	底朝內至視近模糊破裂	14
17B	底朝內至視近破裂和恢復	22/18 最小
18	視近垂直隱斜和融合性聚散範圍	正位，範圍相等
19	分析調節幅度（負片至 0.62 m 視標模糊或卡片置於 13 英寸 J4 視標模糊）	
20	負片至模糊破裂	−2.25 至−2.50
21	正片至模糊破裂	+1.75 至+2.00

分析步驟第一步是確定病例的類型，OEP 將病例類型定為：A、B1、B2 或 C，在確認時需要進行以下三個步驟：

1. **核對**：將測量結果與期望值比較，確定偏高或偏低。
2. **串聯**：根據測試編號，將測量結果偏高的排在水平線上面，偏低的排在水平線下面。
3. **分類**：使用從核對和串聯獲得的「資訊排序」來確定病例類型。

測量結果可能有偏高或偏低的情形，因此可按以下形態作排列：

A 型：4－11－13B－17B

B1 型：5，9－11－16B

B2 型：5，9－11－17B

C 型：15A，5－10－16B

大多數病例皆為 B1 型、B2 型。所謂 B1 型病例有：集合不足(CI)、假性輻輳不足和單純外隱斜等病例；B2 型病例則是集合過度(CE)。因為 OEP 所使用的專業術語難於理解，其分析方法過於呆板與繁瑣，故難以推廣和應用。

三、綜合分析法

綜合分析法主要是取其他分析法之優點而避免其缺點所創立的，此一分析組成的步驟如下：

1. 將單一檢測結果與正常值相互比較。
2. 將偏離正常值的各個結果進行分組。
3. 根據 1 與 2 兩步驟分析及診斷病人之雙眼視覺功能異常的類型。

在做病例綜合分析法之前，關鍵是首先要確定病人的症狀與用眼情形是否有關，例如：在長時間用眼之後以及在晚上和疲勞時，症狀是否變得更嚴重？若不能確定則需考慮其他病因，若能確定則進行病例綜合分析法。

雙眼視功能異常的症狀大致如下：

1. **眨眼頻繁**。
2. **視疲勞**與閱讀或近距離工作有關。
3. **眼睛燒灼感**和**流淚**。
4. **頭痛**與近距離工作有關。
5. **不能持久**地近距離工作和**閱讀**。
6. **注意力不集中**。
7. **間歇性複視**。
8. 文字看起來像在移動。

9. 對光敏感。
10. 近方或遠方視力模糊。
11. 從看近轉換看遠或從看遠轉換近看時出現模糊情形。
12. 需要縮短閱讀和近方工作距離。
13. 經常需要遮住或閉上一眼。
14. 容易迷失方位。
15. 閱讀時出現跳行情形。
16. 閱讀速度緩慢。
17. 閱讀領悟力變差。
18. 出現頭歪斜或臉轉位現象。

綜合分析法可按以下步驟進行，但需要先確定視力矯正和眼睛健康情形皆為正常且無器質性病變後，再檢測是否存在遠／近方之隱斜情形。隱斜的檢查結果可以分成四種類型：(1)外隱斜(exo)；(2)內隱斜(eso)；(3)垂直（上）隱斜(hyper)；(4)無隱斜(ortho)。

確認隱斜的類型後再進行相關的視覺功能檢測與數值分析，分成以下四組進行討論：

（一）外隱斜 (Exo)

應檢測分析正融像聚散組(PFV)的數據，包括：

1. 正融像集合（PFC 即 BO 部分）的連續性檢測和階梯性檢測。
2. 融像聚散靈活度檢測的 BO 部分。
3. 集合近點(NPC)。
4. 負相對性調節(NRA)。

5. 雙眼調節靈活度正透鏡部分的檢測。

6. MEM 檢測和融像交叉柱鏡正值部分的檢測。

為了補償外隱斜情形，1~6 項的檢測數據出現偏低現象，然後再評估 AC/A 值大小並比較遠／近方之隱斜量，可以歸納成以下幾類：

1. 若 AC/A 值較高而遠方隱斜大於近方隱斜，則診斷為「散開過度」。

2. 若 AC/A 值正常而遠／近方隱斜量相等，則診斷為「單純性外隱斜」。

3. 若 AC/A 值較低而近方隱斜大於遠方隱斜，則診斷為「集合不足」。集合不足情形可根據遠方為外隱斜或正位再分為 2 類。

（二）內隱斜 (Eso)

應檢測分析負融像聚散(NFV)組的數據，包括：

1. 負融像集合（NFC 即 BI 部分）的連續性檢測和階梯性檢測。

2. 融像聚散靈活檢測的 BI 部分。

3. 正相對性調節(PRA)。

4. 雙眼調節靈活度負透鏡部分的檢測。

5. MEM 檢測和融像交叉柱鏡負值部分的檢測。

為了補償內隱斜情形，1~5 項的檢測數據出現偏低現象，然後再評估 AC/A 值大小並比較遠／近方之隱斜量，可以歸納成以下幾類：

1. 若 AC/A 值較低而遠方隱斜大於近方隱斜，則診斷為「散開不足」。

2. 若 AC/A 值正常而遠／近隱斜量相等，則診斷為「單純性內隱斜」。

3. 若 AC/A 值較高而近方隱斜大於遠方隱斜，則診斷為「集合過度」。集合過度情形可根據遠方為內外隱斜或正位再分為 2 類。

（三）垂直（上）隱斜 (Hyper)

應檢測分析垂直融像聚散能力組數據，包括：

1. 上、下分合能力。
2. 垂直視差量。

以上檢查若偏離正常值，則為（右或左）上隱斜的類型。

（四）無隱斜 (Ortho)

應檢測分析調節系統組的數據，包括：

1. 單眼調節幅度。
2. 單眼調節靈活度。
3. MEM 檢影法。
4. 融像交叉柱鏡。
5. NRA/PRA。
6. 雙眼調節靈活度。
7. 調節幅度。

1~7 項的檢查結果，可將調節功能異常歸納成以下幾類：

1. 若刺激調節的檢測數據低，則為「調節不足」。
2. 若放鬆調節的檢測數據低，則為「調節過度」。
3. 若刺激調節與放鬆調節兩者的檢測數據均低，則為「調節靈敏度下降」。
4. 若刺激調節的檢測初始時正常，但在一段時間重複測量所測出的數據下降，則為「調節持久不良」或稱「調節疲勞」。

若數據均正常，則表明病人無明顯隱斜又無明顯的調節異常，則需要針對注視視差與融像聚散功能等作進一步分析。

1. 分析注視視差的檢測數據，若異常則為「注視視差過大」。
2. 分析融像聚散功能，若 BI 和 BO、雙眼調節靈活度、NRA 和 PRA 均低，則為「融像聚散障礙」。

若懷疑為潛伏性注視、旋轉垂直肌隱斜或不等像等情形，則需要作睫狀肌麻痺驗光與旋轉隱斜檢測或不等像檢測才能進一步確定之。另外，分析眼球運動的相關檢測數據，應包括：注視狀況、掃視運動、跟隨運動、發育眼運動(DEM)等檢測和 Visagraph 客觀眼球運動記錄等，以確定眼球運動障礙的類型。假如所有檢測值均為正常，則病人症狀的真實性可能值得懷疑。

1. 請繪製以下病例的隱斜線，並比較 A~D 病人的 AC/A 值。

	遠水平隱斜(DLP)	近水平隱斜(NLP)
A	Ortho	10exo
B	Ortho	8eso
C	3exo	12exo
D	4exo	6eso

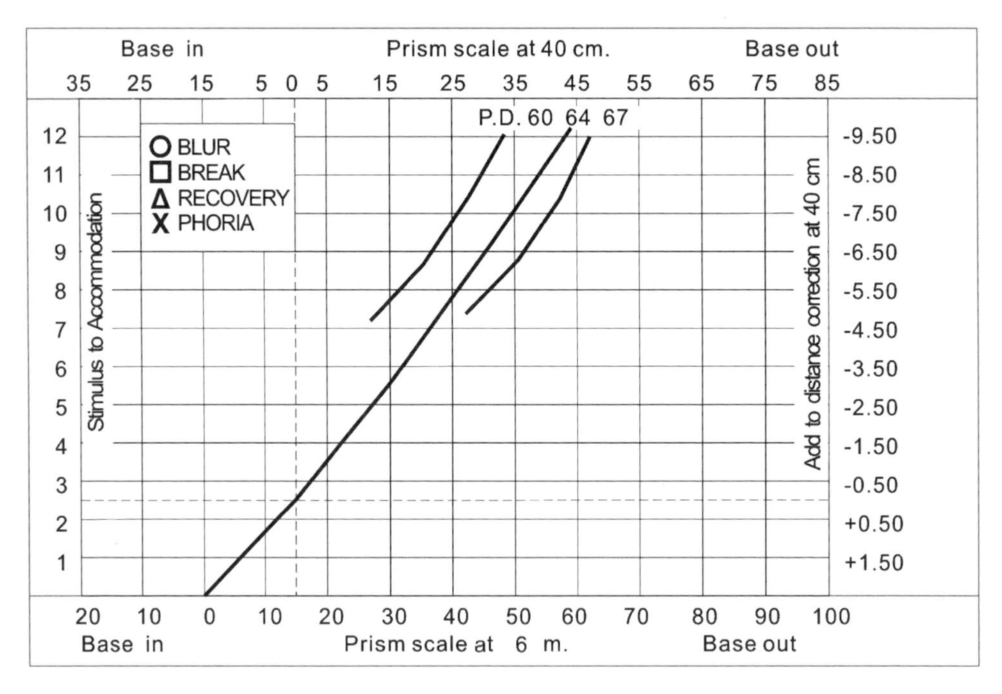

2. 求出以下病例之 AC/A、NRC、PRC、NFC 與 PFC 的數值。

6 m: DLP: 3exo BI: x/9/4 BO: 12/24/8

40 cm: NLP: 6eso BI: 10/18/12 BO: 22/26/16

40 cm+1.00D: NLP: 2exo

3. 請繪製以下 Morgan 標準值之雙眼單視清晰區。假設病人 20 歲，NPC: 8 cm，PD: 64 mm。

	Phoria	BI	BO	NRA	PRA
6 m	1exo	X/7/4	9/19/10		
40 cm	3exo	13/21/13	17/21/1-	+2.00	−2.50
40 cm+1.00D	7exo				

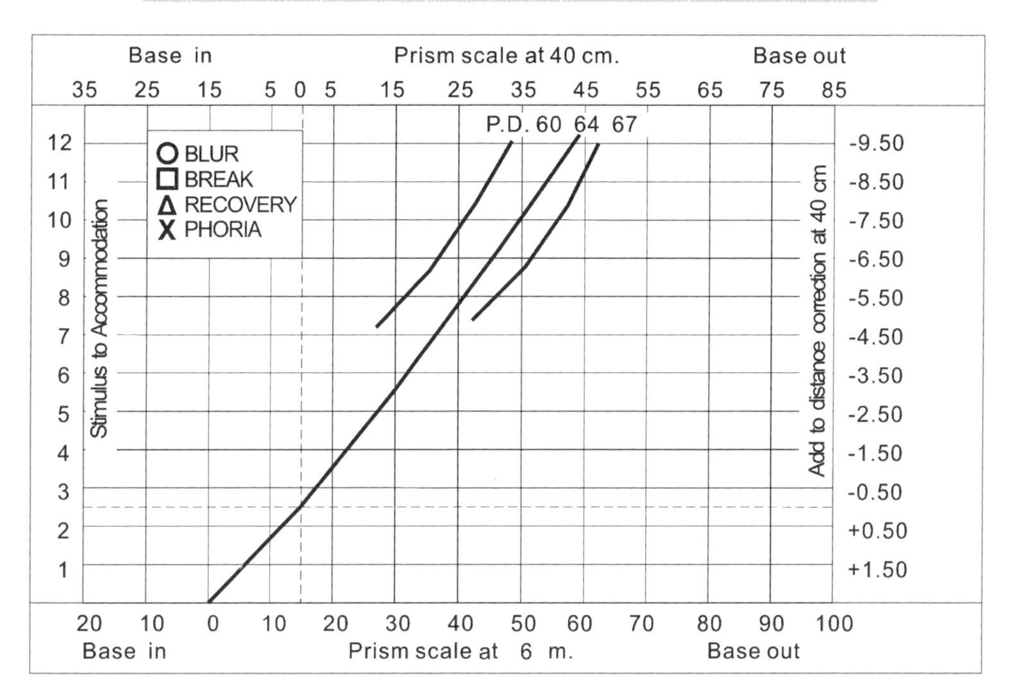

4. 請問下表中的病人是否在遠距與近距符合 Percival 法則？如果不符合，應如何處理？

	Phoria	BI	BO	NRA	PRA
6 m	4eso	X/8/2	12/22/8		
40 cm	6eso	6/14/3	24/32/14	+2.25	−1.00
40 cm+1.00D	1eso				

5. 有一病例之雙眼視功能檢查結果如下：

A.A.＝8.00D　NPC＝6 cm　PD＝64 mm

	Phoria	BI	BO	NRA	PRA
6 m	1exo	*/12/6	22/28/16		
40 cm	12eso	6/14/8	32/38/24	+2.50	−1.00
40 cm+1.00	1eso				

(1) 請用圖形分析此病人的雙眼單視清晰區。

(2) 該病人是否在遠距與近距符合 1:1 法則？如果不符合，應如何處理？

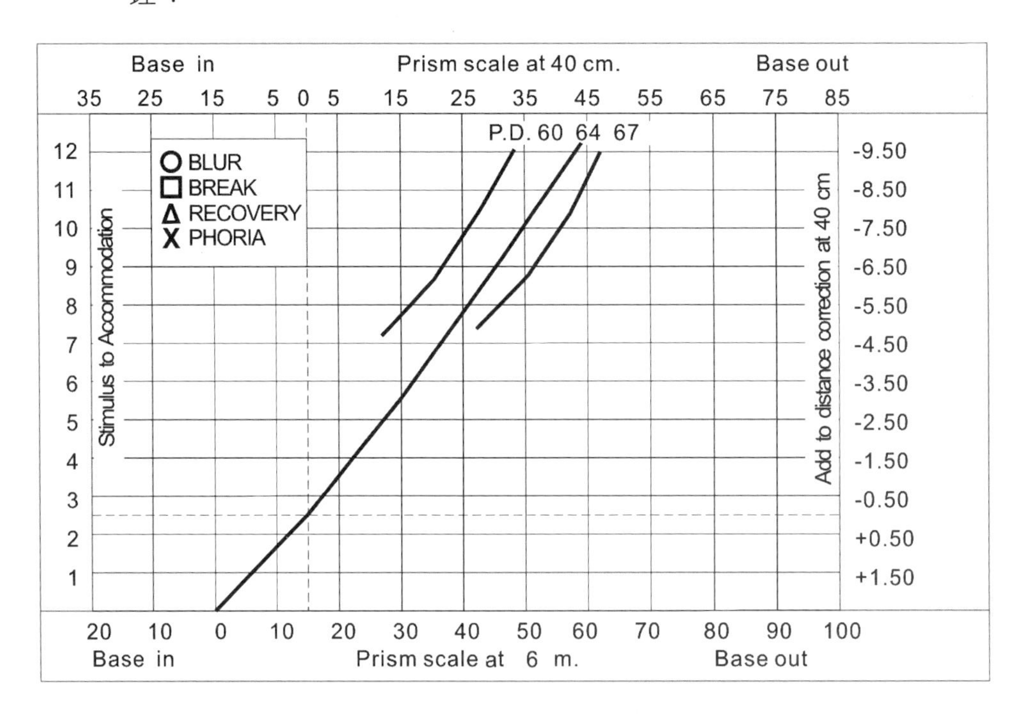

CHAPTER 05

雙眼視覺異常的種類

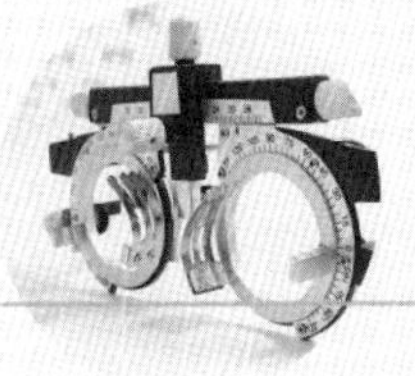

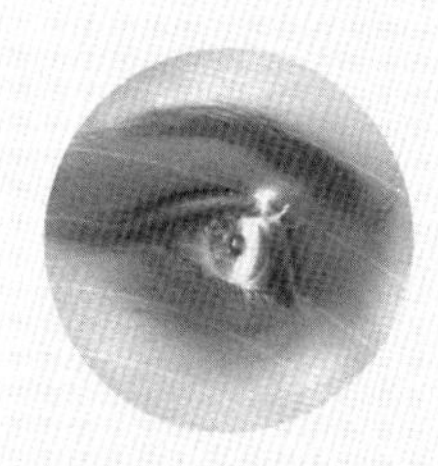

人們希望能看清外界物體並在任何注視方向、任何距離維持雙眼單視，此須具備高度準確及完全協調的機制。當一物體自遠處向近處移動時，為了維持雙眼視網膜黃斑部的物像位置不變，雙眼必須同時內轉，使物像又回到黃斑處；同樣，當物體自近到遠處時，雙眼必須同時外轉，此為集合和散開反應。人們需要看清不同距離的物體，也需要根據距離需求聚焦，即進行調節。調節為調整眼屈光力以看清外物，並且調節與集合是有機相聯的。不同距離的外界物體，於視覺系統有一定的要求，必須達到一定的集合和調節，才能保持視物清晰、舒適和持久。

臨床上由於各種原因，可能導致聚散功能的異常、調節功能的異常和雙眼融像力的障礙，會造成病人在視覺行為中表現出視物疲勞、視物疊影、眼眶脹痛、頭痛、字體跳躍及複視等症狀。發現與重視非斜視性的雙眼視覺異常，並且進行積極有效的治療和訓練，可以減輕或消除病人的用眼不適症狀。

5-1 聚散系統異常

處理雙眼聚散功能異常(vergence)也就是集合(convergence)和散開(divergence)的問題，第一步就是要確定病人的聚散功能障礙之類型，並確認相關的測量數據，因為聚散障礙的處理和治療成效與臨床量測的數據有關，例如 AC/A 值的大小或隱斜的方向所對應的處理方式也有所不同，當 AC/A 值較高時使用正附加球鏡效果最好，而中低程度的 AC/A 值可能需要選擇稜鏡來治療。

關於視覺功能訓練，一般來說鍛鍊內直肌來增加正融像集合力(PFC)會比鍛鍊外直肌來增加負融像集合力(NFC)來得有效果，所以視覺功能訓練應用於外隱斜比起用於內隱斜更為常見。

一、聚散功能的檢查、分析與異常類型

聚散功能的基本檢查項目有：**集合近點(NPC)、遠距／近距之隱斜(DLP、NLP)、梯度性 AC/A (Gradient AC/A)值以及遠距／近距之聚散力(BI/BO@D、BI/BO@N)測量**等。應用上一章有關雙眼視覺功能分析的方法，針對聚散系統的障礙進行歸納整理，其步驟如下：

1. 應用 Morgan 正常範圍值確定遠距和近距分離性隱斜是否在正常範圍內，再根據隱斜情形預測病例聚散系統異常的類型。
2. 應用雙眼單視清晰區(ZCSBV)的範圍來評估圖形分析與預測結果的一致性。
3. 參考綜合分析法確認病例聚散系統異常的類型。
4. 給予病例最佳的處理方案。

常見雙眼聚散系統異常的類型有以下八種：

1. 集合不足(Convergence Insufficiency, CI)

集合不足是比較常見的雙眼視覺功能異常，反映的是近距離閱讀需求與實際用眼能力之間的不協調。病人可在近距離視物時表現為外隱斜，遠距離視物時表現為正視或較視近幅度小的外隱斜，AC/A 值較低，症狀可以是非常輕微至非常強烈。

2. 集合過度(Convergence Excess, CE)

集合過度又稱集合痙攣，可能是一種習慣性變化，也可能由於運動神經系統的影響所形成。病人可在遠距離表現為正位，近距離視物時表現為內隱斜，AC/A 值較高。集合功能過度者經常抱怨近距離工作困難，因為當他們近距離工作時，內隱斜會增加，字體變模糊、間歇性複視並伴有眼脹痛、頭痛、怕光、眩暈等視疲勞症狀，使之不能長時間近距離工作。

3. 散開不足(Divergence Insufficiency, DI)

病人可在遠距離視物時表現為高度內隱斜，AC/A 值較低以及看遠時負融像性集合下降等情形。散開不足的病人會反應的是看遠時有疊影、模糊、頭痛以及出現駕駛時的障礙。

4. 散開過度(Divergence Excess, DE)

病人可在遠距離視物時表現為高度外隱斜而看近時則為正常範圍，計算性 AC/A 值較高而梯度性 AC/A 值正常，以及負相對性調節下降等情形。散開過度的病人會反應的是看遠時有複視以及廣場恐懼症，因此不喜歡參加群體活動。

5. 單純外隱斜(Basic Exophoria)

病人的集合近點位置變遠，遠距與近距之外隱斜量大致相等，AC/A 值在正常範圍，負相對性調節下降及 FCC 結果小於+0.25D 等情形。單純外隱斜病人會抱怨看遠或看近時有複視、模糊等情形，尤其是近距工作時眼部容易產生緊張或疼痛等症狀。

6. 單純內隱斜(Basic Esophoria)

病人在遠距與近距之內隱斜量大致相等，AC/A 值正常，正相對性調節下降及調節滯後量大於+0.75D 等情形。單純內隱斜病人會長期抱怨看遠或看近時有複視、模糊與視覺疲勞等情形。

7. 融像性聚散減低(Fusional Vergence Dyfunction, FVD)

病人無明顯的隱斜，AC/A 值正常，但正／負相對性調節及正／負融像性集合均為下降之情形。融像性聚散減低常見於因屈光不正故長期矯正的病人，病人在看遠或看近時易出現視物模糊，近距工作後會有不舒適感，其症狀隨時間加重，尤其夜間更為明顯。

8. 假性集合不足(False Convergence Insufficiency)

病人看近時為高度外隱斜，看遠時則為正常，AC/A 值較低，正相對性調節下降，調節滯後量異常的高。假性集合不足病人在注視近物時有疊影、複視、模糊以及聚焦困難等症狀，閱讀時字體易出現流動感與跳動情形，同時眼部會出現痠痛，因此近距離閱讀時無法集中注意力。

由以上聚散系統異常的分類再參考 AC/A 值的高低，可歸納如下：

1. **AC/A 值較高者**：有集合過度(CE)和散開過度(DE)。
2. **AC/A 值較低者**：有集合不足(CI)和散開不足(DI)。
3. **AC/A 值在正常範圍者**：有單純外隱斜、單純內隱斜和融像性聚散減低。
4. 至於假性集合不足是一種調節問題，病人表現出分離性隱斜以及某些與集合不足相似的其他測量結果。

二、聚散系統異常與病例診斷

(一) 集合不足

1. **特徵**：遠距隱斜正常而近距則高度外隱斜；近距正相對集合(PRC)低；集合近點(NPC)後退(NPC > 10~12 cm)；AC/A 比值較低；調節測量結果正常。
2. **原因**：瞳孔距離過寬會造成集合困難、延遲發育、視覺的干擾、內直肌麻痺或減弱（嚴重肌無力）、續發性集合功能不足，皆是由於散開功能過度形成。
3. **症狀**：閱讀和其他近工作時眼部不適、頭疼、複像、視力模糊以及疲勞。而有些病人沒有發生視覺疲勞，因為他們會避免近距離工作。
4. **問卷**：使用內聚不足症狀調查(convergence insufficient symptom survey, CISS)。

5. **治療**：集合不足的首選治療方式可以透過**視覺功能訓練**改進正融像聚散(PFV)功能。根據國外的相關研究結果指出，集合不足的病人通過視覺訓練後，出現 PRC 增加、NPC 減低、注視視差曲線變平坦等情形，故大約 91%的人可以痊癒或改善，因此，視覺訓練對緩解集合不足症狀其成功率很高。集合不足的病人也可以選擇在近距工作時使用 BI 方向的稜鏡處方，或是選用附加球鏡等方法緩解症狀。

範例 5-1

有一病例之雙眼視覺功能相關測量結果如下：

PD = 64mm, A.A. = 8.00D, NPC = 12cm

檢測距離	Phoria	BI	BO	NRA	PRA
6 m	1exo	X/12/4	12/18/8		
40 cm	12exo	24/28/16	6/10/2	+1.75	−6.00
40 cm+1.00D	13exo				

試分析上述病例的雙眼視覺功能是否正常？若異常則其類型為何？首選的處理方式為何？

分析討論：

(1) 遠距隱斜(1exo)在 Morgan 正常值範圍內，近距隱斜量(12exo)為較高之外隱斜，同時 PRC (6^{Δ})較低、NRC (24^{Δ})後退。計算性 AC/A 比為 1.6，梯度性 AC/A 比為 1，因此 AC/A 比均為偏低。

(2) 依照 Sheard 法則，PRC 的幅度應該是外隱斜幅度的兩倍以上。該病例在 40 cm 處 PRC＝6^{Δ} 而 exo＝12^{Δ}，所以不符合 Sheard 法則。

此病例之雙眼視覺異常類型可以確定為「**集合不足**」。

處理方式：

集合不足首選的治療方式為視覺訓練，方法為將正相對性集合(PRC)的範圍由 6^{Δ} 增加至 24^{Δ} 以上（等於外隱斜的兩倍），即可以改善此病人的症狀。

（二）集合過度

1. **特徵**：遠距隱斜正常而近距則為高度內隱斜；計算性 AC/A 值較高（大於 6 以上）；負相對集合(NRC)偏低。因為調節與負融像聚散相關，故正相對調節(PRA)也經常偏低。

2. **原因**：集合過度合併調節過度是一種比較常見的眼科臨床表現，原發型的集合過度常常是痙攣型，多合併調節痙攣和瞳孔縮小；繼發性集合功能過度則由散開功能不足所引起。

3. **症狀**：短時間閱讀後出現眼部不適和頭痛，或與近距工作有關的視力模糊、複像等。

4. **治療**：集合過度病人首選的治療方法為**遠距工作**時使用病人的**主覺驗光處方，近距**則使用**正附加球鏡**。由於病人之 AC/A 比率較高，使用正附加球鏡的量可以將內隱斜移向正位或正常範圍中。正附加球鏡的度數可以根據近距內隱斜量和梯度性 AC/A 比率來獲得處方，一般可根據下面的公式計算：

$$\text{正附加球鏡} = \frac{\text{內隱斜量}}{AC/A} + 0.25D \qquad (5\text{-}1)\text{式}$$

假設近距隱斜為 7eso，梯度性 AC/A 值為 8，其正附加球鏡度數為+1.00 ~ +1.25D，因為近距隱斜和 AC/A 比率是協調性的，所以正附加球鏡的量不要變化太大，一般集合過度病人的正附加球鏡大約都在+1.00D 或+1.25D 附近。

集合過度病人也可以選擇視覺訓練來緩解症狀，一般以改進負融像性聚散功能來符合 1:1 法則或 Percival 法則。雖然改進負融像聚散功能要比改進正融像聚散困難得多，但還是有些臨床報告提出增進負相對融像聚散範圍具有一定的成功率。

範例 5-2

有一病例之雙眼視覺功能相關測量結果如下：

檢測距離	Phoria	BI	BO	NRA	PRA
6 m	1exo	X/12/6	22/28/20		
40 cm	12eso	6/14/8	32/38/24	+2.50	−1.00
40 cm+1.00D	1eso				

調節幅度＝9.00D；PD＝66 mm

試分析上述病例的雙眼視覺功能是否正常？若異常則其類型為何？處理方式為何？

分析討論：

(1) 遠距隱斜(1exo)在 Morgan 正常值範圍內，近距隱斜(12eso)為較高內隱斜，同時 NRC (6^{Δ})較低、PRC (32^{Δ})偏向 ZCSBV 圖形右側，梯度性 AC/A 比為 11，因此 AC/A 比偏高。

(2) 依照 1:1 法則，負融向性聚散(NFV)的恢復值應該與內隱斜量相等或較大，該病例在 40 cm 處 NFV 的恢復值為 8^{Δ} 而內隱斜為 12^{Δ}，所以不符合 1:1 法則。

此病例之雙眼視覺異常類型可以確定為**「集合過度」**。

處理方法：

(1) 集合過度病人首選的治療方式為正附加球鏡，依據(5-2)式可知正附加球鏡度數為+1.25D。

(2) 集合過度病人也可以選擇視覺訓練，按 1:1 法則提示可將病人近距 NFV 的恢復值由 8^{Δ} 增加到至少 12^{Δ} 以上。若按 Percival 法則則應該是增加 NFV 的模糊由 6^{Δ} 增加到至少 16^{Δ} 以上（即至 PFV 模糊值的一半量）。

（三）散開不足

1. **特徵**：遠距為較大之內隱斜而近距的眼位在正常範圍；計算性 AC/A 值較低；看遠時負融像性集合下降等情形。
2. **症狀**：散開不足病人常抱怨視遠時有複視及出現頭疼和眼部不適等情形，散開的功能不全一般是功能性問題，在臨床上並不多見。
3. **治療**：散開不足病人首選治療方法為使用 **BO 稜鏡**來緩解症狀，稜鏡處方可根據遠距相聯性隱斜的量確定，其次也可通過視覺訓練來增進負融像性聚散功能。

至於以改變球鏡度數給散開不足病人做矯正此一方法並不可行，因為無論 AC/A 比率高或低，改變球鏡度數對遠距內隱斜無法產生作用，因為在遠距通過主覺驗光處方的調節水平應是最低的，所以在主覺驗光處方基礎上增加正鏡或減少負鏡，不會減少調節或產生調節性集合量。

範例 5-3

有一病例之雙眼視覺功能相關測量結果如下：

檢測距離	Phoria	BI	BO	NRA	PRA
6 m	9eso	X/5/3	26/32/24		
40 cm	2exo	15/20/12	16/24/12	+2.50	-5.00
40 cm+1.00D	3exo				

調節幅度＝7.50D；PD＝62 mm

試分析上述病例的雙眼視覺功能是否正常？若異常則其類型為何？處理方式為何？

分析討論：

(1) 遠距隱斜為高度內隱斜，近距眼位在 Morgan 正常值範圍內。計算性 AC/A 值為 1.6，梯度性 AC/A 值為 1，所以 AC/A 值均偏低，ZCSBV 的傾斜度與低 AC/A 比率一致。

(2) 依照 1:1 法則，負融向性聚散(NFV)的恢復值應該與內隱斜量相等或較大。該病例在 6 m 處 NFV 的恢復值為 3^{Δ} 而內隱斜為 9^{Δ}，所以不符合 1:1 法則。

此病例之雙眼視覺異常類型可以確定為「**散開不足**」。

處理方法：

(1) 散開不足的病人首選治療方法為**使用 BO 稜鏡**，依據 1:1 法則建議稜鏡處方為 3^{Δ}BO。

(2) 也可以進行視覺訓練，就是增加在 6 m 處 NFV 的恢復值由 3^{Δ} 達到 9^{Δ} 以上才能滿足 1:1 法則，或者增加 6 m 處的 NFV 的破裂值由 5^{Δ} 至少達 13^{Δ} 以符合 Percival 法則。

（四）散開過度

1. **特徵**：遠距為高度外隱斜而近距隱斜在正常範圍；梯度性 AC/A 值較高以及負相對性調節下降等情形。
2. **症狀**：散開過度病人常有遠距複視和視覺疲勞現象。
3. **治療**：視覺訓練對於散開過度的治療相當有效，因此**視覺訓練**可以作為散開過度的首選治療方法，但遠距使用 BI 稜鏡和附加負球鏡度數也是有效的方法。由於散開過度病人的 AC/A 值較高，故減少正度數或增加負度數可以有效地減少遠距外隱斜。如果增加負球鏡引起近距內隱斜的話，建議採用雙光鏡片的形式，使在近距時有正附加球鏡。

範例 5-4

有一病例之雙眼視覺功能相關測量結果如下：

檢測距離	Phoria	BI	BO	NRA	PRA
6 m	9exo	X/20/12	10/16/6		
40 cm	2exo	18/24/12	14/22/ 9	+1.00	-2.50
40 cm+1.00D	10exo	26/30/18	6/14/2		

調節幅度＝8.25DD；PD＝64 mm

試分析該上述病例的雙眼視覺功能是否正常？若異常則其類型為何？處理方式為何？

分析討論：

(1) 病人之遠距隱斜＝9exo 為高度外向位，近距隱斜＝2exo 在正常範圍，隱斜線和 ZCSBV 區域均向右側傾斜。AC/A 值均偏高（計算性 AC/A 值為 8.8，梯度性 AC/A 值為 8）。

(2) 依照 Sheard 法則，PRC 的幅度應該是外隱斜幅度的兩倍以上。該病例在 6 m 處 PRC＝10^{Δ} 而 exo＝9^{Δ}，所以不符合 Sheard 法則。

此病例之雙眼視覺異常類型可以確定為**「散開過度」**。

處理方法：

(1) 散開過度治療的首選方式為視覺訓練，按 Sheard 法則建議可將 PRC 的幅度（即 BO 界限）增加至少為 18 以上。

(2) 其次可在遠距處方中加入 BI 稜鏡或增加附加負球鏡等。在 6 m 處應用 Sheard 公式計算遠距稜鏡處方大約為 3^{Δ}BI。至於附加負球鏡度數則大約增加–0.37D，因為鏡片的增率一般為 0.25D，所以增加–0.50D。

（五）單純性外隱斜

1. **特徵**：病人在遠距和近距外隱斜量均大於正常範圍的外隱斜；梯度性 AC/A 值大約在正常範圍中；正融像性聚散範圍（BO 的模糊值）可能比正常值低；正鏡至模糊的測量結果也偏低。

2. **症狀**：單純性外隱斜病人常抱怨在近距工作時會出現眼部緊張或頭疼等現象，另外還可能會有遠距或近距工作時相關的視力模糊或複像等症狀。

3. **治療**：單純外隱斜首選的治療方法為**視覺訓練**。如果遠距和近距的外隱斜量大致相等，使用 BI 稜鏡處方也是一種治療方法。但若病人沒有調節方面的問題，也可以增加負球鏡度數來緩解症狀。

範例 5-5

有一病例之雙眼視覺功能相關測量結果如下：

檢測距離	Phoria	BI	BO	NRA	PRA
6 m	7exo	X/14/9	8/18/4		
40 cm	10exo	20/28/14	6/20/2	+1.25	−5.00
40 cm+1.00D	14exo				

調節幅度＝8.25DD；PD＝64 mm

試分析上述病例的雙眼視覺功能是否正常？若異常則其類型為何？處理方式為何？

分析討論：

(1) 病人之遠距隱斜＝7exo，近距隱斜＝10exo 均比正常範圍的值還大。AC/A 值均正常（計算性 AC/A 值為 5.2，梯度性 AC/A 值為 4），ZCSBV 的傾斜度正常，但是區域上向左側移位。

(2) 依照 Sheard 法則，PRC 的幅度應該是外隱斜幅度的兩倍以上。該病例在 6 m 處 PRC＝8^{Δ} 而 exo＝7^{Δ}，在 40 cm 處 PRC＝6^{Δ} 而 exo＝10^{Δ}，所以在 6 m 和 40 cm 處均不符合 Sheard 法則。

此病例之雙眼視覺異常類型可以確定為**「單純性外隱斜」**。

處理方法：

(1) 單純性外隱斜治療的首選方式為視覺訓練，即增加正融像聚散的能力，也就是將 6 m 處之 PRC 值提升至 14^{Δ} 以上，40 cm 處之 PRC 值提升至 20^{Δ}，以符合 Sheard 法則。

(2) 若要用 BI 稜鏡來緩解症狀，根據 Sheard 公式計算所需之稜鏡處方如下：

6 m 處　$P=\frac{2}{3}\times 7-\frac{1}{3}\times 8=2^{\Delta}BI$

40 cm 處　$P=\frac{2}{3}\times 10-\frac{1}{3}\times 6=4.66^{\Delta}BI$

因此若病人不願做視覺訓練，則可以使用約 3^{Δ}BI 的稜鏡處方做全時配戴。

(六) 單純性內隱斜

1. **特徵：**遠距和近距的內隱斜量均大於正常範圍；AC/A 值大致正常；BI 融像性範圍比正常值低；加負鏡至模糊測量結果偏低。

2. **症狀：**單純性內隱斜病人最常見的症狀為近點工作時容易疲勞，另外還有在遠距或近距用眼時偶爾有視力模糊或複像等現象。

3. **治療：**單純性內隱斜首選的治療方法是**使用 BO 稜鏡**，稜鏡處方可以參考遠距和近距之隱斜度數；若遠距和近距的隱斜度數不相等，可以將較低之度數作為稜鏡處方。另一種方法是視覺訓練，改進負融像性聚散。此外，遠視性屈光不正需要完全矯正。如果近距內隱斜明顯大於遠距內隱斜，可以將正鏡近閱讀附加結合 BO 稜鏡處方或者結合視覺訓練，這種情況同時綜合治療單純性隱斜和集合過度（因為 AC/A 比率較高）。

範例 5-6

有一病例之雙眼視覺功能相關測量結果如下：

檢測距離	Phoria	BI	BO	NRA	PRA
6 m	7eso	X/5/2	22/34/14		
40 cm	8eso	8/14/4	28/38/17	+2.50	−1.50
40 cm+1.00D	2eso				

調節幅度＝8.50D；PD＝65 mm

試分析上述病例的雙眼視覺功能是否正常？若異常則其類型為何？處理方式為何？

分析討論：

(1) 病人之遠距隱斜量＝7eso，近距隱斜＝8eso 均比正常範圍的值還大。AC/A 值比正常值稍高（計算性 AC/A 值為 6.3，梯度性 AC/A 值為 6）。BI 界限在 6 m 與 40 cm 處分別為 5^{Δ} 與 8^{Δ} 均比正常值低，因此 ZCSBV 傾斜度與需求線的大致相同，但是比正常圖形向右移。PRA 值為−1.50 比正常值稍低。

(2) 依照 1:1 法則，負融向性聚散(NFV)的恢復值應該與內隱斜量相等或較大。該病例在 6 m 處 NFV 的恢復值為 2^{Δ} 而內隱斜為 7^{Δ}，在 40 cm 處 NFV 的恢復值為 4^{Δ} 而內隱斜為 8^{Δ}，所以遠距與近距均不符合 1:1 法則。

此病例之雙眼視覺異常類型可以確定為「**單純性內隱斜**」。

處理方法：

(1) 單純性內隱斜的病人可以選用 BO 稜鏡來緩解症狀，根據 1:1 法則之公式計算所需之稜鏡處方如下：

$$6\text{ m}: P=\frac{7-2}{2}=2.5^{\Delta}\text{BO}$$

$$40\text{ cm}: P=\frac{8-4}{2}=2^{\Delta}\text{BO}$$

另根據 Percival 法則之公式計算所需之稜鏡處方如下：

$$6\text{ m}: P=\frac{1}{3}\times 22-\frac{2}{3}\times 5=4^{\Delta}\text{BO}$$

$$40\text{ cm}: P=\frac{1}{3}\times 28-\frac{2}{3}\times 8=4^{\Delta}\text{BO}$$

因此可以使用約 3~4^{Δ}BO 的稜鏡處方做全時配戴。

(2) 單純性內隱斜的另一種治療方法是視覺訓練，即增加負融像性聚散的能力，也就是將 6 m 處與 40 cm 處 BI 之恢復值分別提升至 7^{Δ} 與 8^{Δ} 以上，以符合 1:1 法則。也可以將 6 m 與 40 cm 處的 BI 模糊值分別增加至 11^{Δ} 以及 14^{Δ} 以上，以符合 Percival 法則。

(七) 融像性聚散減低

1. **特徵**：在此類病例類型中，其遠距和近距之隱斜量均在正常範圍之內，AC/A 值也正常，但是 BI 和 BO 融像性聚散值均**低於正常範圍**，調節幅度和調節滯後量均為正常。

2. **症狀**：融像性聚散減低情形又稱為「縮減性融像聚散」，病人在閱讀或近距工作時常抱怨會有視覺疲勞之症狀。

3. **治療**：**視覺訓練**為融像性聚散減低治療的首選方式，以改善正／負融像聚散兩方向的數值可至正常範圍以上為目的。另外，縮減性融像聚散功能可能因感覺融像之障礙而引起，例如屈光不正未矯正、不等像情形、單眼抑制或因未矯正之垂直偏斜所引起等，因此治療時應涵蓋以上問題去解決。

範例 5-7

有一病例之雙眼視覺功能相關測量結果如下：

檢測距離	Phoria	BI	BO	NRA	PRA
6 m	1eso	X/4/2	6/12/4		
40 cm	2exo	7/12/4	8/14/3	+1.25	−1.25
40 cm+1.00D	6exo				

調節幅度＝8.75D；PD＝64 mm；近點集合＝7 cm

試分析上述病例的雙眼視覺功能是否正常？若異常則其類型為何？處理的首選方式為何？

分析討論：

(1) 遠距隱斜為 1eso、近距隱斜為 2exo 均在正常範圍內，AC/A 值正常（計算性 AC/A 值為 5.6，梯度性 AC/A 值為 4）。

(2) ZCSBV 圖形之傾斜度看起來正常，但是區域非常狹窄。因為 NRC、PRC、NRA 和 PRA 這些數值均為偏低。

此病例之雙眼視覺異常類型可以確定為**「融像性聚散減低」**。

處理方法：

此類型之病人治療的首選方法為**視覺訓練**，訓練目的以提升負融像性聚散和正融像性聚散功能為主，讓遠距與近距處 BI 和 BO 的數值可以等於或超過 Morgan 的平均值。

（八）假性集合不足

1. **特徵：**假性集合不足病人的遠距隱斜量正常，近距為高度外隱斜；正相對集合可能低或正常；調節幅度下降，調節滯後量異常的高。該類型障礙的發生是因為調節幅度的下降，所以在測量近距隱斜時其調節性集合量也減少。此外，AC/A 值有偏低的情形，是由於近距隱斜測量時調節滯後量異常高以及 NPC 後退所致。

2. **症狀**：假性集合不足病人在注視近物時有疊影、複視、模糊以及聚焦困難等症狀，閱讀時字體易出現流動感與跳動情形，同時眼部會出現痠痛，因此近距離閱讀時無法集中注意力。

3. **治療**：假性集合不足實際上是一種調節不足的障礙，而不是真的集合不足，因此，治療是針對**調節問題**進行處理。一般採用近點正鏡附加來處理調節滯後量偏高情形，其次可以通過**視覺訓練**改進調節功能。

範例 5-8

有一病例其年齡為 20 歲，雙眼視覺功能相關測量結果如下：

檢測距離	Phoria	BI	BO	NRA	PRA
6 m	Ortho	X/12/6	18/24/16		
40 cm	11exo	18/28/12	14/20/16	+2.50	–3.50
40 cm+1.00D	13exo	18/26/16	15/22/12		

調節幅度＝6.00D；PD＝66 mm；近點集合＝14 cm

試分析上述病例的雙眼視覺功能是否正常？若異常則其類型為何？處理方式為何？

分析討論：

遠距隱斜為正位、近距 11exo 為高度外隱斜，AC/A 值偏低（梯度性 AC/A 值為 2），集合近點大於 12 cm，調節幅度下降（此一年齡正常值為 10D 以上）。

此病例之雙眼視覺異常類型可以確定為**「假性集合不足」**。

處理方法：

此類型病人的治療方法有兩種，首先可以近用正附加球鏡來處理調節滯後量偏高的情形，其次可以通過視覺訓練讓調節幅度值上升。

三、各種類型聚散異常的主要參數與治療方式總整理

表 5-1

	病例類型	視遠隱斜	視近隱斜	AC/A 值	其他參數檢查結果	首選治療方式
1	集合不足	正常	高度外隱斜	低	NPC 減退，調節正常	視覺訓練
2	集合過度	正常	高度內隱斜	高	視近 NRC 低，PRA 低	正附加球鏡
3	散開不足	內隱斜	正常	低	視遠低 NRC	BO 稜鏡
4	散開過度	高度外隱斜	正常	高	視遠低 PRC	視覺訓練
5	單純外隱斜	高度外隱斜	高度外隱斜	中等	視近、視遠低 PRC	視覺訓練
6	單純內隱斜	內隱斜	內隱斜	中等	視近、視遠低 NRC	BO 稜鏡
7	融像聚散減退	正常	正常	正常	融像聚散範圍小；聚散靈活度低；NRA 和 PRA 低	視覺訓練
8	假性集合不足	正常	高度外隱斜	低	NPC 減退；調節幅度低；調節滯後高	近用正附加球鏡

5-2 非老花性調節系統異常

非老花者的調節異常是指年齡上未到達老花者，但卻出現了調節功能上的問題，因此近距離工作時會出現視力模糊、頭痛與眼部不適等症狀，在非老花者中調節功能失調的情形相當常見。對於此種調節失調，可藉由臨床上的檢測發現實質問題，並對其分析做出診斷後設計有效的處理方法，例如**屈光矯正**、**正鏡附加**、**視覺訓練**等。

一、調節功能的檢查、分析與異常類型

對調節問題的認識首先是在瞭解病人的主訴情形和相關症狀下，進行相關調節功能的測量。調節功能的臨床測量可分為四類：**1.調節幅度**；**2.調節靈敏度**；**3.調節狀態**（即調節滯後或超前等）的直接或間接測量；**4.相對性調節**（即正／負相對性調節）。測量數據的綜合分析，是雙眼視覺功能異常的診斷依據。

調節功能異常在症狀上的基本表現為視物模糊、相應的頭痛與眼疲等非特異性症狀，根據每一項調節功能的特性，將其異常的類型分類為以下四項：

1. 調節不足

病人會有視覺疲勞、近距離視物模糊、畏光流淚，並可伴一系列特異性全身症狀，如頭痛、全身乏力等。臨床檢查發現病人具低調節幅度、調節靈敏度負片檢查速度變慢以及正相對性調節偏低等情形。

2. 調節靈敏度下降

病人反應視近物一段時間後再視遠及視近，會出現均不清楚的情形。臨床檢查發現病人調節幅度和調節狀態皆正常，但調節靈敏度下降，同時正／負相對性調節可能都會偏低。

3. 調節疲勞

病人剛開始注視近物或閱讀時視力均正常，但隨著時間的延長其視力卻逐漸下降，並出現模糊等情形。臨床檢查發現病人之調節幅度、調節滯後量和調節靈敏度在檢測初期均正常，一段時間重複測量調節幅度和調節靈敏度會皆出現下降情形，同時其調節滯後量會增加，且正相對性調節為正常或偏低。

4. 調節過度

病人在近距離閱讀時經常抱怨會出現複視、影像模糊與視覺疲勞之情形，嚴重時還會出現一系列特異性全身症狀，如頭痛、全身乏力等。臨床檢查發現其調節幅度值正常，調節靈活度在正鏡片時速度減慢，負相對性調節為正常或偏低。

二、調節功能異常的病例診斷

（一）調節不足 (Accommodative Insufficiency)

1. **特徵**：臨床檢測常見的特徵為調節幅度低於相應年齡所應具備的幅度、調節靈活度測量在負鏡片面時速度減慢，負相對調節正常，正相對調節減低；有時候檢測表現為假性集合不足。
2. **症狀**：病人會出現視覺疲勞、遠距和近距視物均模糊、偶爾有畏光流淚等情形，嚴重時還會有一系列非特異性全身症狀，如頭痛、脖子僵硬、全身乏力等。
3. **治療**：治療調節不足的主要目的是在消除疲勞症狀並改進調節能力。先以推進法測出調節幅度值，再與 Hofstetter 年齡公式的調節幅度範圍進行比較，如果推進法測量的調節幅度少於最小期望值，則需要使用近附加正球鏡；如果不能發現任何影響調節的器質性病變因素，也可以採用視覺訓練來改進調節功能。若調節幅度在重複測量過程中逐漸下降，需要再做視覺訓練或者再給予正附加球鏡。

範例 5-9

有一位 19 歲女學生主訴近來看書時出現頭疼、眼疲等症狀，未戴過眼鏡。

驗光結果：OD: −1.50DS　VA: 1.0

　　　　　OS: −1.00DS　VA: 1.0

雙眼視覺功能檢查結果：

調節幅度 OD: 7.50D OS: 7.00D ； NRA/PRA: +2.25/−1.75

調節靈敏度(±2.00D) OD: 7.50 cpm OS: 7cpm OU: 5cpm；

FCC＝+1.00D

遠距及近距隱斜均在正常範圍

試分析上述病例的雙眼視覺功能是否正常？若異常則其類型為何？處理方式為何？

分析討論：

(1) 19 歲之最小調節幅度應至少有 10D 以上，該病人雙眼之調節幅度(OD:7.50D OS:7.00D)均小於 10D。

(2) 病人之 PRA 值(−1.75)低於正常值，同時 FCC＝+1.00D 為調節滯後現象，另外調節靈敏度(OD:7.50cpm OS:7cpm OU:5cpm)也低於正常值。

此病例之雙眼視覺異常類型可以確定為「**調節不足**」。

處理方法：

(1) 調節不足治療的首選方式為**視覺訓練**。

(2) 對於症狀明顯且需要長時間近距離用眼者，可考慮給予近附加正球鏡。

(二) 調節靈敏度下降

1. **特徵**：臨床調節功能檢查可發現調節幅度正常且無調節滯後情形、調節靈敏度明顯下降、正負相對性調節均降低。
2. **症狀**：最常見的臨床症狀為看近物後到看遠物或從看遠物到看近物，會出現視物模糊情形、閱讀困難及注意力下降，希望盡可能避免近距離工作。
3. **治療**：調節靈敏度下降的治療方法主要為「**調節擺動法**」之視覺訓練，以此改進靈活度。據研究顯示，調節擺動訓練能成功改進靈敏度的速率，同時可以改進調節能力和速度來緩解眼部症狀。

範例 5-10

小學三年級之 9 歲女學生，主訴上課時抄寫筆記後再抬頭看黑板時出現視物模糊情形。

驗光結果：OD: −3.00DS　VA: 1.0
　　　　　OS: −3.00DS　VA: 1.0

雙眼視覺功能檢查結果：

調節幅度 OD: 12D　OS: 12D　；　NRA/PRA: +2.50/−2.50

調節靈敏度(±2.00D) OD:4 cpm　OS: 4 cpm　OU: 2 cpm　；

FCC＝+0.25D

遠距及近距隱斜均在正常範圍。

試分析上述病例的雙眼視覺功能是否正常？若異常則其類型為何？處理方式為何？

分析討論：

(1) 9 歲年齡之最小調節幅度應至少有 13D 以上，而該病人雙眼之調節幅度(OD:12D OS:12D)接近正常值。

(2) 病人之 NRA/PRA 值(+2.50/−2.50)與 FCC 值(+0.25D)均正常，另外調節靈敏度(OD: 4 cpm OS: 4 cpm OU: 2 cpm)比正常值還低。

此病例之雙眼視覺異常類型可以確定為**「調節靈敏度下降」**。

處理方法：

調節靈敏度下降治療的首選方式為**視覺訓練**，因此可以使用±2.00D 之翻轉鏡進行調節擺動訓練來改進反應靈敏度。

(三) 調節疲勞 (Accommodative Fatigue)

1. **特徵：**調節功能檢查可發現調節幅度和調節靈活度在開始測量時正常，重複測量過程中逐步下降；調節滯後量開始正常，持續近距離工作後測量值增高，PRA 正常或偏低。

2. **症狀**：病人表現為閱讀初期視力正常，隨著時間延長出現視力下降、閱讀出現模糊與疲勞現象。

3. **治療**：調節疲勞的處理方法為**視覺訓練**或**正鏡附加**。

範例 5-11

男性大學生 20 歲，主訴看書超過 30 分鐘後就會覺得看不清楚且出現模糊與疲勞症狀。

驗光結果：OD: PL　　　VA: 1.0

OS: −0.50DS　VA: 1.2

雙眼視覺功能檢查結果：

調節幅度 OD: 9D　OS: 9D　；　NRA/PRA: +2.50/−1.25

調節靈敏度(±2.00D) OD: 5.5 cpm　OS: 6 cpm　OU: 5 cpm

FCC＝+0.25D

再次測量時單眼與雙眼之調節靈敏度均下降，

遠距及近距隱斜均在正常範圍。

試分析上述病例的雙眼視覺功能是否正常？若異常則其類型為何？處理方式為何？

分析討論：

(1) 年齡 20 歲之最小調節幅度應至少有 10D 以上，該病人雙眼之調節幅度(OD: 9D OS: 9D)接近正常值。

(2) 病人之 PRA 值(−1.25)低於正常值，FCC 值(+0.25D)正常；另外調節靈敏度(OD: 5.5 cpm OS: 6 cpm OU: 5 cpm)降低，且負鏡片通過困難，亦不能持久。

此病例之雙眼視覺異常類型可以確定為「**調節疲勞**」。

處理方法：

調節疲勞的治療可以選擇做調節訓練，藉此增加調節幅度與持久性。

（四）調節過度 (Accommodative Excess)

1. **特徵**：臨床檢查可發現病人之調節幅度較正常年齡最小調節幅度值多 2D，單眼調節靈敏度下降（在正鏡片面時速度減慢），調節狀態出現超前現象，負相對調節值偏低，有時表現為高度外隱斜。

2. **症狀**：病人表現為閱讀時常常出現雙重像或模糊像和視覺疲勞，會畏光或對光線敏感、視遠轉視近時出現聚焦困難，嚴重時會產生眼部或全身的非特異性症狀，如頭痛等情形。

3. **治療**：如果出現高度外隱斜可以通過**視覺訓練**放鬆調節，視覺訓練可以改進正融像聚散能力。通過對調節測量、分析、診斷和分類，將有助於處理方法的選擇，並預知處理方法的效果。

範例 5-12

男性電腦打字人員 26 歲，主訴工作後眼睛很累，到下班時出現模糊與疲勞症狀，戴鏡已 10 年。

原眼鏡度數：		驗光結果：	
R: −2.25DS	VA: 1.0	OD: −1.50DS	VA: 1.0
L: −2.50DS	VA: 1.0	OS: −1.75DS	VA: 1.0

雙眼視覺功能檢查結果：

調節幅度 OD: 10D　OS: 10D　；　NRA/PRA: +1.50/−3.00

調節靈敏度(±2.00D) OD: 6.5 cpm　OS: 7 cpm　OU: 6 cpm　；

FCC＝ − 0.75D

遠距及近距隱斜均在正常範圍。

試分析上述病例的雙眼視覺功能是否正常？若異常則其類型為何？處理方式為何？

分析討論：

(1) 年齡 26 歲之最小調節幅度應至少有 8D 以上，而該病人雙眼之調節幅度(OD: 10D OS: 10D)大於最小調節幅度值。

(2) 調節反應為超前狀態(FCC＝−0.75D)，負相對性調節(NRA＝+1.50)低於正常值，另外調節靈敏度(OD: 6.5 cpm OS: 7 cpm OU: 6 cpm)均下降。

此病例為長期配戴過度矯正之眼鏡所導致**「調節過度」**的視覺異常現象。

處理方法：

可以更換正確度數的眼鏡後再進行調節訓練。

三、各種調節異常類型的主要參數與治療方式總整理

表 5-2 總結調節功能各種異常類型及特徵與治療方式。

表 5-2：調節功能異常類型及檢測資料

	類型	特徵	治療方式
1	**調節不足**	(1) 調節幅度低於該年齡所應具備的幅度 (2) 調節滯後量較高 (3) 調節靈敏度在負鏡時速度變慢 (4) NRA 正常，PRA 較低	**調節訓練**或使用**近附加正球鏡**
2	**調節靈敏度下降**	(1) 調節幅度正常 (2) 調節滯後量正常 (3) 調節靈敏度下降 (4) NRA 與 PRA 均偏低	**調節訓練**
3	**調節疲勞**	(1) 調節幅度開始測時正常，重複再測時逐漸下降 (2) 調節滯後量開始測時正常，持續近距工作後逐漸增加 (3) 調節靈敏度開始時正常，持續近距工作後逐漸下降 (4) NRA 與 PRA 正常或偏低	**調節訓練**

表 5-2：調節功能異常類型及檢測資料（續）

	類 型	特 徵	治療方式
4	調節過度	(1) 調節幅度正常 (2) 調節超前現象 (3) 調節靈敏度在正鏡時速度變慢 (4) NRA 正常或偏低	調節訓練

5-3 老花性調節障礙

老花眼或稱老視，是指「**隨著年齡的增長而正常發生的調節能力減低，需要正附加球鏡才能舒適地看清近物**」。一般人在 45 歲左右其調節幅度下降至 4D 以下，有時候將調節近點縮退至 25 cm 之外處者也開始出現老花情形。老花病人的最初症狀是近距視力模糊或者閱讀細小文字有困難，老花者經常陳述需要將閱讀物品移遠一些才可以增進閱讀物的清晰度，並常會抱怨在近距閱讀時會出現眼球牽拉感或緊張感，以及容易疲勞之現象。

一、老花者的調節幅度

老花即調節幅度因為年齡增加而下降所出現的情形。調節幅度的定義是「相對於鏡架平面之參考點的調節遠點和調節近點（以屈光度表示）的差異」。一般情況下，調節幅度的測量是從所配戴的矯正眼鏡平面測量至調節近點的距離，分別用左、右單眼和雙眼推進測量方法測量調節近點位置，如果被測者在測試過程中所配戴的眼鏡不是正確的主覺驗光處方眼鏡，則需對其結果進行調整，也就是如果為正鏡不足則需增加數值；如果是負鏡不足則需減少數值。調節幅度的公式如下：

$$\text{調節幅度} = \frac{100}{\text{NPA(cm)}} + (\text{R.E.} - \text{L}) \qquad \text{(5-2)式}$$

其中 NPA：調節近點（單位為 cm）。

R.E.：被檢者屈光不正的度數。

L　：測量過程中所配戴眼鏡的度數。

調節幅度隨年齡的增加而逐步下降的情形是可以預測的，如圖 5-1(a)。有各種表格描繪某年齡段調節幅度正常值，也有與年齡變化有關的調節幅度公式可採用，Hofstetter 根據 Donders、Duane 和 Kaufman 的資料歸納以下公式：

A. 最大幅度＝25－0.4×年齡

B. 平均幅度＝18.5－0.3×年齡　　(5-3)式

C. 最小幅度＝15－0.25×年齡

以上(5-3)式之 A~C 公式可應用至 60 歲，因為 60 歲左右為絕對性老視，即調節能力已經完全喪失，60 歲以上調節幅度的正常值範圍約為 0~1.00D，絕對性老花的人經常也有調節幅度達 1.00D，這是因為眼睛景深的關係，如圖 5-1(b)中的 A~C 可對應至(5-4)式。

正視眼		
年齡	調節幅度(D)	近點位置(cm)
10	14.0	7.0
20	10.0	10.0
30	7.0	14.2
40	4.5	22.2
45	3.5	28.5
50	2.5	40.0
55	1.75	57.0
60	1.00	100.0
65	0.50	200.0
70	0.25	400.00

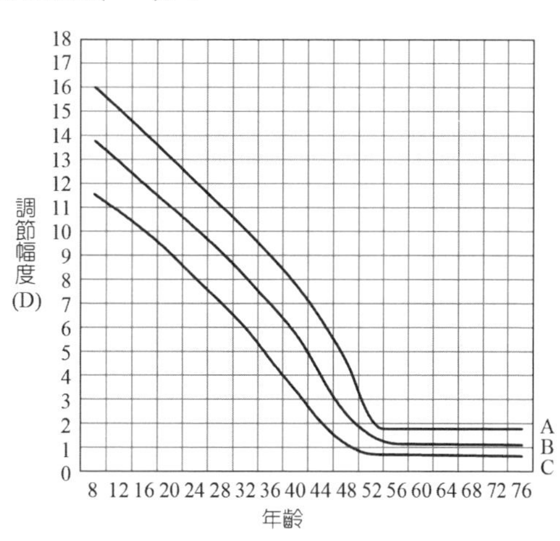

(a) Duane's 調節力與年齡的關係表　(b) Hofstetter 調節力與年齡的關係圖

圖 5-1

二、驗配老花附加鏡的規則和測量

考慮到老花者的需求、愛好和先前的眼鏡處方，同時有許多大致的規則可以確定附加鏡片的度數，規則之一就是**保留一半的調節幅度**作儲備，換言之，不要使用一半以上的調節幅度來進行視覺工作，因為容易產生視覺疲勞與無法持久用眼，此規則的應用要先確定老花者個人的習慣性工作距離，因此，此規則可用以下公式來表達：

$$\text{近附加度數} = \frac{1}{\text{工作距離(m)}} - \frac{\text{調節幅度}}{2} \qquad \text{(5-4)式}$$

例如有一老花者其剩餘的調節幅度為 1.50D，若工作距離為 40 cm，根據上述規則計算所需之近附加度數 $= \frac{1}{0.4} - \frac{1.50}{2} = 2.50\text{D} - 0.75\text{D} =$ 1.75D。

至於精確閱讀附加鏡片度數的第二個規則，是將加正鏡至模糊(NRA)和加負鏡至模糊(PRA)的測量結果平衡，該規則說明合適的近用附加度可以**使得 NRA 和 PRA 相等**，如果通過附加鏡的調整不能達到 NRA＝PRA，則加正鏡至模糊應該比加負鏡至模糊大 0.25D，因為附加度數的增率為 0.25D。該規則適合個體常用的工作距離，只要圖形中加負鏡至模糊點和加正鏡至模糊點各落在 ZCSBV 頂部（調節幅度線）和底部，而不是各落在 ZCSBV 的左右側，則此時所精確的閱讀附加度數也與保留一半調節幅度儲備的規則是相同的。所以，精確近附加度數的公式如下：

$$\text{精確近附加度數} = \text{近附加度數} + \frac{(\text{NRA} + \text{PRA})}{2} \qquad \text{(5-5)式}$$

假設有一老花者其近距用眼工作距離為 40 cm，若在 40 cm 處之近附加度數為+2.00D 時的加正鏡至模糊值 NRA＝+0.50D，加負鏡至模糊值 PRA＝−1.00D，因此精確近附加度數以(5-5)式計算應為+1.75D。如果使用了+1.75D 的閱讀附加，正好在加正鏡至模糊和加負鏡至模糊的當中，各為 0.75D。

使用近點融合交叉柱鏡(FCC)測量也可以獲得老花近附加初始值，然後再檢測 NRA、PRA 和調節範圍等來精確最終之老花近附加度數，所採用的計算式如(5-5)式。

融合交叉柱鏡(FCC)主要用來測量病人調節反應所產生的滯後量，它可能會給予初始老花者過高的近附加度數，但對於年長老花者則近附加度數會很接近其最終之老花近附加度數。針對初始老花者可以採用正球鏡添加測量法做檢查，也就是測量開始時先用遠距主覺驗光處方，然後注視 40 cm 處或習慣近工作距離的 1.0 視標，或者被測量者最佳視力的視標，以+0.25D 的增率逐步增加正球鏡，這時請被測者回覆何時視標開始可判讀，記錄此時之附加度數，然後再以 0.25D 增率逐漸再增加正球鏡，請被測者回覆何時視標最清晰，此時的球鏡度數即為老花近附加初始值，再通過 NRA、PRA、調節範圍數值等可以進一步精確最終之閱讀近附加度數。通常最後的近附加處方大約會比正鏡添加法所得到的初始可閱讀正鏡附加值多 0.50D 左右。

三、老花者的雙眼單視清晰區

老花者的雙眼單視清晰區(ZCSBV)的幾個基本變量可能都保持不變，只有圖形高度（調節幅度）下降而已，以下為老花者一般臨床測量結果對 ZCSBV 的幾種明顯變化，這些或許直接或間接與調節幅度下降有關：

1. 近距測量時外隱斜量增加或內隱斜量下降，這是由於正附加球鏡取代了調節，所以調節性集合(AC)的量減少所致。

2. 同樣也由於正附加球鏡減少了調節性集合，將使得近用距離位置之 BI 模糊、破裂和恢復值會增加，但是 BO 的模糊、破裂和恢復值則為減少。

3. BO 可能沒有模糊點就先出現破裂現象，這是因為老花者無法在該測量時做出足夠的調節而獲得模糊像。

4. 由於調節幅度的下降，也會使得加負鏡至模糊(PRA)的測量值也偏低。

5. ZCSBV 圖形之右上角的 BO 界限可能會朝右擴展，形成尾狀或尖峰狀，這種情形可能是當調節刺激量等於或者接近老花者的調節幅度時，因為調節的神經刺激增加，從而出現了更大的調節性集合所致。

6. 由於老花的調節幅度較低，因此 BI 模糊線、隱斜線和 BO 模糊線等相對會比較短，使得 ZCSBV 的高度下降。假如測量時有一些誤差出現就會引起相對明顯 ZCSBV 坡度的變形，因此要防止這種變形的現象可以請老花者配戴多個近附加鏡，或是避免讓老花者配戴幾乎竭盡調節幅度的附加鏡片，也可將繪圖表中的垂直（調節刺激）和水平（集合）座標的刻度值擴大來繪製 ZCSBV 區域。

四、老花者的外隱斜與正附加球鏡的相關性

一般人若是近距位置為高度外隱斜時，則有可能出現複視或視覺疲勞等症狀，但也有可能不會。然而具有較高近距外隱斜量的老花者，會比等量外隱斜的非老花者較少有症狀出現，這是因為老花者在近距時將使用更多的調節性集合量來滿足融像需求，同時老花者比年輕者會將所視之物體持較遠的位置來閱讀。

當老花者因外隱斜造成視覺疲勞時，可以採取的矯正方法如下：

1. 使用雙光眼鏡時可將近附加子片的光心偏移產生 BI 稜鏡效果，因此可能需要用直徑較寬的子片。

2. 近距工作時再配一副具有 BI 稜鏡或偏心處方的單光眼鏡。

3. 通過視覺訓練增加正融像集合量。此種訓練據國外研究顯示在老花者中有很高的成功率。

範例 5-13

有一老花病例其雙眼視覺功能相關測量結果如下：

檢測距離	Phoria	BI	BO	NRA	PRA
6 m	1exo	X/12/4	X/18/12		
40 cm+0.50D	8exo	22/26/16	12/16/4	+2.00	−1.50
40 cm+1.50D	13exo	25/28/16	6/10/2		

調節幅度＝3.50D；工作距離＝40 cm

(1) 如果一半的調節幅度用於儲備，則合適的近附加度數將為何？

(2) 繪製該病例 ZCSBV 區。

解答：

(1) 近附加度數＝$\frac{1}{\text{工作距離(m)}}-\frac{\text{調節幅度}}{2}$

近附加度數＝$\frac{1}{0.4}-\frac{3.50}{2}=+0.75\text{D}$

附加+0.75D 後，使得加正鏡至模糊的測量結果等於加負鏡至模糊的測量結果，因此最終近附加度數為+0.75D。

(2) 如果在圖形上確定好+0.75D，可以推測隱斜量將約為 9^{Δ} 外隱斜，BO 儲備量（模糊值）將約為 11^{Δ}，這樣的附加度數不能滿足 Sheard 準則（BO 儲備量應為外隱斜量的兩倍以上）。如果病人有**複視**或**視覺疲勞**等症狀則可應用加入 **BI 稜鏡**處方或是進行視覺訓練來矯正。

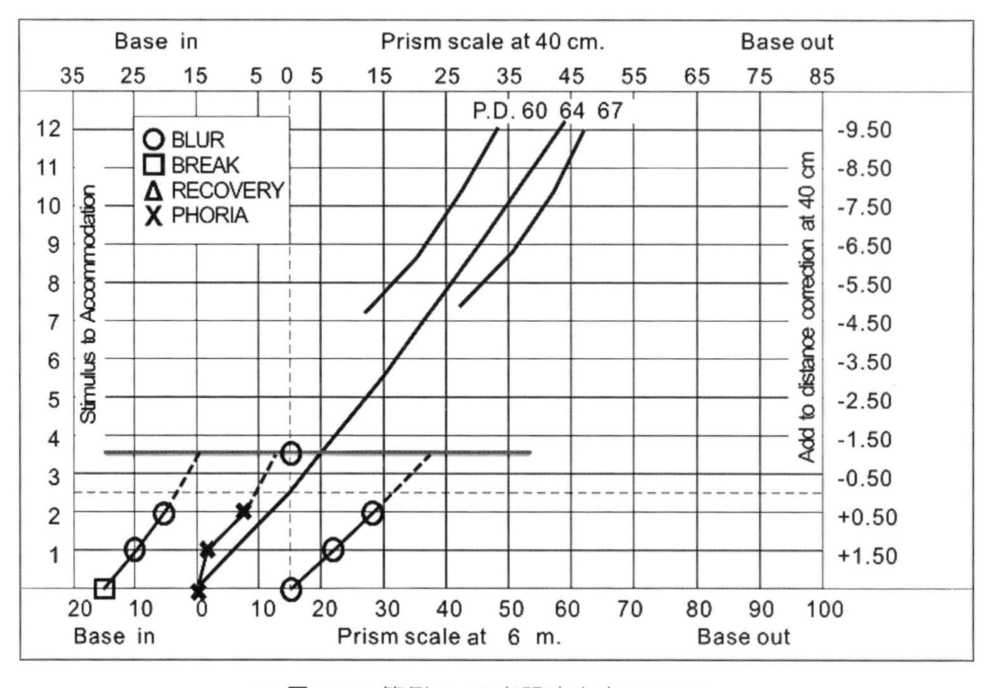

圖 5-2：範例 5-13 老視病人之 ZCSBV。

範例 5-14

病人為 60 歲大學教授，其雙眼視覺功能相關測量結果如下：

檢測距離	Phoria	BI	BO	NRA	PRA
6 m	2exo	X/12/8	X/12/14		
40 cm+1.75D	12exo	X/22/16	X/6/0		
40 cm+2.00D	14exo	24/28/14	X/8/2	+0.75	−0.75

調節幅度＝2.00D；工作距離＝33 cm

(1)如果一半的調節幅度用於儲備，則合適的近附加度數將為何？

(2)繪製該病例 ZCSBV 區。

解答：

(1) 近附加度數 $= \dfrac{1}{\text{工作距離}(m)} - \dfrac{\text{調節幅度}}{2}$

近附加度數 $= \dfrac{1}{0.33} - \dfrac{2.00}{2} = +2.00\text{D}$

當附加為+1.75D 時，加正鏡至模糊和加負鏡至模糊的測量結果相等，所以根據病人的原先處方和症狀情況，所選用的閱讀附加為+1.75D 或+2.00D，由於病人的 AC/A 值較高，通過+2.00D 附加球鏡的外隱斜量比通過+1.75D 時約高 2^{Δ}。基於這種情況可能選擇較低度數的附加球為佳，因此最終的近附加度數為+1.75D。

(2) 即使是使用+1.75D 低度數附加鏡片仍然未符合 Sheard 準則，故病人有症狀的話應採用一些矯正方法，如加入 BI 稜鏡處方或是進行視覺訓練來矯正。

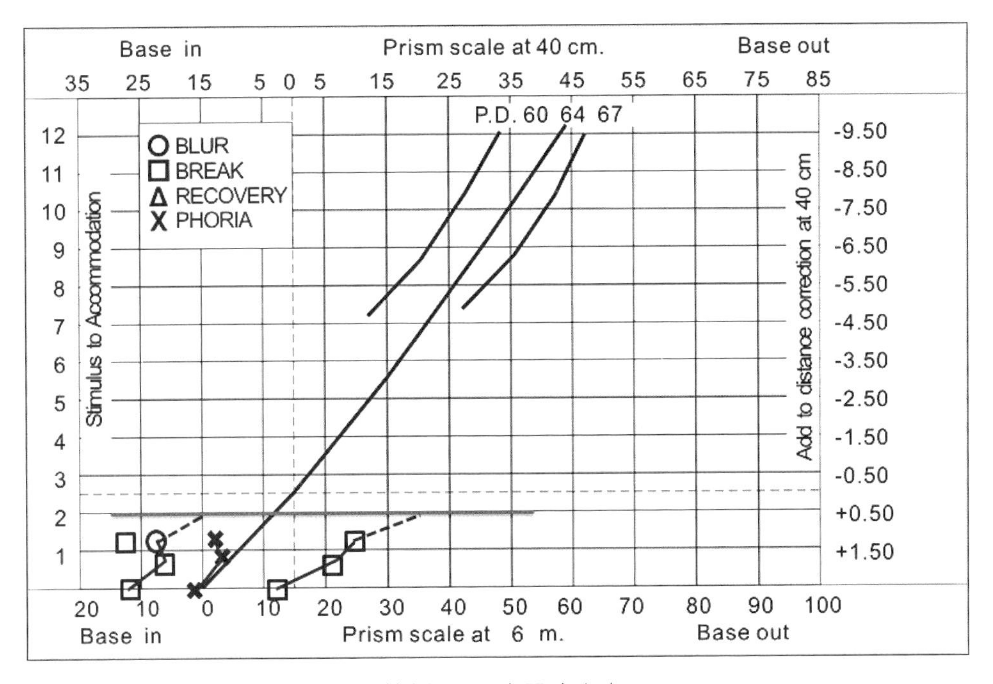

圖 5-3：範例 5-14 老視病人之 ZCSBV。

5-4 垂直位雙眼平衡失調

一、垂直位平衡的測量

垂直位平衡失調如同水平位平衡失調一樣，也可能是引起視覺問題的原因。垂直位平衡失調的人可能會抱怨眼球周圍有牽拉感、頭痛、視覺疲勞、閱讀時跳行或漏失位置以及複視，尤其上下重疊複視等，如果遇到病人有上述症狀但無其他原因時，應該檢測垂直眼位的情況。

垂直位雙眼平衡的測量有許多方法，如：**遮蓋試驗時的垂直移動**、**分離性垂直隱斜測量**、von Gerafe **方法**、Maddox **桿**、**立體鏡**等，皆可以發現垂直位的平衡異常現象。臨床上可採用兩種以上的方法來驗證其測量結果，因為不同儀器或不同距離所測量的垂直分離性隱斜通常無明顯差異，如果分離性垂直隱斜不等於零，則應再檢查相聯性垂直隱斜量，也就是將垂直注視的視差減少至零所需的垂直稜鏡量。

因為調節性集合不會影響垂直隱斜量，所以球性鏡片附加不用於治療原發性垂直平衡失調。對於高度屈光不正病例，要確保驗光過程中綜合驗光儀或眼鏡無傾斜，以避免鏡片誘發產生垂直隱斜。在綜合驗光儀中解決這個問題的方法，就是調整病人的位置，使其只能通過針孔注視視標，然後再次測量隱斜量。

二、垂直位雙眼平衡失調的治療

垂直位雙眼平衡失調的治療首選方法為**使用垂直稜鏡**，普遍來說視覺訓練效果較差。一般將 BD 的破裂值與 BU 的破裂值兩者之差定義為垂直融像幅度，因此矯正所需的稜鏡量可使用以下公式獲得：

$$稜鏡=\frac{\text{BD的破裂值}-\text{BU的破裂值}}{2} \quad (5\text{-}6)式$$

如果稜鏡值為正，則稜鏡方向為 BD；如果稜鏡值為負，則稜鏡方向為 BU。

當雙眼隱斜情形為垂直平衡失調與垂直融像幅度所指明的平衡失調不一致時，可根據上述公式獲得所需稜鏡，稜鏡處方值應該等於融像性幅度。正如這兩類測試所獲得的水平融像的水平聚散度有差異結果一樣，有些臨床視光師建議對垂直隱斜的病人可進行視覺訓練以改善雙眼視覺的舒適度，雖然視覺訓練後可能依然需要稜鏡處方但仍值得嘗試。

垂直隱斜的視覺訓練可以將水平聚散訓練、垂直聚散訓練和抗抑制訓練結合在一起。關於具有垂直稜鏡適應現象的病人往往無症狀，一般來說，對無症狀的病人不應配給垂直稜鏡處方。雖然垂直注視視差曲線不如水平曲線那麼常用，但也可以用注視視差測量儀進行繪製，也可以將 Wesson 注視視差卡旋轉 90 度用，以確定垂直注視視差，如圖 5-4。如此一來，兩條注視視差線成為水平方向。

大部分垂直注視視差曲線符合一條直線，垂直視差隱斜等於將垂直注視視差降到零時的垂直度數。Mallet 裝置、Bernell 燈式隱斜裝置、AO 偏振立體幻燈或 Borish 卡片等均可以用於測量垂直注視視差的量。垂直注視視差曲線的 x 截斷是相聯隱斜。相聯性垂直隱斜是垂直稜鏡處方的最佳方法似乎已達共識。如果相聯性垂直隱斜為零，不配稜鏡處方。稜鏡處方應該等於相聯性隱斜，這樣處方的稜鏡，即使只有一個或半個稜鏡度，也能緩解垂直隱斜的臨床症狀。建議在驗配垂直稜鏡時，一定要測量遠距和近距在直視和下視時的相聯性隱斜。

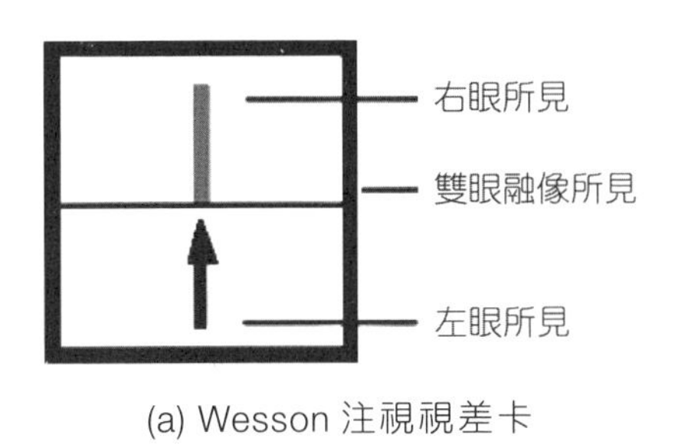

(a) Wesson 注視視差卡

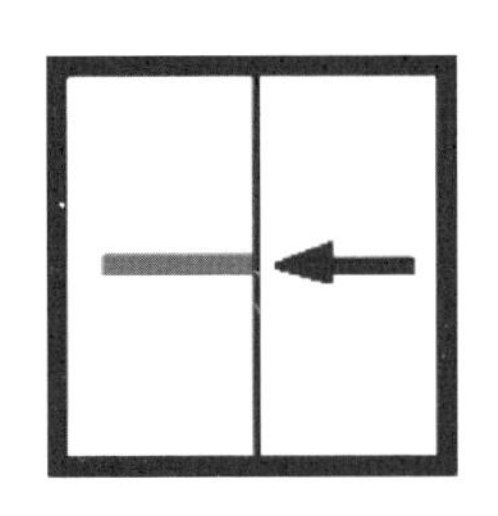

(b)旋轉 90 度可測垂直隱斜

圖 5-4

國外曾報導評估垂直稜鏡接受性的主觀方法，該方法是將所配的稜鏡放在試鏡架上，讓病人看遠距和近距最佳視力的視標，要求病人說明視力是否有所改進，或者主觀上是否有症狀緩解，然後旋轉稜鏡至其他方向並重複上述步驟，以檢驗稜鏡是否僅有安慰效果。如果病人主觀上所認定的稜鏡底方向與原測量的一致，則給予這樣的處方。

總之，垂直平衡失調如屬以下情況則應使用稜鏡：

1. 伴有明顯的眼部症狀。
2. 多種測量結果恆定。
3. 分離性垂直隱斜與垂直注視視差方向相同。
4. 無明顯的稜鏡適應。相聯性隱斜可以作為驗配垂直稜鏡度數處方的基本參數。

5-5 雙眼固視偏差

一、固視偏差(Fixation Disparity)的檢測

當雙眼固視一物體時，影像並沒有確實刺激雙眼網膜對應點，但仍落在 Panum's 融像區內，因此能夠雙眼單視。固視偏差的存在表示，在雙眼視的情況下，兩眼的視線有輕微的過度聚合（內斜的固視偏差）或聚合不足（外斜的固視偏差）。這樣的偏差是很微小的，否則不可能有感覺性的融像。

固視偏差的單位通常用**分弧**(arc mimute)來測量，如果表示成稜鏡度，通常小於 0.25^{Δ}，並且幾乎不可能超過 0.75^{Δ}。固視偏差通常用主觀性的測量，比較雙眼各看一個視標的對齊情況。整個測試圖形中，除了中央固視區用來對齊的小線段之外，其他周圍的圖形都是雙眼同視的。因此固視偏差的量等於所測試之融像目標的聚合刺激與雙眼主觀性角度

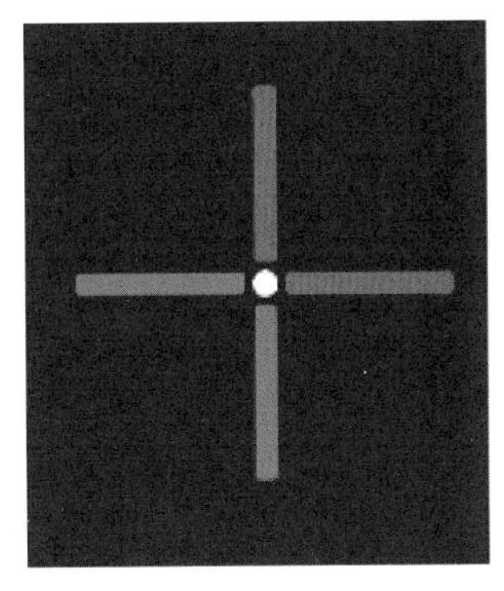
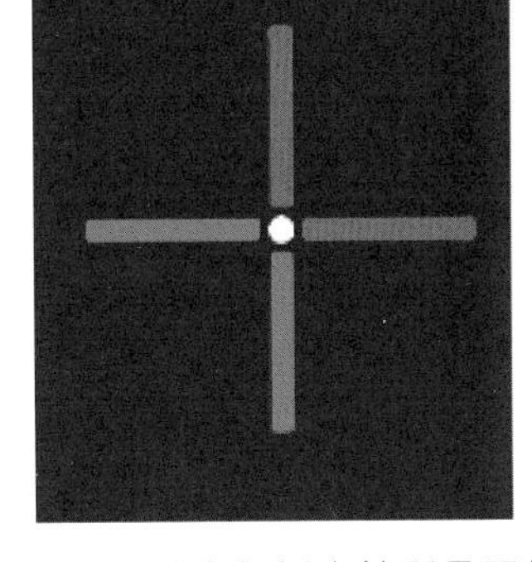

(a) 雙眼前未加偏光鏡所見視標

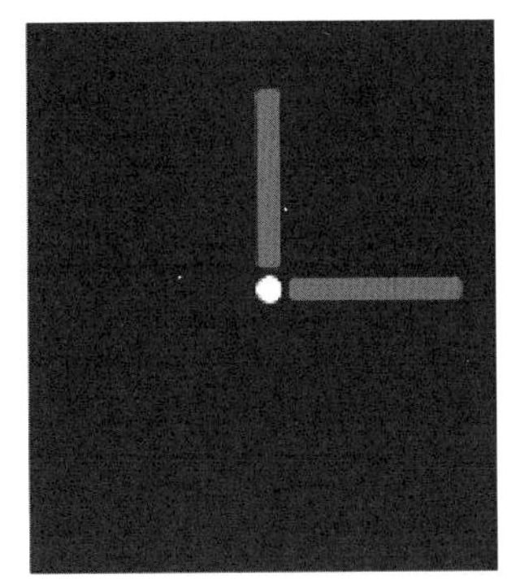

(b) 右眼所見視標

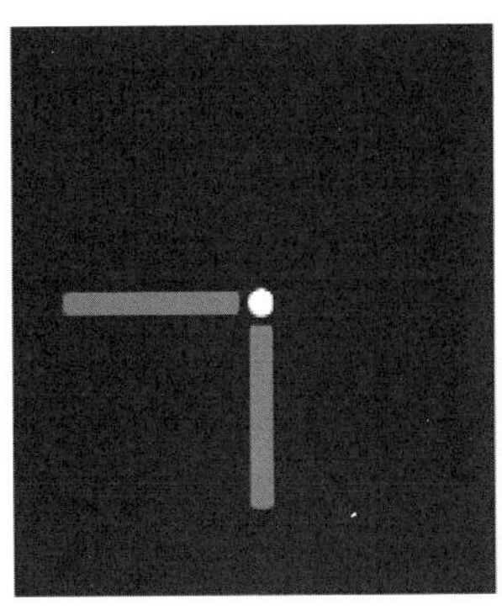

(c) 左眼所見視標

圖 5-5

偏差量的總合。固視偏差也與立體感有關，兩者通常呈反比關係，即固視偏差角越小則立體視越高。

一般可用綜合驗光儀作固視偏差的檢查，它是採用 6 m 遠距離十字固視偏差視標，該視標有一中心注視環，為雙眼都能看到的目標，稱為雙眼融像開關，外周有 4 條呈十字形對稱正交的短線，右眼前有內置 135°方向的偏振濾鏡，可看見上方、右側短線和中心注視環；左眼前有內置 45°方向的偏振濾鏡，可見下方、左側短線和中心注視環，如圖 5-5。檢測時，雙眼都能看到中心注視環，雙眼所見的中心注視環影像發生充分融合，若雙眼存在著固視偏差，並未採用黃斑中心凹進行注視，而是取微量集合不足或集合過度，則作為參照目標的周邊短線位置就會發生相對變化。

被測者訴十字形各方位線條對稱正交，證實被測者沒有雙眼固視偏差，如圖 5-6(a)；若上方的短線向右偏移，下方的短線向左偏移，如圖 5-6(b)，則診斷為內向固視偏差；若上方的短線向左偏移，下方的短線向右偏移，如圖 5-6(c)，則診斷為外向固視偏差；若右側的短線向下偏移，左側的短線向上偏移，如圖 5-6(d)，則診斷為右上固視偏差；若左側的短線向下偏移，右側的短線向上偏移如圖 5-6(e)，則診斷為左上固視偏差。

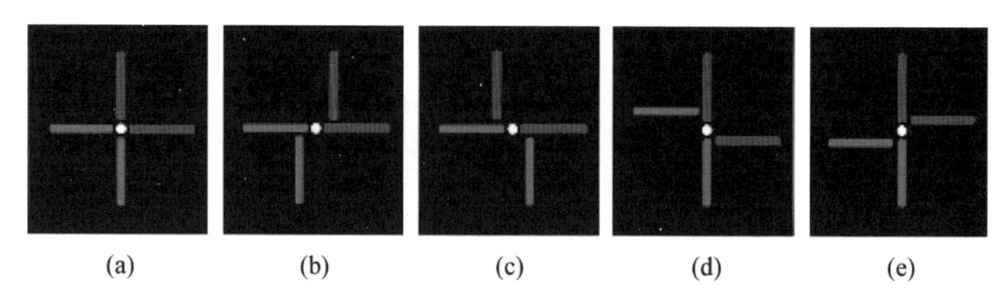

圖 5-6：雙眼前加偏光鏡所見視標情形：(a)沒有雙眼固視偏差；(b)內向固視偏差；(c)外向固視偏差；(d)右上固視偏差；(e)左上固視偏差。

二、固視偏差曲線

雙眼偏振分視後，右眼見到上方垂直向短線和中心融像鎖注視環；左眼可見到系列間隔相等的垂直向短線和中心融像鎖注視環，下方的短線視標的間隔單位為分弧度，每格 1（約為 1.45 mm），如圖 5-7。將綜合驗光儀上的旋轉稜鏡放置於左眼，0 位對準垂直向，底向游標指向 0 位；3^{Δ}BI, 3^{Δ}BO；6^{Δ}BI, 6^{Δ}BO；9^{Δ}BI, 9^{Δ}BO，分別測定並記錄上方短線所對下方短線的格值，為不同稜鏡度所誘發的雙眼固視偏差。

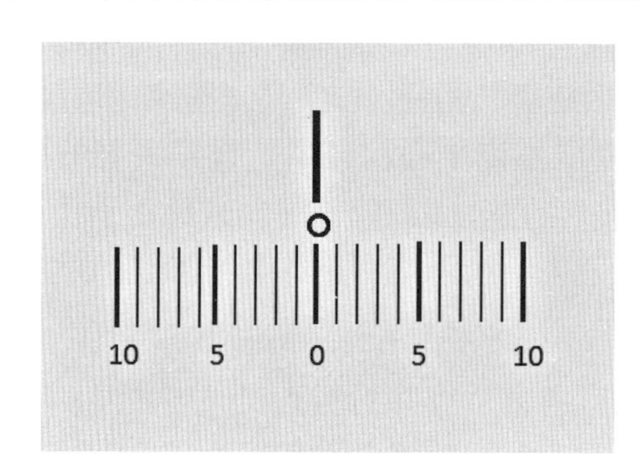

圖 5-7：固視偏差的測量刻度。

將上述的測量結果用圖形表示，如圖 5-8，水平坐標為稜鏡值，單位為稜鏡度；垂直坐標為固視偏差值，單位為分弧度。將上述檢測數據在坐標系中標定後再用曲線相連，稱為固視偏差曲線，該曲線圖形表示了關聯性隱斜視與相應的固視偏差的函數關係。

圖 5-8 中 y 軸截距表示為靜態固視偏差值，截點位於 0 位上方為內固視偏差，截點位於 0 位下方為外固視差異。而 x 軸截距表示固視偏差為 0 時的稜鏡值，即關聯性隱斜視的大小。圖中 x 軸從 3^{Δ}BI 至 3^{Δ}B0 與 y 軸發生的變化值，稱為斜率 m，其公式為 $m=\Delta y/\Delta x$。斜率的大小與雙眼視覺異常症狀具有相關性，通常斜率值越大則雙眼視覺異常症狀越明顯。曲線中段相對平坦，即斜率近似為 0 的位置，為被測眼發揮雙眼視覺功能的最佳點，以該點所指向的 x 軸稜鏡度為雙眼視異常緩解稜鏡的參考值。

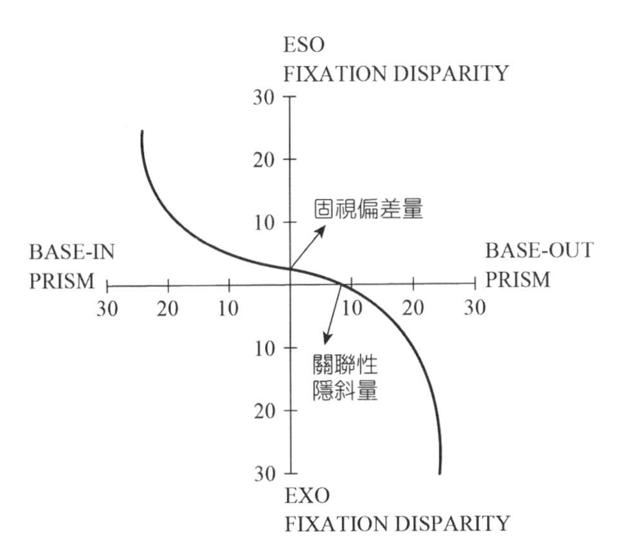

圖 5-8：固視偏差曲線。

三、固視偏差的分析與處理

固視偏差檢測結果所繪製的曲線，可有效鑑別雙眼視覺異常的類型，以及作為選擇加入緩解稜鏡時的參考。以下將固視偏差曲線分成四類討論：

1. **第 I 型曲線**：曲線呈 S 形，如圖 5-9(a)所示。若左右兩側之 BI、BO 稜鏡值趨向於融像之極限，則固視偏差值有顯著增大的趨勢，一般人群中此種類型的比例約占 60%。多無症狀，若有視疲勞症狀，可能為曲線斜率≧0.4 所致，可以採用稜鏡反轉拍進行集合靈敏度功能訓練，可以有效地使曲線的斜率趨於平坦，緩解不適症狀。
2. **第 II 型曲線**：曲線延伸至 BO 區域，隨著稜鏡的增加，固視偏差為平坦無變化，如圖 5-9(b)所示。一般人群中此種類型的比例約占 25%。此型多為調節痙攣或內隱斜所致，可以採用基底向內的稜鏡和正附加球鏡進行視覺功能訓練，能緩解不適症狀。找出曲線的水平點，即為基底向外緩解稜鏡的參考處方。
3. **第 III 型曲線**：曲線向左延伸至 BI 區域，隨著稜鏡的增加，固視偏差平坦無變化，如圖 5-9(c)所示。一般人群中此種類型的比例約占 10%。此型多為外隱斜所致，可嘗試使用基底向外的稜鏡進行視覺功能訓練。找出曲線的水平點，即為基底向內緩解稜鏡的參考處方。
4. **第 IV 型曲線**：曲線呈扁平狀之 S 形，增大 BI、BO 稜鏡值，固視偏差平坦無變化，如圖 5-9(d)所示。一般人群中此種類型的比例約占 5%。此型多為感覺性融像障礙所致，無有效的矯治方法。

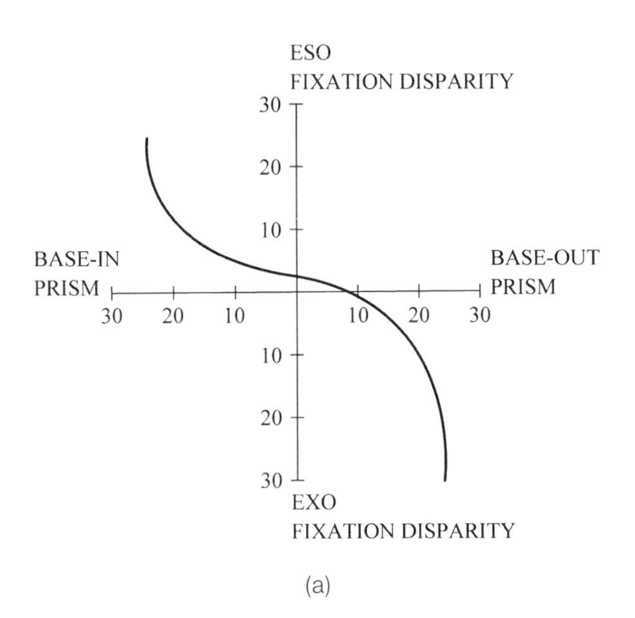

(a)

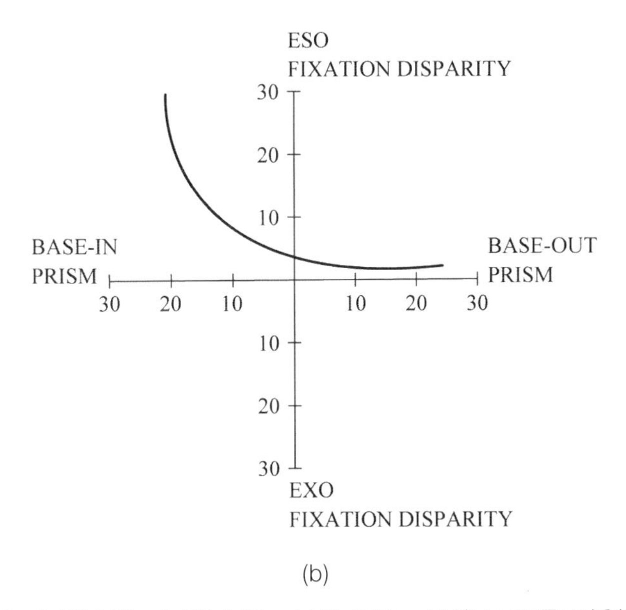

(b)

圖 5-9：(a)第 I 型、(b)第 II 型、(c)第 III 型、(d)第 IV 型固視偏差曲線。

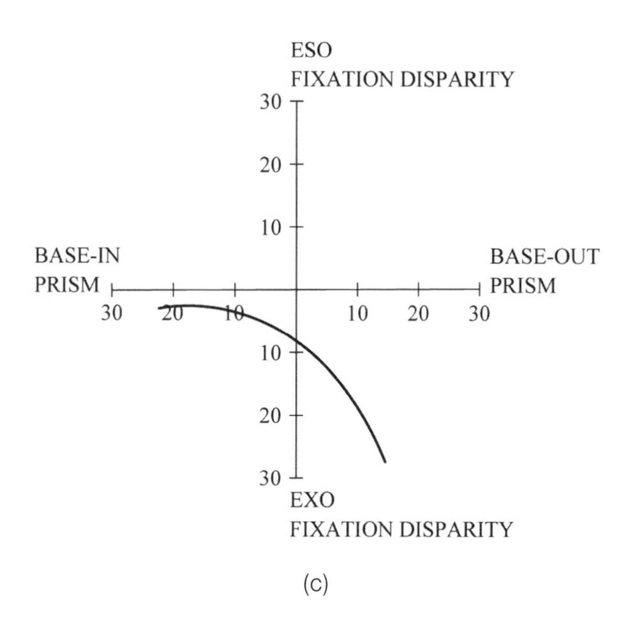

(c)

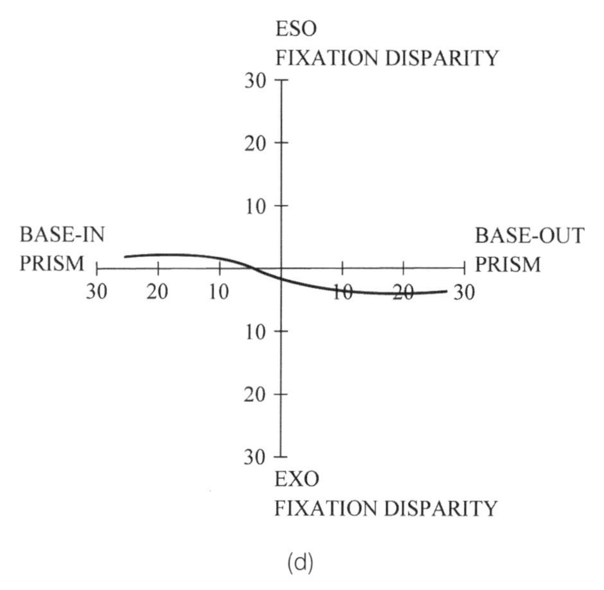

(d)

圖 5-9：(a)第 I 型、(b)第 II 型、(c)第 III 型、(d)第 IV 型固視偏差曲線。(續)

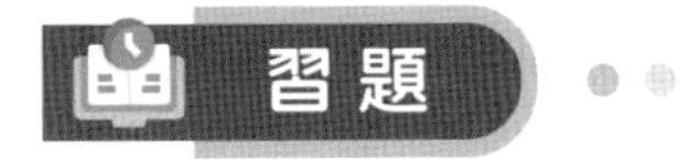

習題

1. 說明非斜視性雙眼視覺異常中有關聚散系統異常的類型。
2. 參考 AC/A 值的高低可將聚散系統異常如何歸納？
3. 說明各類聚散系統異常與對應的主要治療方式。
4. 說明常見非老花性調節功能異常的類型與處理方式。
5. 有一老花者其剩餘的調節幅度為 1.00D，若工作距離為 40 cm，根據保留一半的調節幅度作儲備之規則計算所需的近附加度數？若戴鏡後 NRA＝+2.00 PRA＝−1.50，則精確之近附加度數？
6. (1)何謂固視偏差？(2)常用的檢測方式為何？(3)說明固視偏差與關聯性隱斜的關係。

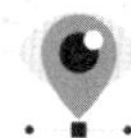

MEMO

CHAPTER

雙眼視覺功能異常的處理

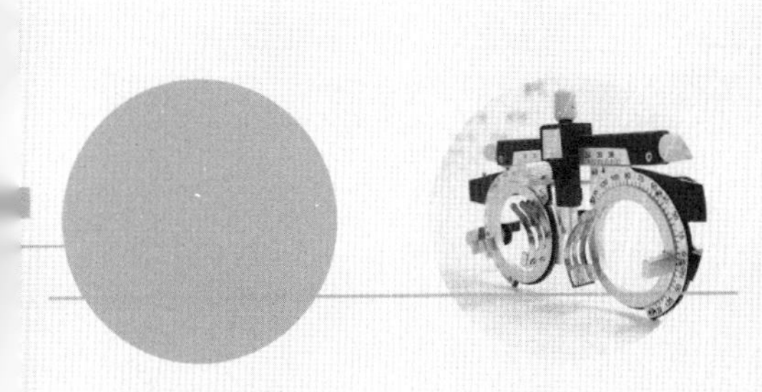

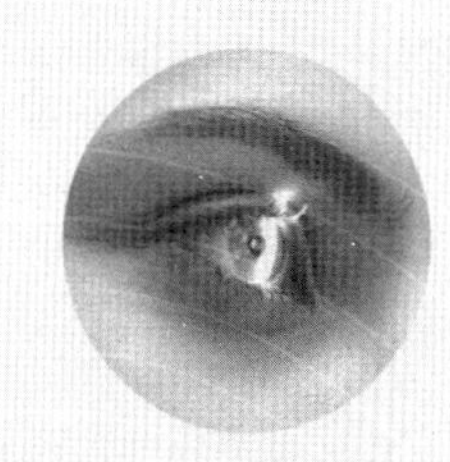

雙眼視覺功能異常以非手術方式處理的方法有：**屈光矯正、近附加球鏡、稜鏡及視覺訓練**等四種。其處理的目的是要能達到緩解不舒服的各項症狀並進而改進視覺功能。該如何選擇最適合與最有效的治療方法，將以上一章所探討之各種病例類型以及聚散與調節等功能的檢測參數為依據。

6-1 屈光矯正

雙眼視覺異常問題在決定處理方法之前，首先應考慮的是**矯正屈光不正**，臨床上常見的調節性疲勞問題大多與屈光不正之因素有關，因為近視、遠視、散光與雙眼屈光不等視皆會誘發視覺疲勞。

近視配戴框架眼鏡後，初期閱讀時會出現視覺疲勞情形也很常見，屈光未矯正所出現的各種隱斜也會引起相關的眼部症狀。正確的矯正屈光不正可以協調調節和會聚，克服由於屈光不正問題導致的雙眼不平衡帶來的調節和會聚異常。

一、屈光不正量大小所產生的影響

臨床上病人常常認為低度的屈光不正只要能看得見，並不一定需要矯正。實際上，一定量的屈光不正若是不進行矯正，也會產生雙眼視覺相關的問題或症狀。可能產生雙眼視覺相關問題的屈光不正量如表 6-1 所示。

表 6-1：可能引起視覺問題的屈光不正量

類型	屈光不正量
遠視	≧+1.50D
近視	≧−1.00D
散光	≧1.00D
屈光不等視	≧1.00D

未矯正或殘餘的屈光不正量可能會引起以下幾項問題：

1. 欠矯或過矯會導致一系列的**調節功能失常**。
2. 可能會**引起高度的隱斜量**，產生負融像或正融像聚散的需求異常。
3. 造成**雙眼不平衡**，引起感覺性融像異常。
4. **減低融像能力**，導致視網膜像模糊。

屈光矯正時除了要考慮一般的矯正規則外，同時還應考慮到屈光不正與調節和聚散功能異常之間的關係。例如具有隱斜情形的屈光不正病人中，內隱斜多見於高度遠視病人，外隱斜則多見於近視病人，因此，在確定眼鏡處方度數時，需要了解病人的 **AC/A 值**以及其雙眼的**聚散功能**等，需考慮和確認屈光矯正對雙眼融像功能的影響。

關於內隱斜病人應給予最大可接受正鏡度數，外隱斜病人則應給予最大可接受負鏡度數，才能解決相應的問題。屈光矯正亦可對雙眼產生影響，例如一個外隱斜及+2.00D 的遠視病人若給予全矯度數，有可能出現視覺疲勞或雙疊影現象，再如內隱斜及+4.00D 遠視病人若是給予全矯度數，則可能會引起外斜視情形，臨床上處理這些病人相對比較複雜，故在決定眼鏡處方時需要多一些考慮。

若雙眼視覺功能異常病人有明顯的屈光不正，應先進行**屈光矯正**處理，並指導病人**戴鏡 4~6 週**後再進行**調節和聚散功能的檢測評估**，一般能解決因屈光不正所導致的雙眼功能性異常。若是調節與聚散功能異常一直存在，此時就需要增加近用附加球鏡或稜鏡等處理方式。

二、睫狀肌麻痺驗光

靜態檢影加主覺驗光，基本可以確定和解決大部分的屈光不正病例，當懷疑有內隱斜或隱性遠視時，應該採用睫狀肌麻痺驗光。在確定最終處方前，必須考慮以下問題：

1. **睫狀肌存在的張力**：若達到睫狀肌完全麻痺，正常的睫狀肌張力則會被鬆弛，此時將誘發出更多的正度數，在給予處方時應考慮將這部分除去。
2. **雙眼狀態**：若雙眼存在內隱斜或間歇性內斜視的情形，則盡量採用最大正度數的處方。
3. **非顯著性屈光不正量**：若病人的屈光不正量低於表 6-1 所提示的矯正需求，卻伴隨眼部視覺功能問題，則該低度屈光不正通常與該症狀有關，因此應先給予矯正。

例如，有一病人有以下屈光不正及伴有閱讀時眼睛出現緊張與疲勞的症狀，其眼鏡處方為 OD: +0.25/−0.50×90；OS: +0.25/−0.50×90，從處方的數字來看，該屈光不正不一定需要矯正，但該病人卻反應有上述不適症狀，因此首先需要考慮的是該屈光不正的量，是否是引起病人產生不適症狀的原因，故須先進行一些特殊測量，並對所測出有關調節和會聚等項目的數據進行分析。假設該病人集合近點為 15 cm，遠距為正位，近距隱斜量為 12^{Δ}exo，正融像性聚散值下降，則這些測量數據顯示，該病人少量屈光不正的矯正就顯得非常必要，因為此一矯正可以增進視網膜影像的清晰度，進而改進融像功能，減少不適症狀。

6-2 正或負附加球鏡

一、使用正或負附加球鏡的各項指標

調節和聚散功能異常的另一種處理方法就是**改變調節或聚散系統的需求**，臨床上可以採用附加球鏡的方式。表 6-2 說明了使用正附加球鏡的各項重要指標，表 6-3 則說明了使用負附加球鏡的各項重要指標。

使用正／負附加球鏡是否有效的重要依據參數為 **AC/A 值**，AC/A 高時使用附加球鏡的效果通常比較好，因為高 AC/A 值將說明小量的附加

球鏡可以對雙眼的聚散系統產生比較大的改變，至於低 AC/A 值則說明使用附加球鏡的效果會比較差。然而若 AC/A 處於正常值範圍(3/1~7/1)時，就必須根據表 6-2 和 6-3 中的其他因素進行綜合評估來確認是否使用附加球鏡，同時了解正鏡或負鏡對這些參數的影響。

表 6-2：建議使用或不宜使用正附加球鏡的各種情況

項次	檢查內容	使用正附加鏡	不宜使用正附加鏡
1	屈光不正	遠視	近視
2	AC/A 值	高	低
3	近距隱斜	內隱斜	外隱斜
4	近距正融像性聚散	正常～高	低
5	調節幅度	低	高
6	調節反應	高	低
7	正／負相對性調節	低 PRA	低 NRA
8	調節靈敏度	負符號不通過	正符號不通過

表 6-3：建議使用或不宜使用負附加球鏡的各種情況

項次	檢查內容	使用負附加鏡	不宜使用負附加鏡
1	屈光不正	近視	遠視
2	AC/A 值	高	低
3	CA/C 值	高	低
4	近距隱斜	外隱斜	內隱斜
5	近距負融像性聚散	正常～高	低
6	調節幅度	正常	低
7	調節靈敏度	正符號不通過	負符號不通過
8	年齡	小於 6 歲	大於 6 歲

二、使用球鏡可以改善雙眼視覺問題的類別

使用**正球鏡**效果比較好的典型例子就是**集合過度**(CE)，病人通常在遠距無明顯的隱斜，但在近距表現出中或高度內隱斜，負融像性測量值低，AC/A 值通常很高，因此加入近用閱讀附加正球鏡會達到改善大量的內隱斜。例如病人有 NLP: 12^{Δ}eso，BI: 4/6/2，AC/A 值：10/1，此時若給予+1.00D 閱讀附加，將可使近距內隱斜量減少至 2^{Δ}eso，BI 範圍增大，就可以改善病人的不適症狀。

與上述相反的例子就是集合不足(CI)的情形，病人通常表現為遠距無明顯隱斜，在近距有較高外隱斜，AC/A 低，集合近點較遠，正融像性測量值也低，這類病人若採用正附加球鏡片，則幾乎達不到矯正效果。例如病人近距水平隱斜為 12^{Δ}exo，AC/A 為 2/1，近距正融像性聚散為 2/4/−2，若給予−1.00D 的近距閱讀附加鏡，則可以減少 2^{Δ}exo 的近距隱斜，即尚有近距隱斜為 10exo，因此無法達到改善效果。

使用正或負附加球鏡能改善的雙眼視覺問題將歸納於表 6-4。在使用正附加球鏡時，可以考慮採用雙光鏡片，低於 10 歲以下的兒童，雙光鏡的子片高度應在參考瞳孔位置的下緣，以確保整個子片為閱讀區，一般建議採用平頂(flat-top) 28 mm 的形式，對於成年人則子片的高度參考點在下瞼緣處。

至於**負附加球鏡**也常用於高度外隱斜或外斜視的症狀緩解，其目的是利用調節性集合可以減少偏向角，以增進融像性聚散能力。負附加鏡片可以作為視覺訓練使用，另外也可以長時間配戴使用。若用於訓練，則附加度數應該大一些，對於外斜視病人，甚至可用高達−6.00D 的附加球鏡；但若用於長時間配戴，則選用的處方應以病人能達到融像功能的最小負值為標準。

表 6-4：適合選用正或負附加球鏡的雙眼視覺異常病例

球鏡種類	雙眼視覺異常類型
正附加球鏡	集合過度、單純性內隱斜 調節不足、持續性調節疲勞
負附加球鏡	高度外隱斜、散開過度

6-3 稜鏡

稜鏡可以緩解雙眼視覺功能許多異常問題，臨床稜鏡的使用情況分為下列數類，皆已被證實具有良好的效果，即水平緩解稜鏡、垂直緩解稜鏡、稜鏡作為視覺訓練的起始、訓練失敗或無效後可以使用稜鏡，以及稜鏡作為視覺訓練的總結，以下逐一說明。

一、水平緩解稜鏡

對於比較大的水平隱斜量或是出現間歇性斜視者，使用水平方向的稜鏡可以減少融像性聚散的需求。另外對於遠距為高張力性聚散情形者或是較低 AC/A 值的內隱斜病人使用水平稜鏡會比較有效果。稜鏡也可以作為視覺訓練的工具，亦可在病人的處方中直接加入稜鏡來消除症狀。一般稜鏡的處方可根據以下幾種方法來確定：

(一) Sheard 法則

Sheard 認為，融像儲備必須為需求的兩倍以上才能達到舒服的感覺，若臨床檢測達不到該法則，則需要使用**稜鏡**，臨床上發現對於外隱斜比較有效。Sheard 法則稜鏡處方的公式為：

$$P=\frac{2}{3}\times\text{隱斜量}-\frac{1}{3}\times\text{融像性儲備量} \qquad (6\text{-}1)\text{式}$$

如果 P 為零或負值，說明符合 Sheard 法則，不必使用稜鏡；反之若 P 為正值，該 P 值就是稜鏡處方，外隱斜情形之稜鏡的底朝向內。

範例 6-1

有一病人隱斜量為 10^{Δ}exo，融像性儲備中之 BO 至模糊為 11^{Δ}，則所需之水平緩解稜鏡為多少？

解答：

$P=\frac{2}{3}\times 10-\frac{1}{3}\times 11=3^{\Delta}>0$　不符合 Sheard 法則

為了符合 Sheard 法則，應給予 3^{Δ}BI 的水平緩解稜鏡處方。

（二）Percival 法則

Percival 法則不必考慮隱斜情況，該法則認為工作中的融像性需求必須居於融像儲備中間三分之一的範圍才能感覺比較舒服，若達不到以上條件，可通過稜鏡處方獲得矯正。Percival 法則稜鏡處方的公式為：

$$P=\frac{1}{3}\times G-\frac{2}{3}\times L \qquad \text{(6-2)式}$$

上式中 G 為水平融像範圍界限寬度大的一側（BI 側或 BO 側的模糊值），L 為水平融像範圍界限寬度小的一側（BI 側或 BO 側的模糊值），如果 P 為零或負值，說明符合 Percival 法則，不必使用稜鏡；反之，若 P 為正值，該 P 值就是稜鏡處方，稜鏡的底朝向與融像範圍大的一側相同。

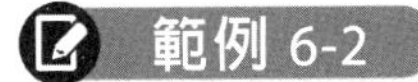

有一病人隱斜量為 12^{Δ}exo，融像性儲備之 BO 為 6/9/6，BI 為 18/24/21，則所需之水平緩解稜鏡為何？

解答：

已知 G=18　L=6

$$P=\frac{1}{3}\times 18-\frac{2}{3}\times 6=6-4=2^{\Delta}>0$$ 不符合 Percival 法則

所以，為了符合 Percival 法則，應給予 2^{Δ}BI 的水平緩解稜鏡處方。

表 6-5 總結使用稜鏡比較有效的病例類型。由於有關稜鏡使用的臨床效果研究資料並不十分有效與顯著，因此，臨床上一般雙眼視覺異常的處理原則是先採用視覺訓練，在視覺訓練未能達到預期效果或是病人不宜採用視覺訓練者，才會使用稜鏡進行矯正。

表 6-5：雙眼視覺異常建議的治療方法

項次	類型	首選方法	次選方法
1	眼球運動異常	視覺訓練	附加球鏡
2	調節不足	正附加	視覺訓練
3	調節過度	視覺訓練	–
4	調節疲勞	視覺訓練	–
5	集合不足（低 AC/A）	視覺訓練	稜鏡
6	散開不足（低 AC/A）	稜鏡	視覺訓練
7	集合過度（高 AC/A）	附加球鏡	視覺訓練
8	散開過度（高 AC/A）	視覺訓練	附加球鏡
9	單純內隱斜（正常 AC/A）	視覺訓練和附加球鏡	稜鏡
10	單純外隱斜（正常 AC/A）	視覺訓練	附加球鏡和稜鏡
11	融像性垂直聚散異常	視覺訓練	–
12	垂直隱斜	稜鏡	視覺訓練

二、垂直緩解稜鏡

London 和 Wich 發現矯正垂直性注視視差時，對水平性的偏斜同時也產生了矯正效果，根據他們的研究資料建議，若發現病人既有水平性偏斜又有垂直性偏斜時，應首先考慮對垂直性偏斜進行矯正。確定矯正垂直性偏斜的稜鏡處方是根據相聯性隱斜測量結果，該測量利用了注視視差的測量設備，對於垂直性隱斜所需之稜鏡處方應該能將注視視差降低到零。另外也可以使用 Sheard 法則來決定稜鏡處方，也就是垂直融像儲備量需要是垂直隱斜量的兩倍。

三、稜鏡作為視覺訓練的起始

高度隱斜或間歇性斜視出現時，稜鏡在視覺訓練的初期使用可以產生很大輔助效果，因為稜鏡可以減少這些病例類型對雙眼視覺功能系統的總需求，例如視覺訓練的開始若使用 BO 稜鏡則可以減少對負融像性聚散的需求，有助於臨床視光師更容易進行視覺訓練工作。

四、訓練失敗或無效後可以使用稜鏡

雖然視覺訓練有效並實用，但有許多因素會限制視覺訓練的成效，包括病人的動機、配合度、年齡、經濟情況和時間等問題，若是低齡兒童無法配合或是高齡者無法或不願意進行視覺訓練等，稜鏡為較好的選擇。

稜鏡也可以作為視覺訓練的總結，因為若是經過完整的視覺訓練後病人的症狀依然存在，這時應該考慮採用稜鏡進行矯正。稜鏡的處方要能符合融像系統所需之緩解稜鏡的量，關於垂直與水平緩解稜鏡的使用規則是相同的。

6-4 視覺訓練

視覺訓練可以增加正融像性聚散和負融像性聚散功能，如果低調節幅度不因疾病、藥物或年齡因素所致，則視覺訓練也可提高調節幅度。此外，調節或會聚反應的潛伏期和速度也能通過視覺訓練得到改進。

一、視覺訓練的內容與分類

視覺訓練可以使**調節功能、眼球運動及非斜視性雙眼視覺異常**等問題改善至預期的效果，表 6-6 將說明視覺訓練可以提升或改善的項目。

另外，在進行視覺訓練時應仔細分析下列各項因素後，才能做成最後的建議與實施計畫：

1. 病人的**年齡**與**理解能力**。
2. **檢測資料**的分析。

表 6-6：視覺訓練可以提升或改善的視覺功能

項目	改善內容
調節功能	增加調節幅度
	增加調節靈敏度
	消除調節痙攣
聚散功能	增加融像性聚散幅度
	增加融像性聚散靈敏度
	改善立體視
眼球運動	增進眼球掃視與追蹤的準確度
	消除抑制現象
	改進注視的穩定度

3. 經濟負擔。

4. 動機。

5. 訓練時程。

6. 主訴視覺問題與驗光結果的關聯性。

7. 特殊病人與其症狀癒後的判斷。

一般雙眼視覺訓練程序可以區分成「設備訓練」(instrument training)與「自由空間訓練」(free space training)兩類，所採用的器材類型如下：

1. 紅綠圖案與偏光濾片。

2. 透鏡、稜鏡與面鏡。

3. 立體鏡(stereoscope)。

4. 隔膜(septum)與孔隙(aperture)。

5. 紙、筆與線等各式的作業。

6. 後像、眼內現象與電生理技術。

依據以上各式器材與結合各種訓練程序，可將常見的視覺訓練項目整理如表 6-7，相關物品的圖片如圖 6-1：

表 6-7：常見的視覺訓練項目

器材	訓練名稱	內容
紅綠圖案與偏光鏡片	Anaglyphs	融像範圍訓練 改善雙眼注視能力
	Vectograms	
	Bar Readers	
	TV Trainer	
	Computer Program	

表 6-7：常見的視覺訓練項目（續）

器材	訓練名稱	內容
透鏡、稜鏡與面鏡	Flip Lens Loose Lenses Flip Prisms Loose Prisms Prism Bar Hand-held Mirror	去抑制訓練 融像聚散力訓練 調節功能訓練 眼球運動訓練
立體鏡	Brewster Stereoscopes Wheatstone Stereoscopes Haploscope Cheiroscope	去抑制訓練 雙眼共同注視訓練 集合力訓練 融像訓練
隔膜與孔隙	Apertures Rule Remy Separator Tasks Based on Turville Test	集合力訓練 發散力訓練
紙、筆、線	Lifesaver Cards Free Space Cards Eccentric Circles Barrel Card, Three-Dot Card Brock String Computer Technique Hart Card and Other Charts Letter Tracking	融像範圍訓練 集合能力訓練 改善雙眼聚焦能力 改善雙眼協調能力 消除複視現象 改善雙眼相對運動
後像、眼內現象與電生理技術	Devices for Creating after images Maxwell's Spot Haidinger's Brush Auditory Biofeedback	弱視訓練 偏心固視訓練 視網膜異常對應訓練 恆定性斜視 眼球震顫

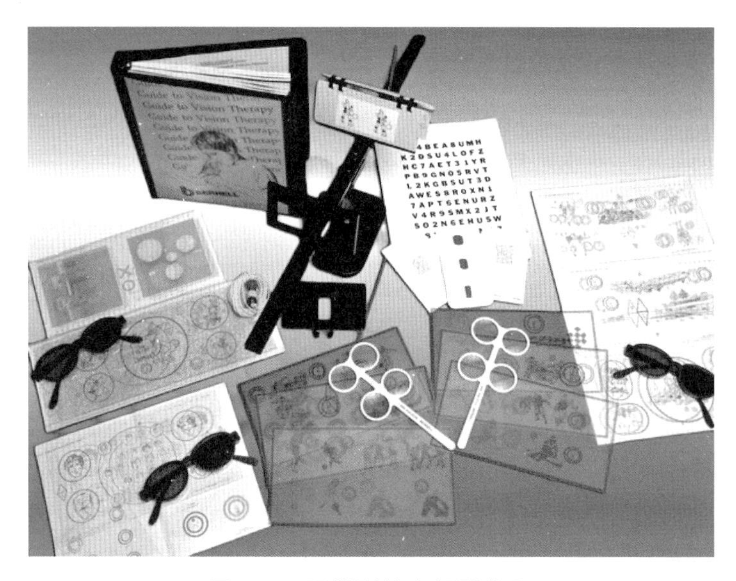

圖 6-1：視覺訓練之相關物品。

二、調節功能訓練方法

調節功能訓練常用的器具及方法有三部分：

1. 使用紙、筆等器具。

2. 使用球鏡、稜鏡和平面鏡。

3. 使用紅／綠濾片和偏振片等。

這些物品可以用來改善調節異常症狀，依據上述方法可將調節功能訓練的內容整理如表 6-8：

表 6-8：調節功能訓練的器具、方法與改善內容

項次	使用器具	訓練方法	改善內容
1	**紙、筆等**	(1) 推進訓練 (2) Brock 線 (3) 遠近字母／數字卡 (4) 快速近距交替注視	‧ 改進正融像性會聚和**調節近點** ‧ 提高視遠時視力和**調節靈活度** ‧ 改進**調節幅度**、調節靈活度等 ‧ 改善近距離閱讀的範圍
2	**球鏡、稜鏡和平面鏡**	(1) 雙眼／單眼鏡片擺動法 (2) 兩眼間不同調節水平的交替訓練 (3) 吊球調節靈活度訓練 (4) 非融像性追蹤法 (5) 正鏡片的接收訓練 (6) 浮球擺動的特殊訓練法	‧ 改進調節靈活度與融像性聚散 ‧ 訓練調節變化的頻率、能力和速度 ‧ 建立**雙眼的同時視**，打破抑制 ‧ 建立各眼的注視，打破抑制 ‧ 獲得**最大調節和集合能力** ‧ 發展大腦皮質的視覺輸入意識 ‧ 改進**調節反應速度**和調節幅度
3	**紅／綠濾片和偏振片**	(1) Bernell 偏振圖片 (2) 紅綠立體圖	‧ 提高調節靈活度，保持在不同聚散水平下的**立體視覺** ‧ 增進在雙眼立體視下小且近、大且遠的感覺

以下針對表 6-8 有關調節功能訓練介紹幾種常用的方法：

(一) 推進訓練法

推進訓練是改進正融像性會聚的近點會聚常用的方法，病人將一個簡便的注視物體置於中線，離眼前約 1 個手臂長再逐漸移近，如圖 6-2，直至物體出現疊影或確實分裂成兩個，重複多次，使得病人離物體破裂點越來越近。如果採用的注視視標為小字母則更好，更容易控制調節。

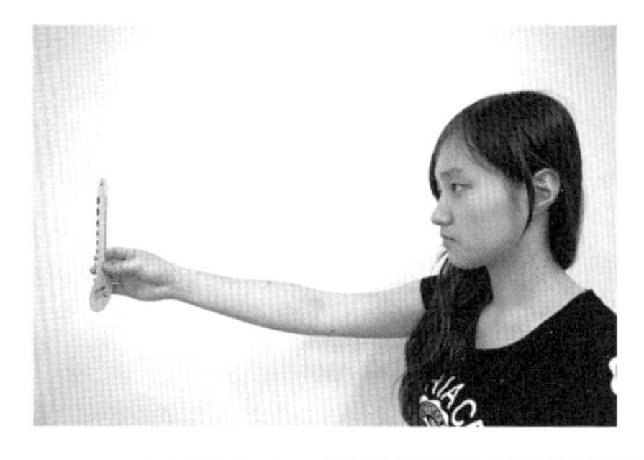
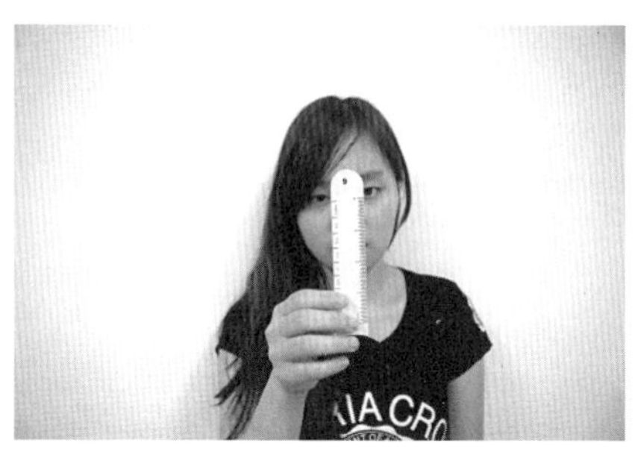

圖 6-2：推進訓練時應將視標移近並極力保持視標為單視。

推進訓練法也可用於改進調節幅度。但是該方法的缺點是，如果出現抑制病人無法知道，檢測是否抑制的方法就是讓病人獲知在推進訓練過程中出現的生理性複視。由於集合刺激和調節刺激隨視標距離的改變而改變，可以沿雙眼視覺分析圖形上的需求線繪製集合和調節刺激的變化。

（二）Brock 線

Brock 線的多用途之一為能**用於不同視場的注視訓練**。使用 Brock 線可以做聚散靈活度訓練讓調節和集合同時產生刺激，如果病人交替注視分別在 100 cm 處和 12.5 cm 處的珠子時，則調節和會聚刺激在需求線的 100 cm 和 12.5 cm 處的水平上來回變化。多用途 Brock 線的另一用途是訓練時也可以附加鏡片或稜鏡進行調整集合與調節刺激，如圖 6-3 就是使用反轉拍鏡片或反轉拍稜鏡進行配合 Brock 線作訓練。

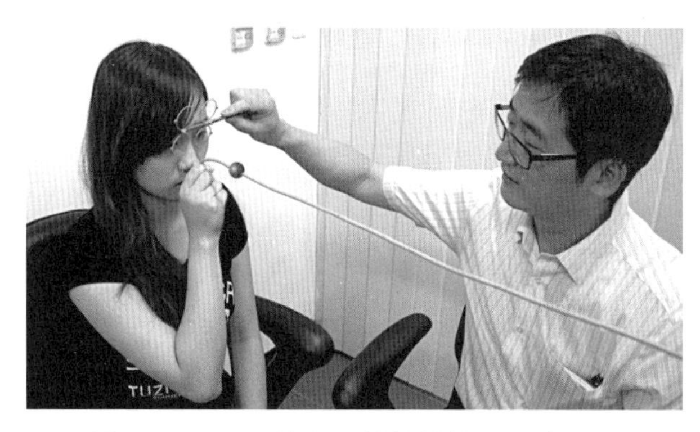

圖 6-3：Brock 線與反轉拍鏡片的組合使用。

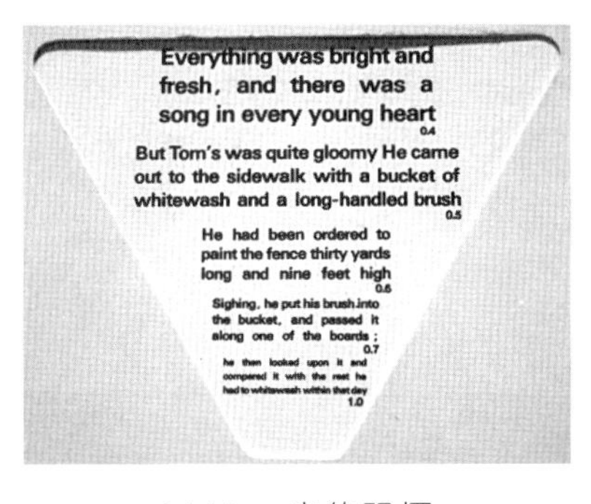

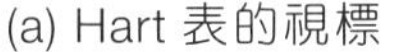
(a) Hart 表的視標

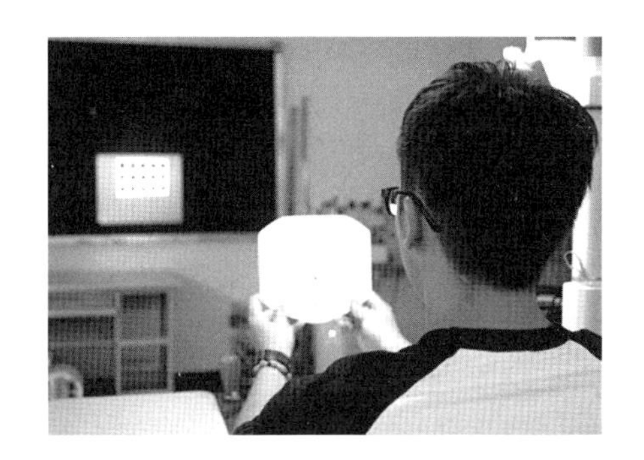
(b)遠近距離交替注視

圖 6-4

(三)字母／數字卡之遠近距離法

病人交替注視遠距和近距之字母／數字卡視標之變化觀看法，可以進行**調節靈敏度的訓練**。Hart 表的視標應該包含接近病人最好視力的字母或圖像，將遠近視標表分別置於 6 m 和 40 cm，請病人看清楚遠距視標表一個字母，然後再看清楚近距一個字母視標，盡可能快速地相互交替，如圖 6-4。

(四)雙眼鏡片擺動

雙眼鏡片擺動是一種改進**調節靈敏度的方法**，一對正鏡和一對負鏡，通常為+2.00D 和−2.00D，剛開始訓練時可以選擇鏡片度數較低的，裝在鏡片反轉拍(flipper)上，如圖 6-5(a)，用於改變調節刺激，訓練程序同鏡片擺動調節靈敏度測量。正鏡減少了調節刺激，而負鏡增加了調節刺激，會聚刺激保持不變，因而調節性會聚的改變必然伴隨著一個等同幅度但方向相反的融像性聚散改變，所以，雙眼鏡片擺動訓練改進了調節靈敏度同時也改進融像性聚散。視標在 40 cm 處，反轉拍為+2.00D/−2.00D，調節刺激在 0.50~4.50D 之間交替變化，同時總會聚刺激保持在 15^{Δ}，如圖 6-5(b)。

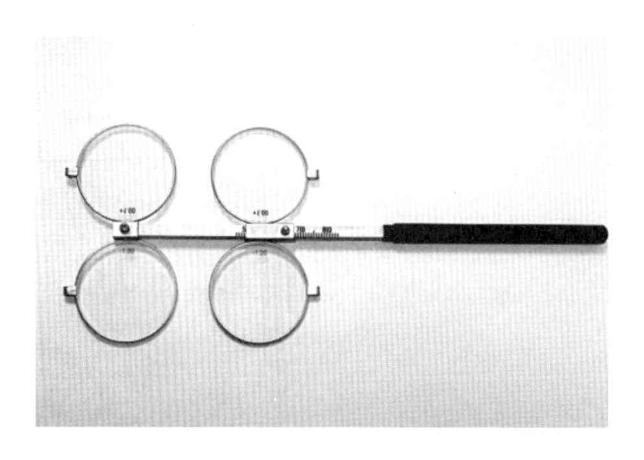

(a) ±2.00D 反轉拍

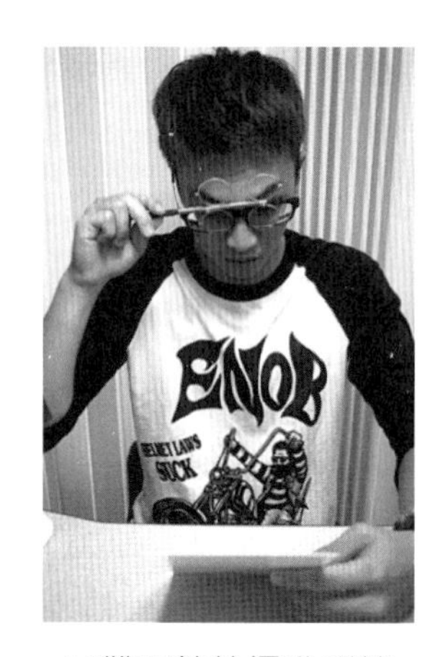

(b)雙眼鏡片擺動訓練

圖 6-5

（五）單眼鏡片擺動

因為雙眼鏡片擺動受到融像性聚散的限制，調節靈敏度的訓練有時候從單眼鏡片擺動開始，該方法同雙眼鏡片擺動，除了訓練時需將一眼遮蓋之外，如圖 6-6 所示，如果視標距離為 40 cm，反轉拍為+2.00D/−2.00D，調節刺激在 0.50 和 4.50D 之間來回變化，由於阻斷了雙眼融像，會聚位置處於隱斜位置，所以，調節和會聚刺激可以通過沿隱斜線移上和移下來表示。

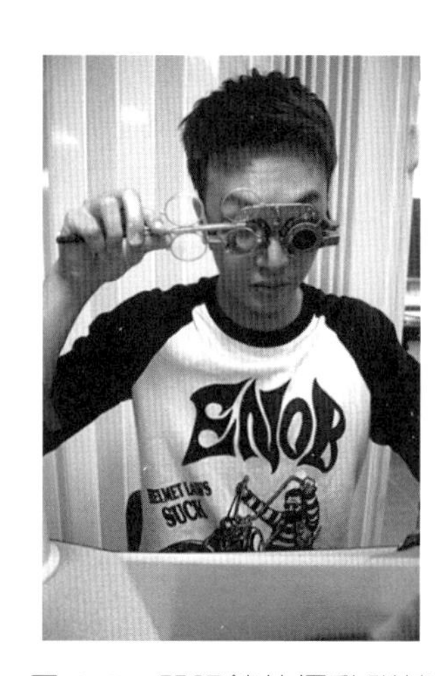

圖 6-6：單眼鏡片擺動訓練。

三、融像功能訓練方法

融像功能訓練主要在改善融像範圍和立體視功能，常用的器具及方法有五部分：(1)使用紙、筆等器具；(2)使用球鏡、稜鏡和平面鏡；(3)使用紅／綠濾片和偏振片；(4)隔膜(septum)與孔隙(aperture)變化；(5)立體鏡等來改善融像功能。依據上述方法可將融像功能訓練的內容整理如表 6-9：

表 6-9：融像功能訓練的器具、方法與改善內容

項次	使用器具	訓練方法	改善內容
1	紙、筆等	(1) 推進訓練 (2) Brock 線訓練 (3) 星狀投射聚散能力訓練 (4) 偏心圓訓練	· 改進正融像性會聚和集合近點 · 改進生理性複視與降低集合近點 · 提高雙眼共同注視空間視標的能力，消除任一眼的抑制 · 改善雙眼會聚和協調運動的能力，提升近距工作的舒適程度
2	球鏡、稜鏡和平面鏡	(1) 雙眼稜鏡擺動法 (2) 梯度稜鏡法 (3) 塊狀三稜鏡訓練	· 改進聚散靈活度與融像性聚散 · 提高雙眼共同注視和聚焦空間視標的能力 · 訓練融像範圍與速度
3	紅／綠濾片和偏振片	(1) 分離滑片訓練 (2) Chiastopic 融像練習 (3) 偏振片訓練 (4) 紅綠圖片訓練	· 改善聚焦水平單個視標清晰的融像範圍 · 改善融像範圍 · 改善雙眼聚焦、融像和協調運動的能力 · 改善雙眼注視和觀察不同距離視標的能力
4	隔膜與孔隙	(1) 單孔滑板訓練 (2) 雙孔滑板訓練	· 增加雙眼相對運動的能力，將集合功能提高到最大範圍 · 增加雙眼相對運動的能力，將發散功能提高到最大範圍
5	立體鏡	Brewster 鏡面立體鏡訓練	· 改善和提高近距離工作時的雙眼的協調與集合能力

以下針對表 6-9 有關融像功能訓練介紹幾種常用的方法：

(一) Brock 線

Brock 線為一種非常簡單且極具有價值並多用途的訓練方法，線的一端繫在可固定物體上，另一端請病人用手拿住貼著鼻子，讓病人保持所注視珠子為單視，如圖 6-7(a)。珠子逐漸移近做推進訓練或珠子移遠做推開訓練，讓病人交替注視兩個或更多個珠子的訓練可以改進聚散能力。

Brock 線訓練的一大優點就是能有明顯的抑制控制，由於生理性複視是保持訓練有效的重要知覺的反饋機制，當病人使用雙眼注視且注視點於小球上時，小球前後的線繩將呈現"X"狀，"X"交叉點與小球重合。如果沒有重合，說明病人的注視點過遠或過近，應提醒病人將"X"交叉點與小球重合，如圖 6-7(b)。

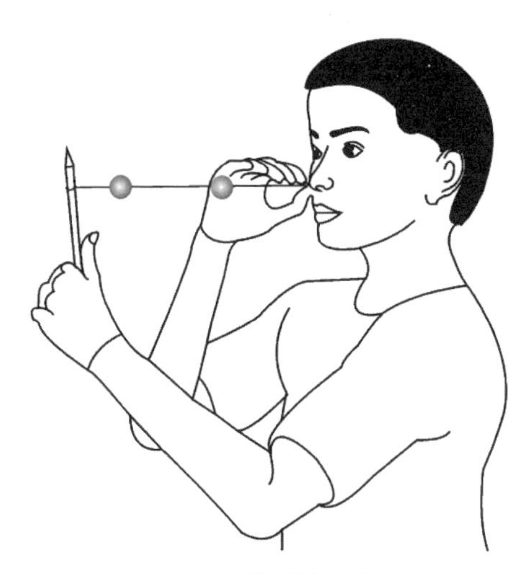

(a) Brock 線訓練示意圖

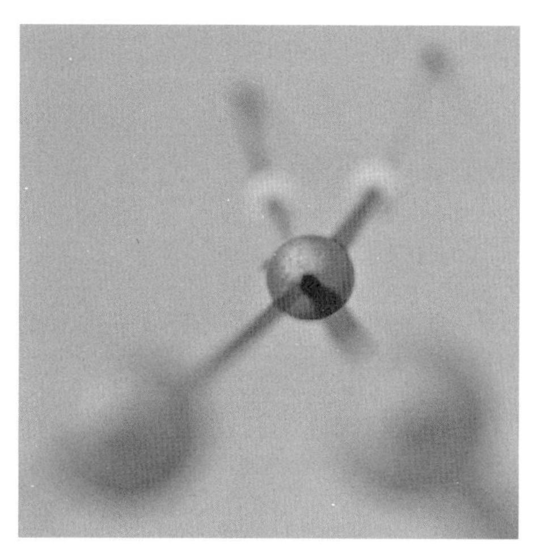

(b)注視 Brock 線上珠子的位置顯現一個 X 形交叉

圖 6-7

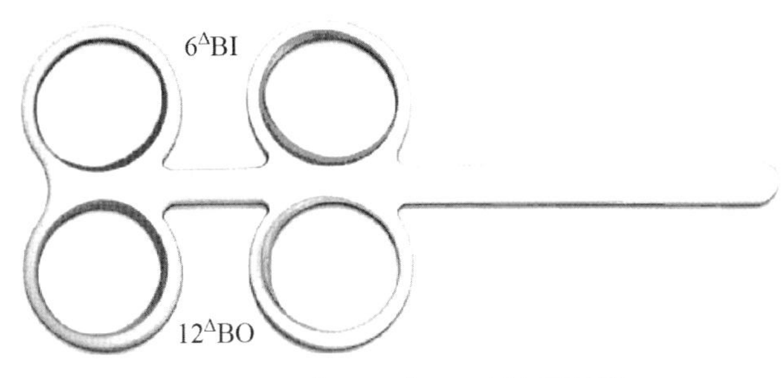

圖 6-8：6^{Δ}BI/12^{Δ}BO 稜鏡反轉拍。

（二）稜鏡擺動法

將稜鏡裝在反轉拍上可以訓練聚散能力，如同鏡片擺動訓練。指示病人每次將反轉拍反轉時將雙像迅速融合。調節刺激保持不變，反轉拍一面為 BO 稜鏡，增加對近距視標的集合刺激，另一面為 BI 稜鏡，則會減少集合刺激。常見的反轉拍稜鏡度數一邊為 6^{Δ}BI，另一邊為 12^{Δ}BO，如圖 6-8，通常在檢測時視標的距離為 40 cm。

（三）Vectograms 偏振立體圖和 Tranaglyphs 紅綠立體圖

Vectograms 偏振立體圖為兩個偏振化視標，戴偏振片眼鏡後左眼和右眼分別只能看到一個偏振化視標，如圖 6-9(a)；Tranaglyphs 為紅綠立體視標，兩眼分別戴紅色和綠色濾片後兩眼各自注視其中一個視標，如圖 6-9(b)。

Vectograms 和 Tranaglyphs 用於訓練正融像性聚散和負融像性聚散異常情形，利用視標中的相似點進行融合訓練而非以相似點作為評估出現抑制的線索。訓練方法是將左眼注視的視標移向右眼注視的視標右側，則會誘發 BO 刺激，視線在病人和視標之間交叉，如果病人的眼鏡平面離 Vectogram 的距離為 40 cm，將視標緩慢分離，BO 刺激從零（視標不分離）增加至 20^{Δ}；如果左眼所注視的視標移向右眼所注視的視標左側，就誘發了 BI 刺激。由此可知，雙眼視線在視標平面後交叉，這刺激

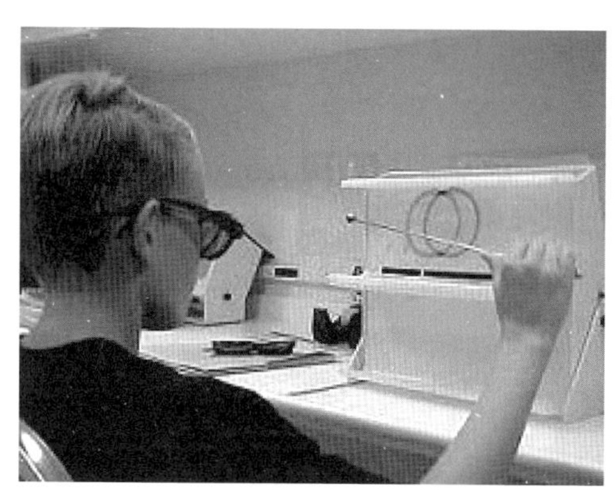

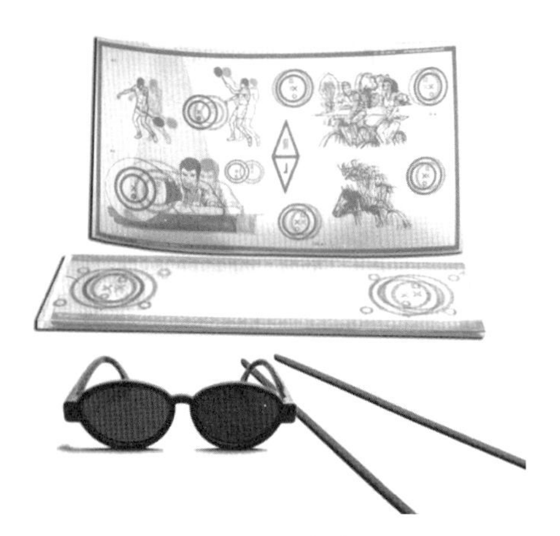

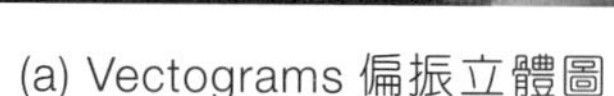
(a) Vectograms 偏振立體圖

(b) Tranaglyphs 紅綠立體圖

圖 6-9

了負融像性會聚。如果視標分離變化從零至 10^{Δ}，則總會聚刺激變化從 15^{Δ}（視標距離 40 cm）至 5^{Δ}。

（四）Chiastopic 融像練習視標

Chiastopic 融像又稱交叉性融像，指的是通過會聚以注視兩個水平分離的相似視標而達到融合。如此一來，右眼注視左邊視標，左眼注視右邊視標，圖 6-10(a)顯示了交叉性融像視標，交叉性融像練習用以改進正融像性會聚，在 Vectograms 和 Tranaglyphs 中的 BO 刺激同樣需要交叉性融像。在交叉性融像練習中，調節刺激保持不變，調節刺激取決於眼鏡平面至視標的距離。集合刺激取決於視標距離和融像視標分離的水平量，較大的水平分離量會產生較大的集合刺激，如圖 6-10(b)。

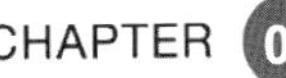

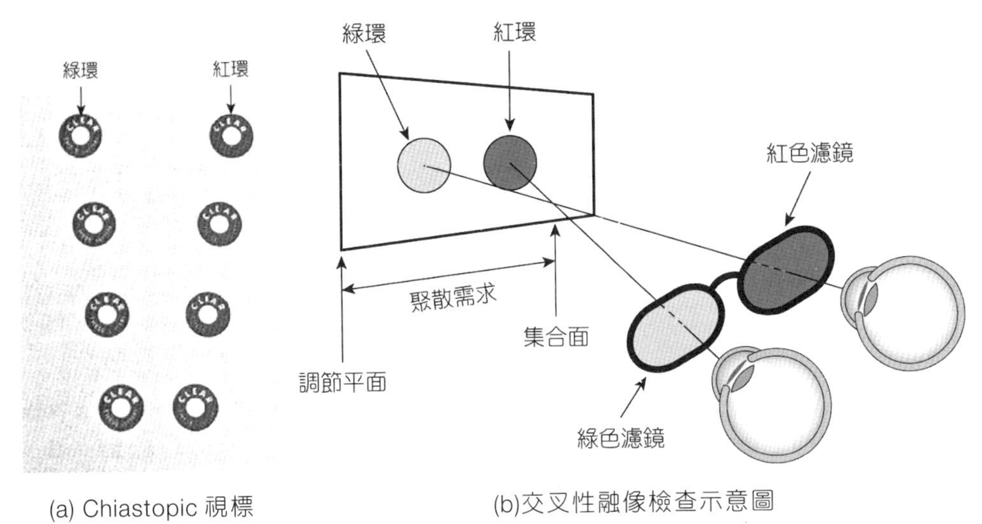

(a) Chiastopic 視標　　(b)交叉性融像檢查示意圖

圖 6-10

(五) Aperture-Rule 訓練儀

Aperture-Rule 訓練儀是一種正位視訓練儀，主要用來進行融像訓練，病人通過訓練可以掌握融像技巧，增加融像範圍，提高融像速度。Aperture-Rule 訓練儀由支架、滑尺、滑板、視標卡片組成，如圖 6-11。

使用單孔滑板時，視軸相交在視標卡片之前，從而產生集合需求，如圖 6-11(a)；使用雙孔滑板時，視軸不相交或相交在視標卡片之後，從而產生發散需求，如圖 6-11(b)。視光師只需將單孔滑板換成雙孔滑板，視覺訓練就會從集合訓練轉變為分開訓練。每張視標卡片都有兩個基本相同的視標圖案，一個視標圖案只有左眼才能看到，另一個視標圖案只有右眼才能看到。另外，視標卡片上還設置了監測視標，每個視標圖案旁邊都有一個偏心圓作為監測視標，以確定病人是否做到三維融像。其中一個偏心圓上有一個小十字，另一個偏心圓下有一個小圓點，這種標誌可以監測病人是否存在抑制，也可用於檢驗病人回答的準確性。

在進行融像訓練時，應根據需要來選擇使用單孔滑板或雙孔滑板，將其安置在滑尺上相應的位置，同時還要將視標卡片安裝在滑尺上相應

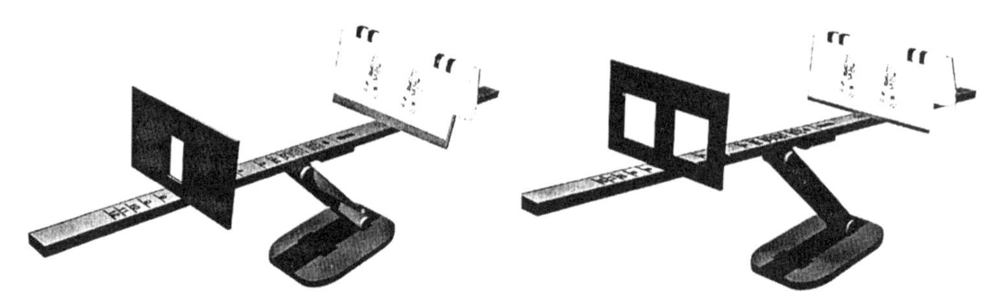

(a)單孔滑板　(b)雙孔滑板之 Aperture-Rule 訓練儀

圖 6-11

的位置。翻開視標卡片冊，一般從融像需求較低的視標卡片開始進行訓練。要求病人的鼻尖對準貼住滑尺，交替遮蓋病人的左右眼，從而確定病人的右眼只能看到一個視標圖案，左眼只能看到另一個視標圖案，然後要求病人兩眼同時注視視標卡片，一旦病人報告獲得了融像，醫生應該詢問病人視標是否清晰、是否看到監測視標（小十字和小圓點是否同時看到、是否可以體會到圓圈的深度感）。要求病人保持融像狀態，從 1 數到 10，然後再眺望遠處，重新注視視標卡片並盡可能快速地做到融像。以上過程重複數次後翻開下一張視標卡片，並將滑板移動到相應的位置（視標卡片已有提示），再按以上步驟進行訓練。進行集合訓練時應使用單孔滑板，進行分開訓練時應使用雙孔滑板。

（六）Brewster 立體鏡

Brewster 立體鏡是一種常用的雙眼視覺訓練儀器，採用真實的隔板來分隔左右眼的視野，既可用於診斷又可進行治療。此種儀器可以幫助病人建立正常的感覺性融像，擴大融像範圍，提高雙眼視和立體視，最常用於進行抗抑制訓練和融像訓練。Brewster 立體鏡的目鏡為+5.00D 的透鏡，兩個透鏡的光學中心距為 95 mm，在兩個透鏡的中間，設置了一塊隔板將左右眼的視野分隔開來。視標卡片固定在儀器的支架上，可以前後移動。每張視標卡片都有兩個基本相同的視標圖案，如圖 6-12。

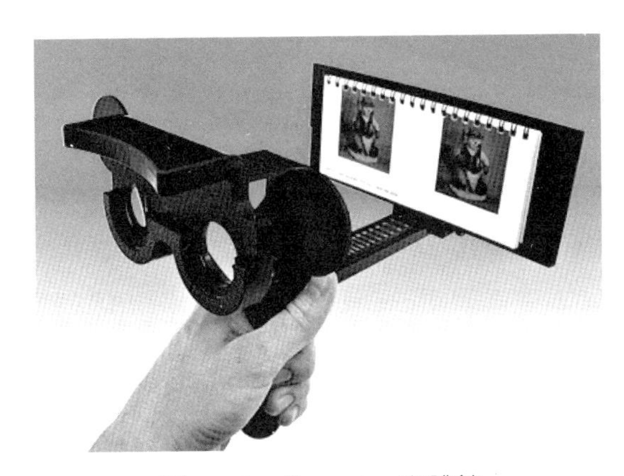

圖 6-12：Brewster 立體鏡。

病人在訓練時，由於兩側目鏡之間存在隔板，所以右眼只能看到右側的視標圖案，左眼只能看到左側的視標圖案。視標卡片可以在支架上前後移動，當向前或向後移動視標卡片時，病人的調節需求也會發生變化。當將視標卡片設置於遠點（即距目鏡 20 cm）時，對觀察者來說，視標影像似乎位於無窮遠，因此，正視眼和屈光不正矯正者的眼睛，不需要調節就可以看清此位置上的視標圖案。但是，當視標卡片移近目鏡時，病人必須使用調節才能保持看清視標。

在使用 Brewster 立體鏡進行融像訓練時，可以利用不同融像需求的視標卡片（兩個視標圖案對應點之間距離不同），也可以通過前後移動視標卡片來改變調節需求，增加或降低融像訓練的難度，從而達到擴大融像範圍、消除抑制、提高立體視、重建雙眼融像功能的目的。

（七）斜隔板實體鏡

實體鏡是一種常用的正位視訓練儀器，臨床上有很多類型的實體鏡可供選擇。圖 6-13 之斜隔板式實體鏡，可以通過描繪和捕捉訓練來消除抑制，又可以通過融像訓練來擴大融像範圍。各種年齡的病人都可以使用斜隔板式實體鏡進行視覺訓練，由於斜隔板式實體鏡簡單輕巧、攜帶方便，因此是常用的家庭視覺訓練儀器。

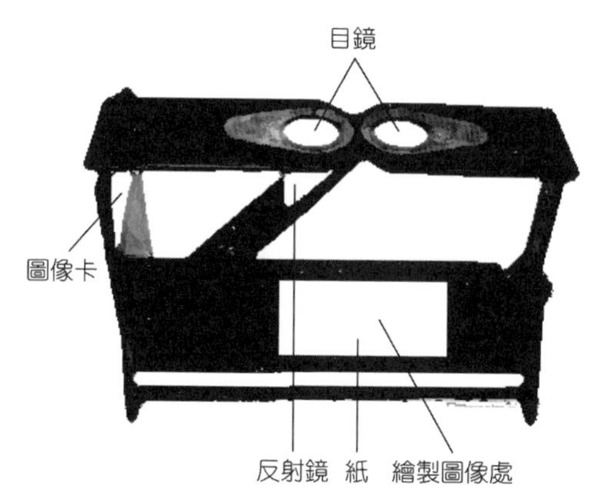

圖 6-13：實體鏡。

當病人通過裝有球鏡的視孔觀察時，由於斜隔板分隔了左右眼的視野，因此，一眼只能看到平面反射鏡，另一眼則只能看到底板。在進行描繪訓練時，醫生（或病人自己）可以在空白卡片上畫上一些簡單的幾何圖形，例如圓形、正方形、橢圓形等，然後將卡片固定在儀器的側板上，在底板上鋪上一張白紙，要求病人用非抑制眼（或優勢眼）注視視標卡片，抑制眼注視底板上白紙，用筆在白紙上描繪出視標卡片上的幾何圖形。描繪訓練要求病人必須做到雙眼同時注視從而消除抑制，同樣，也可以通過捕捉訓練來消除抑制。訓練者（醫生或家長）將捕捉視標置於側板上固定視標卡片的部位，要求病人用捕捉套圈套住投射在底板上的視標影像。捕捉訓練同樣要求病人做到雙眼同時注視。

（八）Wheatstone 立體鏡

Wheatstone 立體鏡可以檢查雙眼視覺，又可以進行雙眼視覺訓練，還可以作為實體鏡使用。由於 Wheatstone 立體鏡簡單輕巧，也是理想的家庭視覺訓練儀器。Wheatstone 立體鏡的結構比較簡單，四塊相互連接成“W”形的平板安裝在底板上，在底板上還有標明融像範圍的標尺。中間兩塊平板上都設置了平面反射鏡，外側兩塊平板可以插入並固定視標卡片，如圖 6-14 所示。

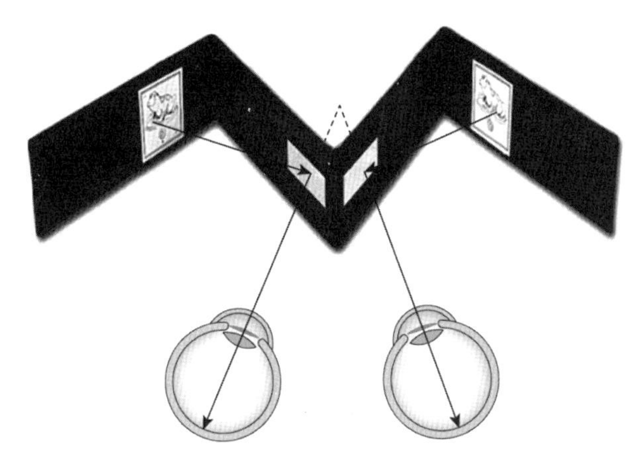

圖 6-14：Wheatstone 立體鏡的結構。

Wheatstone 立體鏡中間兩塊平板形成的夾角可以改變，從而可以改變融像需求。減小中間的夾角（中間兩塊平板互相靠近）時將會增加集合需求；增大中間兩塊平板之間的夾角（中間兩塊平板互相分開）時將會增加發散需求。融像範圍為 40^{Δ} 發散需求至 50^{Δ} 集合需求。因為兩眼與視標卡片大約相距 33 cm，所以調節需求近似於 3.25D。

進行融像訓練時，將廠家提供的視標卡片插入外側平板固定視標卡片的部位，標有“R”的視標卡片放置在右眼前面，標有“L”的視標卡片放置在左眼前面。病人鼻尖對準貼住兩塊中間平板形成的前角，兩眼注視平面反射鏡，應該可以同時看到兩側的視標卡片，然後根據底板上的標尺，將儀器設置在相應的融像需求上，再開始進行融像訓練。兩側標尺的讀數相加，就是此時總合的融像需求。醫生也可以自己製作一些視標卡片，保持病人尤其是幼兒的訓練興趣。

四、功能性眼球運動異常的訓練方法

閱讀時有三種比較重要的眼球運動，分別為**注視運動**、**掃視運動和返回運動**。掃視運動一般占 10%的閱讀時間，每次掃視 8~9 個字距，約 2′視角。掃視的時間與所需掃視的距離是有一定相關性的，掃視間歇期即靜止期，又稱注視中止，正常人群注視中止時間約為 200~250 ms，然而對於掃視範圍和注視時間，不同人群可能存在差異。往返運動為從右到左的運動，約占 10~20%的閱讀時間，當閱讀者目標定位不準、誤讀、誤解文章內容時，即會出現往返運動，因此眼運動缺陷會對閱讀產生明顯的影響。

功能性眼球運動異常之常見症狀有：(1)**定位功能差**；(2)頻繁**反覆地閱讀某幾行字體**；(3)閱讀時**過度的頭部運動**；(4)閱讀時有**跳字、跳句子**現象；(5)從白色書寫板上抄寫到紙上有**困難**；(6)填寫一些比較**接近的字母時容易出差錯**；(7)**眼與頭**的配合**不協調**。其徵象有：(1)遮蓋試驗時，注視功能差；(2)注視不穩定，缺乏集中注意力；(3)有一些行為方面的異常；(4)在一些客觀觀察眼球運動的測試中，其行為低於正常。

針對功能性眼球運動異常之處理原則可以使用附加鏡片（如附加低度數正鏡），或是進行視覺訓練（如注視訓練、空間掃視運動訓練等）。以下將介紹常見的視覺訓練方法。

（一）注視訓練

注視表示被注意物體的物像穩固的維持在黃斑中心凹處，並隨時間增加依然將物像保持在此處的能力。

注視訓練有助於病人迅速準確地空間定位，提高病人快速、準確、有效地從一事物轉移到另一事物的能力。如圖 6-15 將兩視標置於眼前 50~60 公分處，水平分開 50 公分，病人手持隔板置於鼻端正前方，可將雙眼視野分開。穩定注視左側視標再試著觀看右側視標判斷其位置，能使用周邊視力確定目標位置時，快速轉動右眼能準確注視右邊的視標，然後再轉到左側，雙眼有節奏地更換注視左右視標，間隔約 5 秒左右。當病人能順利完成上述步驟後，將視標分別置於垂直、右上、左下等位置重複以上程序。

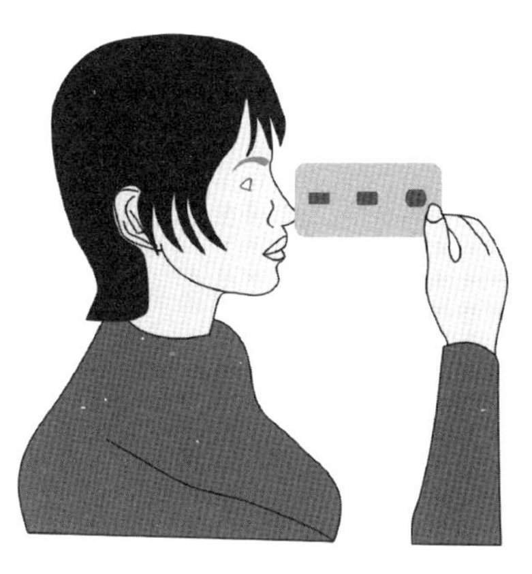
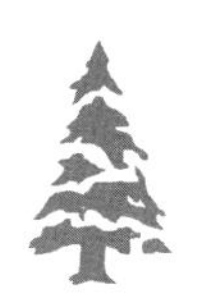
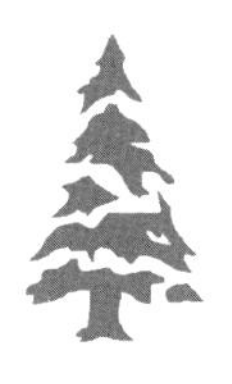

圖 6-15：利用視野分離進行注視訓練。

(二) 箭頭定位注視訓練

可以透過箭頭定位注視訓練來改善病人對**基本空間定位**的判斷，如上下左右之空間感覺、肌肉運動及口語表達之能力。該訓練要求病人指出箭頭的方向、位置和定位。訓練時將圖 6-16 的訓練板置於病人前 1 米處，請病人保持體位平衡，再要求其由左上方開始逐一向右說出箭頭的方向，此時病人手臂還需指出該箭頭的方向，隨著病人的熟練度可以加快訓練速度，並可將訓練板翻轉，總訓練時間約 5 分鐘。

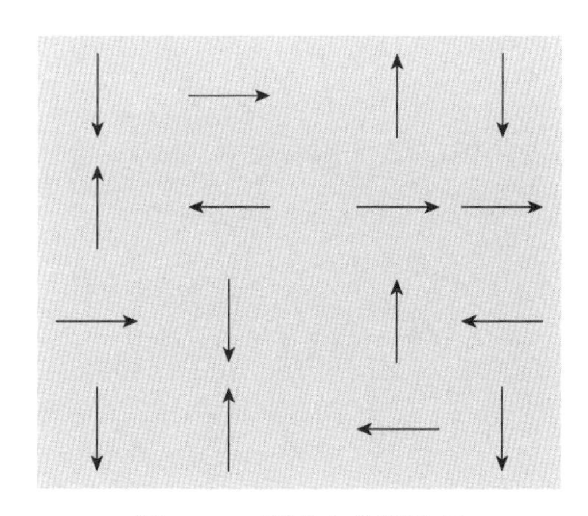

圖 6-16：箭頭定位訓練板。

（三）空間掃視運動

人類雙眼掃視運動約從 2~5 個月開始發展，到 5 歲掃視動作還是不成熟，大概要到 **7 歲以上才會有顯著進展**，之後則緩慢上升，由此可知掃視運動要發揮功能，前提條件是大腦負責系統要先成熟，才可應付一些序列性活動如閱讀。

掃視功能不彰，從閱讀就可看得一清二楚，包括搖頭晃腦、忘記自己看到哪裡、跳字、跳行、閱讀速度緩慢、理解能力不足等，其他合併症狀還有黑板抄寫困難、不會四則運算等，很多失讀症孩子除了上述症狀，掃視能力也是非常不好，故**掃視運動訓練**可以精進病人的眼球動作能力，因此其閱讀速度、效率就會相對得到改善。

引出空間掃視運動也就是從一個注視目標轉移到另一個，病人需用單眼注視空間不同距離的掃視視標。掃視的圖形或數字固定在 1 平方米大小的牆上，檢查者說出數字而病人手持指示桿，坐在距視標 1 米處用指示桿指出該數字的位置，數字的位置如圖 6-17 所示。

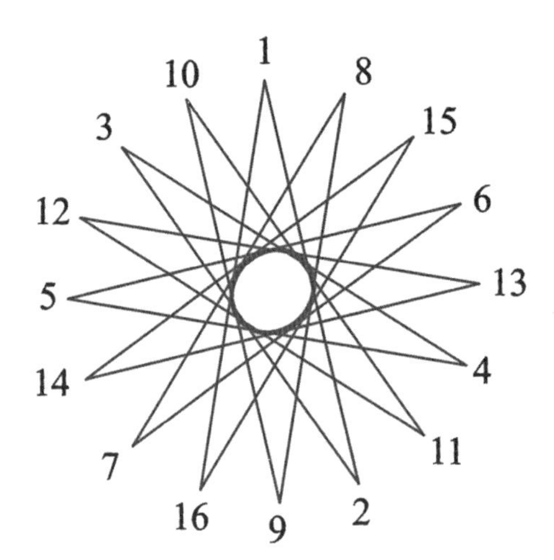

圖 6-17：空間掃視訓練的圖表。

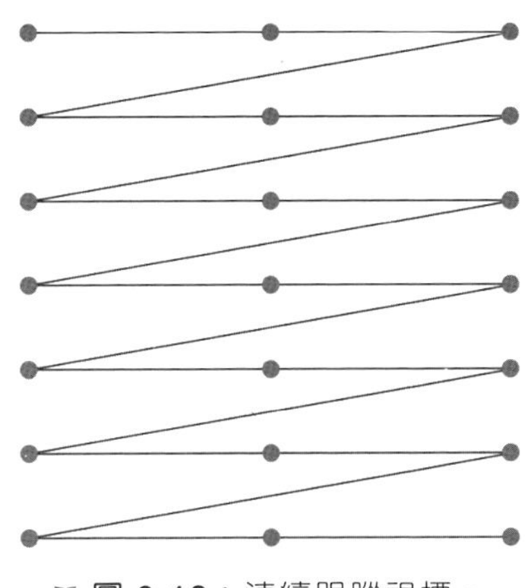

圖 6-18：連續跟蹤視標。

(四) 連續跟蹤訓練

跟蹤訓練是跟蹤一個**靜止的目標**，可以在黑板上或紙板上畫一條連續的直線，此線全部在病人視線之中，練習時請病人的眼睛從線的開始端看起，然後沿著線看下去，直到線的末端。病人可以控制自己的頭部而不是眼，慢慢均勻運動，從線的一端看到另一端。該訓練有助於病人有節奏地從一注視點轉移到下一注視點，有助於病人改善實際生活中轉移注視的能力。

進行本訓練時可將圖 6-18 之連續跟蹤視標置於正常閱讀位置，請病人觀察左上角的第一個注視點，並盡可能意識周圍的視野，然後逐一轉移下一個注視點，訓練時要確保注視的準確度後再逐漸提高速度。

(五) 追跡訓練

追跡訓練是用從一注視點轉移到另一注視點的直接刺激來訓練**眼球移動能力**。該訓練將手動跟蹤線條與雙眼視覺跟蹤的能力相結合，視覺追蹤訓練要求病人應能平穩、協調的移動雙眼使視網膜像能清晰與正確地落在黃斑中心凹，因此追跡訓練要求眼動系統需要精密的進行動作，圖 6-19 為常用的追跡訓練視標。

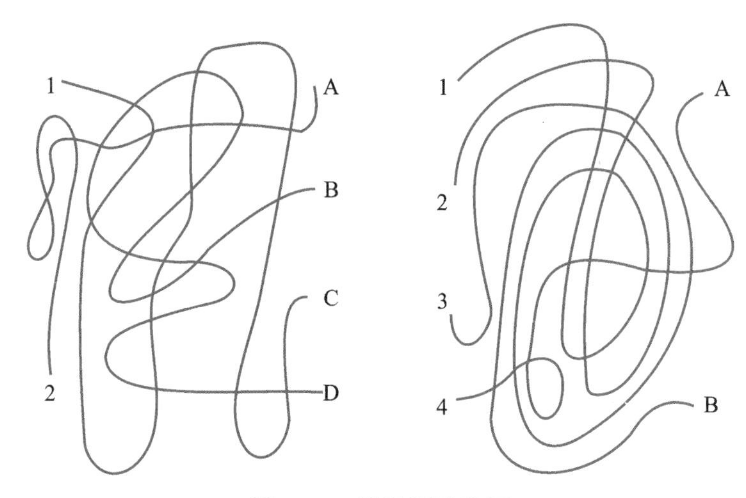

圖 6-19：追跡訓練視標。

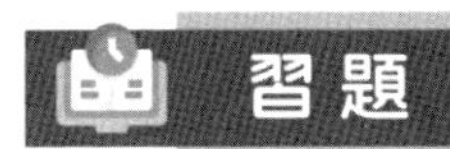

習題

1. 非手術方式處理雙眼視覺功能異常的方法有哪些？
2. 適合選用正或負附加球鏡的雙眼視覺異常類型有哪些？
3. 說明各種非斜視性雙眼視覺異常建議的首選治療方法為何。
4. 李先生之近方之水平隱斜為 14exo，負融向性聚散(BI)： 21/24/18，正融向性聚散(BO)： 18/24/21，是否符合 Precival 法則？所需之水平稜鏡為何？
5. 王老師之近方之水平隱斜為 12exo，負融向性聚散(BI)： 12/20/14，正融向性聚散(BO)： 4/8/2，是否符合 Sheard 法則？所需之水平稜鏡為何？
6. 視覺訓練的項目有哪些？可分別提升或改善哪些視覺功能？
7. 在進行視覺訓練時應要仔細分析哪些因素？
8. 如何改善雙眼聚散能力？常用的方法有哪些？

附錄 歷屆精選試題

109 年驗光師專技人員高等考試

1. 一位左眼弱視患者完成單眼自覺驗光檢查後的最佳矯正視力右眼 1.0，左眼 0.8，若要兩眼平衡，下列何種方法最好？
   (A)交替遮眼比較法　(B)垂直稜鏡分離法
   (C)降低屈光度數法　(D)紅綠雙色法

2. 有關馬竇氏鏡眼位測試之敘述，下列何者錯誤？
   (A)適用於需在開放空間進行眼位測量之患者
   (B)可避免因使用綜合驗光儀而造成的稜鏡誘發水平隱斜位(prism-induced horizontal phoria)
   (C)測量垂直隱斜位時應垂直放置馬竇氏鏡，使形成水平線條影像
   (D)正常期望值為：遠距離 1Δexo(±2Δ)；近距離 3Δexo(±3Δ)

3. 下列哪一因素較不影響聚合近點(near point of convergence)測試之表現？
   (A)遠及近距離眼位
   (B)近點固視偏差(near fixation disparity)
   (C)調節反應
   (D)瞳孔反應

4. 下列色覺檢查中，何者可用以檢查藍－黃(blue-yellow)色覺異常？(1)石原氏檢查(Ishihara test)　(2) D-15 檢查　(3)城市大學檢查(City University test)　(4) Hardy-Rand-Rittler(HRR)檢查。
   (A)僅(2)(3)　(B)僅(1)(2)(3)　(C)僅(2)(3)(4)　(D)(1)(2)(3)(4)

5. 有關布魯克諾檢查(Brückner test)的敘述，下列何者正確？
   (A)慣用檢查距離為 40 公分
   (B)若患者兩眼未同時注視，則其中眼底反射光較亮者為注視眼
   (C)此法可檢查患者是否有斜視與介質混濁，但較無法檢測雙眼不等視(anisometropia)
   (D)經此法檢查遠視眼，將觀察到較暗新月(darker crescent)在瞳孔下方

6. 針對有雙眼視覺問題的人，調整度數對下列何種測驗結果最有影響？
   (A)遮蓋測驗(cover test)
   (B)眼外肌運動(extraocular motility)
   (C)固視偏差(fixation disparity)
   (D) AC/A 比值(AC/A ratio)

7. 有關老花眼(presbyopia)與調節不足(accommodative insufficiency)的比較，下列何者錯誤？
   (A)皆有調節力動用困難情形
   (B)老花眼與調節不足的症狀相同
   (C)調節不足患者的調節幅度可能與年齡相符
   (D)老花眼與調節不足皆有調節遲滯(lag of accommodation)情形

8. 下列何者不會影響受測者調節幅度測試的結果？
   (A)慣用工作距離　(B)種族特質
   (C)屈光不正未矯正　(D)視標大小

9. 常用調節幅度測量的兩種方法包括推近法(push-upmethod)及拉遠法(pull-away method)。一般情況下其測出的調節幅度量是否有差異？
   (A)推近法結果高於拉遠法

(B)推近法結果低於拉遠法

(C)推近法結果等於拉遠法

(D)兩測量方法，因方式不同，無法比較

10. 當用推近法測量單眼調節幅度量時，所得的值低於一般常態年齡的值，屬於下列哪個狀況？

(A)調節過多　(B)調節不足

(C)會聚調節過多　(D)會聚調節不足

11. 改良式托林頓技巧(modified Thorington technique)測量出的結果無法提供下列哪種有關於隱斜位(phoria)之資訊？

(A)量　(B)頻率　(C)方向　(D)存在與否

12. 魏氏四點(Worth 4 dot)檢查時，患者右眼戴紅色濾鏡，左眼戴綠色濾鏡，若患者看到紅色光點在右側，綠色光點在左側時，表示為何？

(A)右眼抑制　(B)左眼抑制　(C)內斜　(D)外斜

13. 在雙眼翻轉鏡檢測(binocular flipper test)中，當負鏡片放置在眼睛前方時，下列哪些情形會發生？

(A)引發調節(accommodation)放鬆及正補償性融像聚散(positive compensating fusional vergence)作用

(B)引發調節(accommodation)放鬆及負補償性融像聚散(negative compensating fusional vergence)作用

(C)刺激調節及正補償性融像聚散作用

(D)刺激調節及負補償性融像聚散作用

14. 做開散能力(base-in fusional vergence)檢查時，隨著檢查稜鏡的增加，若患者發生左眼壓抑，他會看見下列何種現象？

(A)視標立即消失　(B)視標固定不動

(C)視標往右邊移動　(D)視標往左邊移動

15. 有關 AC/A 比值之敘述，下列何者錯誤？
(A)其定義為每一屈光度(diopter)之調節刺激所引發的調節性聚合的量
(B)AC/A 比值若大於 6/1，可能有潛在型遠視或聚合過度的問題
(C)梯度性 AC/A 之測量方法(gradient method)為加入試鏡片前／後眼位偏移量之差值，再除以所加入試鏡片的屈光度
(D)雙眼同時注視遠距離目標時，調節反應量通常會少於調節刺激量

16. 聚合痙攣(convergence spasm)發生時不會產生下列何種情況？
(A)聚合過度(excessive convergence)
(B)調節(accommodation)
(C)遠視(hyperopia)
(D)縮瞳(miosis)

17. 近融合性聚散靈敏度(fusional vergence facility at near)測試之正常期望值為何？
(A) 5 ± 3 cycles per minute(cpm)　(B) 10 ± 2 cpm
(C) 15 ± 3 cpm　(D) 20 ± 2 cpm

18. 下列何者是解決垂直平衡失調(vertical imbalance)的方法？(1)漸近多焦點鏡片(progressive addition lens)　(2)鏡片光學中心移位(lens decentration)　(3)共軛稜鏡(yoked-prism)　(4)雙中心研磨(slab-off)。
(A)僅(1)(2)　(B)僅(3)(4)　(C)僅(1)(3)　(D)僅(2)(4)

19. 下列何者不會影響立體感測量結果？
(A)單眼抑制　(B)雙眼視網膜圖像品質不等
(C)弱視　(D)先天性紅綠色盲

20. 下列何者不是造成調節領先(accommodative lead)之可能原因？
(A)隱性遠視(latent hyperopia) (B)假性近視(pseudomyopia)
(C)老花眼(presbyopia) (D)調節痙攣(accommodative spasm)

21. 有關高調節性內聚力／調節力比值(high AC/A ratio)相關的內聚力過度(convergence excess)的敘述，下列何者最不適當？
(A)加上稜鏡(prism)有幫助
(B)有關視覺治療(vision therapy)的文獻，多數為前瞻介入性研究(prospective interventional study)而且有顯著的治療效果
(C)加上加入鏡(ADD)有幫助
(D)治療成功與否和病患戴眼鏡的配合度有關

22. 依據 Duane 分類系統，下列何者不屬於調節力不足(accommodative insufficiency)？
(A)老花眼
(B)調節力持續力不足(ill-sustained accommodation)
(C)調節力麻痺(paralysis of accommodation)
(D)調節力不等(unequal accommodation)

23. 下列何者最可能發生垂直平衡失調(vertical imbalance)？
(A)戴框架鏡的非老花屈光不等(non-presbyopic anisometropia)者
(B)戴框架鏡的老花屈光不等(presbyopic anisometropia)者
(C)戴隱形眼鏡的非老花屈光不等者
(D)戴隱形眼鏡的老花屈光不等者

24. 對於雙眼不等視性弱視(anisometropic amblyopia)患者，下列處置何者最不合適？
(A)配戴適當度數眼鏡
(B)若遠距離眼位為外隱斜位，應處方適當稜鏡

(C)視覺訓練

(D)遮蓋治療

25. 內隱斜位(esophoria)的受測者閱讀時，常出現頭痛及眼睛不舒適的症狀，考慮到他的隱斜位需求(phoria demand)時，下列何者最為重要？

(A)基底朝外到模糊點(base out to blur point)

(B)基底朝內到模糊點(base in to blur point)

(C)基底朝外到破裂點(base out to break point)

(D)基底朝內到破裂點(base in to break point)

26. 預估及矯正老花眼的加入度，除依患者的年齡、調節幅度的部份、動態檢影法、NRA/PRA（虛性相對調節／實性相對調節）的平衡和近距離紅綠平衡法之外，尚有下列何者？

(A)動態交叉圓柱鏡法檢影、加負鏡片

(B)動態交叉圓柱鏡法檢影、加正鏡片

(C)靜態交叉圓柱鏡法檢影、加負鏡片

(D)靜態交叉圓柱鏡法檢影、加正鏡片

27. 有關弱視、斜視、與不等視的敘述，下列何者最不適當？

(A)眼瞼下垂可能造成視覺剝奪性(visual deprivation)弱視

(B)斜視性弱視與不等視性弱視有時候不容易區分

(C)有斜視不一定會有弱視

(D)有斜視通常不會有不等視

28. 有關內聚性調節力與內聚力比值(convergent accommodation / convergence ratio, CA/C ratio)之敘述，下列何者錯誤？

(A)每聚合一個稜鏡度會誘發 0.07~0.15 D 之調節

(B)由於老化所導致的調節幅度下降，會造成 CA/C 比值隨著降低

(C)潛在型老花眼患者(pre-presbyopic subject)，其 CA/C 比值異常升高

(D)外隱斜位者由於近距離時過度使用聚合，會導致更多調節被誘發

29. 下列何者描述弱視者(amblyope)利用非視網膜中央小凹(fovea centralis)的區域當作主要注視點？

(A)偏差固視(disparity fixation)

(B)中央固視(central fixation)

(C)非交叉性固視(uncross fixation)

(D)偏心固視(eccentric fixation)

解答

1.D	2.B	3.D	4.C	5.D	6.D	7.C	8.A	9.A	10.B
11.B	12.C	13.D	14.C	15.D	16.C	17.C	18.D	19.D	20.C
21.B	22.A	23.B	24.B	25.B	26.B	27.D	28.C	29.D	

109 年驗光師特考

1. 中高度數雙眼不等視的患者配戴眼鏡，下列何者為一般矯正上不需要注意的參數？
(A)不相等的鏡片稜鏡效應　(B)不相等的眼睛調節需求
(C)不相等的相對鏡片放大率　(D)不相等的瞳孔大小

2. 在馬竇氏鏡與雙光點(Maddox rod and two-point light sources)檢測中，受測者看到兩個光點的相差距離是大於兩條紅線，這代表下列何者？
(A)受測者有不等像　(B)受測者有隱斜位
(C)受測者有斜視　(D)受測者有弱視

3. 當測量垂直性斜視時，右眼看的物體高於左眼，患者為何類型的斜視？
(A)右眼上斜　(B)右眼下斜　(C)右眼內旋　(D)左眼下斜

4. 有一種斜視檢查方法是利用觀察病患角膜上的光反射位置，來估計此病患斜視量的大小，此項檢查的名稱為下列何者？
(A)馬竇氏鏡檢查(Maddox rod test)
(B)赫斯伯格檢查(Hirschberg test)
(C)魏氏四點檢查(Worth four-dot test)
(D)遮蓋檢查(cover test)

5. 進行眼外肌運動檢查(EOM)，發現患者左眼無法往耳側注視視標，則推估患者有問題的眼外肌應該是下列何者？
(A)左眼內直肌　(B)左眼外直肌　(C)左眼上直肌　(D)左眼下斜肌

6. 用寶麗來偏光鏡片棒(Polaroid bar reader)測量眼球調視靈巧(accommodative facility)，是使用下列何者？

(A) +1.50 D/-1.50 D 旋轉棒　　(B) +1.00 D/-1.00 D 旋轉棒
(C) +1.75 D/-1.75 D 旋轉棒　　(D) +2.00 D/-2.00 D 旋轉棒

7. 馬竇氏鏡檢查中所呈現之視覺影像，最為符合學者 Claud A. Worth 定義中之哪一種融像層次(degree of fusion)？
(A)悖論並置(paradox juxtaposition)
(B)疊置(superimposition)
(C)平面融像(flat fusion)
(D)立體感(stereopsis)

8. 25 歲的患者，沒有配戴眼鏡，抱怨近距離工作時眼睛酸累。下列檢驗數據，最可能造成此現象的原因為何？近方斜位：4Δexo，調節幅度：+11.00 D，負向相對調節力(NRA)／正向相對調節力(PRA)：+2.50/-1.25，基底朝內(BI)範圍：7/16/9，基底朝外(BO)範圍：7/12/5。
(A)眼斜位異常　　(B)調節不足
(C)偏低的負向相對聚散力　　(D)偏低的正向相對聚散力

9. 操作雙眼垂直稜鏡紅綠雙色平衡(dissociated duochrome balance)檢查時，下列敘述何者錯誤？
(A)需在雙眼前加入足夠垂直稜鏡以分離影像
(B)適用於雙眼有不相等焦深的被檢者
(C)適用於不等視被檢者
(D)不適用於不等瞳孔大小(anisocoria)被檢者

10. 配戴遠距離最佳矯正處方-2.50 D，於 40 公分進行融像性交叉柱鏡測試(fused cross cylinder, FCC)，檢查結果為 FCC：+0.50 D。將 FCC 結果作為暫時加入度(tentative ADD)置入遠距處方後，測量負相對調節與正相對調節，結果為 NRA/PRA：+1.50/-1.00。依據上述檢查結果，建議患者於 40 公分工作距離的近用處方為何？

(A) -2.00 D　(B) -1.75 D　(C) -1.50 D　(D) -1.25 D

11. 50 歲之受測者進行融像性交叉柱鏡測試(fused cross cylinder, FCC)，雙眼加入+1.25 D 暫時加入度，將近點桿視標放下後，受測者認為橫線組比較清楚，再於雙眼同時加+0.25 D 鏡片後，認為橫線組仍較清楚，再加入+0.25 D 鏡片後，認為直線變得較橫線清楚，則其檢查結果應紀錄為：

(A) FCC = +0.25 D　(B) FCC = +0.50 D

(C) FCC = +0.75 D　(D) FCC = +1.50 D

12. 40 歲女性，依照 Hofstetter 公式計算，其正常調節幅度應該至少為：

(A) 4.0 D　(B) 5.0 D　(C) 6.0 D　(D) 7.0 D

13. 下列何種情況最可能造成單眼複視(monocular diplopia)？

(A)白內障

(B)斜視

(C)內聚力不足(convergence insufficiency)

(D)開散力過度(divergence excess)

14. 下列有關注視偏差(fixation disparity)的描述，何者錯誤？

(A)注視偏差是隱斜視的代償失調現象

(B)隱斜視測量影像全部的解離，固視偏差測量影像的部分解離

(C)注視偏差是小於 10 分弧的不對齊影像錯位，仍能維持雙眼單視覺

(D)注視偏差的測量，不能提供視差大小的直接量度，所以無法提供消除注視偏差所需要的稜鏡度

15. 下列有關立體視覺的描述，何者錯誤？
(A)斜視的小孩，通常會造成立體視力不良
(B)弱視患者會造成立體視的不良或缺乏立體視力
(C)有老花的長者，因為老花的緣故，無法做立體視檢測
(D)良好的立體視，與精細的眼球運動有關

16. 下列何者為「改良式托林頓技巧(modified Thorington technique)」與「馬竇氏鏡檢查(Maddox rod test)」兩者間之主要差別？(1)其中一項測驗需要在暗室中進行，另一項需要在正常室內光線下進行 (2)其中一項測驗較能夠控制住調節達到較高測驗穩定性 (3)其中一項測驗需要使用稜鏡，另一項則不需要 (4)其中一項測驗需要用到兩片馬竇氏鏡(兩眼各一片)，另一項只需用到一片。
(A) (1)(2) (B) (2)(3) (C) (3)(4) (D) (1)(4)

17. 在測量負融像預留範圍(negative fusional reserve)時，若受測者是以最佳遠距離矯正狀態(best corrected at distance)進行測驗，為何通常都不會有模糊點(blur point)？
(A)因為在注視遠距離時，不必使用調節(accommodation)
(B)因為在注視遠距離時，測量不出隱斜位(phoria)
(C)因為在注視遠距離時，不能刺激內聚力(convergence)
(D)因為在注視遠距離時，無法激發開散力(divergence)

18. 對年輕受測者進行單眼及雙眼反轉鏡檢測(monocular and binocular flipper tests)時，若呈現單眼測驗數據正常，但雙眼檢測的數據偏低或呈現複視(diplopia)，下列哪一敘述最為相關？
(A)較可能是與調節相關
(B)較可能是與聚散(vergence)相關

(C)較可能是與焦深(depth of focus)相關

(D)較可能是與屈光不正(refractive error)相關

19. 進行四稜鏡度基底朝外測驗(4 prism base out test)時，眼前放置稜鏡後會看到雙眼同向性轉向(version)，此為下列哪種定律規則？

(A)赫林定律(Hering's law)

(B)科爾納規則(Kollner's rule)

(C)謝林頓定律(Sherrington's law)

(D)普倫提西氏規則(Prentice's rule)

20. 有關斜視處理方式，下列敘述何者錯誤？

(A)內聚力不足的近方外斜視可利用負度數鏡片過矯或視力訓練處理

(B)調節性內斜視，建議手術處理

(C)內聚力過度近方內斜視，可使用多焦點鏡片過矯處理

(D)非共動性斜視(incomitant strabismus)建議以開刀矯正處理

21. 下列有關眼球運動的評估敘述，何者錯誤？

(A)跳躍追視(saccadic eye movement)是最快的眼動，高達每秒 700 度

(B)平順追視(pursuit eye movement)，是對靜態物體的掃描眼動

(C)跳躍追視主要是用於閱讀的眼動

(D)平順追視為了得到平順準確的效果，會有約 100~150 毫秒的延遲再追蹤視標的現象

22. 小兒雙眼調節功能異常的處理，下列何者不合宜？

(A)一般調節異常處理的順序為：先矯正屈光度數的異常，其次考量附加鏡片的度數，再考量視覺訓練

(B)調節不足(insufficiency)及缺乏維持調節力(ill-sustained)的調節異常者，採用配鏡附加正度數是有效的

(C)調節過度(excess)或調節無彈性度(infacility)的調節異常者，視覺訓練是有益處

(D)雙眼調節異常者，採用開刀手術是有效的處理方式

23. 下列哪一種儀器是以客觀的方法測量偏心注視(eccentric fixation)？

(A)視網膜檢影鏡(retinoscope)　(B)直接眼底鏡(ophthalmoscope)

(C)裂隙燈(slit lamp)　(D)角膜弧度儀(keratometer)

24. 下列哪種類型之屈光不正(refractive error)與調節性內斜視(accommodative esotropia)最為相關？

(A)近視　(B)遠視　(C)散光　(D)老花

25. 患者看遠方 6 公尺處呈現 2Δexo 外斜位，看近 40 公分處為 10Δexo 外斜位，AC/A = 2/1，這位患者是何種視機能異常？

(A)內聚力過度(convergence excess)

(B)內聚力不足(convergence insufficiency)

(C)開散力過度(divergence excess)

(D)開散力不足(divergence insufficiency)

26. 有關遮眼處理弱視的情形，下列何者不合適？

(A)每天 6 小時遮眼與更長時間遮眼的效果，可能有著同等的效率

(B)輕度弱視使用阿托品(atropine)，也可以有與實體的遮眼罩一樣，有遮眼的效用

(C)遮眼處理弱視時期，若出現複視的現象應考慮改變遮眼治療方式

(D)弱視追蹤複檢視力測量時，建議使用單一視標，比使用一列視標檢測，更可以得知弱視是否有真正的改善

27. 當所有方位的偏斜角都保持不變時，此種斜視是：

(A)非共動性(incomitant)斜視　(B)麻痺性(paralytic)斜視

(C)共動性(concomitant)斜視　(D)分離式(dissociated)斜視

28. 36 歲的受測者於 7 年前發生車禍，導致右眼上斜肌麻痺(superior oblique paresis)。車禍後已配過多副含稜鏡的眼鏡，但戴起來都不舒服。最近較累的時候也會出現複視(diplopia)。若他目前所配戴的眼鏡度數為：右眼：-3.00 DS/-1.75 DC × 160；左眼：-2.50 DS/-2.25 DC × 010，針對於此受測者目前的情況，下列哪些檢查項目最合適？(1)雙眼驗光(binocular refraction)　(2)綜合驗光儀聚散測驗(phoropter prism vergence test)　(3)雙眼翻轉鏡測驗(binocular flipper lens test)　(4)雙馬竇氏鏡測驗(double Maddox rod test)。

(A) (1)(2)　　(B) (2)(3)　　(C) (3)(4)　　(D) (1)(4)

29. 下列何種斜視之特徵，最可能有弱視(amblyopia)之風險？(1)單側型(unilateral)　(2)間歇型(intermittent)　(3)固定型(constant)　(4)交替型(alternating)。

(A) (1)(2)　　(B) (3)(4)　　(C) (1)(3)　　(D) (2)(4)

30. 下列何者最容易形成弱視(amblyopia)？

(A) R -1.00 DS，L -3.00 DS　　(B) R +1.00 DS，L +3.00 DS

(C) R +1.50 DS，L +1.50 DS　　(D) R -3.00 DS，L -3.00 DS

31. 關於雙眼不等視(anisometropia)及雙眼不等像(aniseikonia)之矯正原則，下列敘述何者錯誤？

(A)雙眼不等視基本上應進行全矯正

(B)可能例外之一為年長者其單側散光度數大幅增加，則可考慮減少其處方度數

(C)雙眼不等視度數差異越大，則矯正鏡片所造成之稜鏡差距也越大

(D)根據 Knapp's 法則，建議可使用隱形眼鏡矯正雙眼不等像，及使用眼鏡鏡片(spectacle)矯正雙眼不等視

32. 下列何者不屬於對比敏感度(contrast sensitivity)測試之一？
    (A)墨爾本邊緣測試(Melbourne edge test)
    (B) VectorVision 之 CSV-1000 視標
    (C)史耐倫(Snellen)視標
    (D) Vistech 之 VCTS 視標

33. 眩光(glare)的產生與下列何者相關性最低？
    (A)角膜或水晶體疾病　(B)視網膜疾病
    (C)視神經疾病　(D)配戴的眼鏡品質

34. 下列有關 Pelli-Robson 字母對比敏感度測試之敘述，何者錯誤？
    (A)主要用於測驗低空間頻率(low spatial frequency)之對比敏感度
    (B)相較正弦波光柵(sine-wave grating)對比度測試，其測試結果可重複性較佳
    (C)適合用於低視能、中重度白內障、視神經炎、多重硬化症、視覺傳導路徑缺失及糖尿病視網膜病變患者
    (D)檢測過程受測者必須在 10 秒以內辨識靠近對比敏感閾值之視標

35. 下列何者是手電筒搖擺瞳孔檢查(swinging flashlight test)的主要評估作用？
    (A)調節系統(accommodation)
    (B)聚合系統(convergence)
    (C)瞳孔直徑大小的測量(pupil size)
    (D)傳入瞳孔異常檢查(afferent pupillary defect)

36. 有關立體視覺的表示結果，下列何者最佳？
    (A) 50 度弧　(B) 25 度弧　(C) 50 秒弧　(D) 25 秒弧

37. 有關失代償性斜位(decompensated phoria)，下列何者適合以屈光度數矯正配鏡為首選的處置方式？
(A)近視引起的失代償性外斜　(B)內聚力不足
(C)融像性垂直異常　(D)大角度的外斜

38. 有關佩里－羅布森(Pelli-Robson)對比敏感度測試，下列敘述何者正確？
(A)測試距離為 3 公尺
(B)測試表總共有 8 行
(C)每一行有 6 個不同對比的英文字母
(D)26 個英文字母都可使用

39. 有關相對亮度效率曲線(relative luminous efficacy curve)，下列敘述何者正確？
(A)表示眼睛對不同波長的敏感度，通常以相對值表示
(B)在明亮(photopic)狀況下，曲線最高值出現在 600 nm 波長處
(C)在昏暗(scotopic)狀況下，曲線最高值出現在 555 nm 波長處
(D)在微亮(mesopic)狀況下，曲線最高值出現在 500 nm 波長處

40. 下列何種測驗不屬於分離(dissociated)檢測？
(A)馬竇氏鏡測驗(Maddox rod test)
(B)紅鏡片測驗(red lens test)
(C)改良式索林頓技巧(modified Thorington test)
(D)固視偏差測驗(fixation disparity test)

41. 進行遮蓋測試(cover test)時，遮蓋受檢者右眼，當遮眼棒從右眼移到左眼時，發覺右眼向內下移動，則受檢者有何種斜視或隱斜位？
(A)左眼有外上斜視或隱斜位　(B)右眼有外上斜視或隱斜位
(C)右眼有外下斜視或隱斜位　(D)左眼有外下斜視或隱斜位

42. 欲檢查患者哪一條眼外肌麻痺，利用 Parks 三步驟(Parks 3-step)，當左眼為上偏位眼(hyperdeviated eye)，向右看時眼位更偏移，且頭部傾斜左側時偏移更大，患者是哪一條眼外肌麻痺？
(A)左眼下斜肌 (B)右眼下斜肌 (C)右眼上斜肌 (D)左眼上斜肌

43. 下列何者不屬於魏氏四點(Worth 4 dot)檢測的評估作用？
(A)是否有抑制 (B)眼位偏離
(C)平面融像能力 (D)調節幅度

44. 進行遠距離裸眼單側性遮蓋去遮蓋測試(cover-uncover test)時，當以遮眼棒遮住右眼觀察其左眼，左眼並未移動。接下來換遮蓋左眼，其右眼向外偏移，將遮眼棒從左眼移開時其右眼向內偏移，則其檢查紀錄與矯正稜鏡應為：
(A)CTsc: RET at D，需以基底朝外(BO)稜鏡矯正
(B)CTsc: LXT at D，需以基底朝外(BO)稜鏡矯正
(C)CTcc: RX(T)’，需以基底朝內(BI)稜鏡矯正
(D)CTcc: alt X(T)’，需以基底朝內(BI)稜鏡矯正

45. 以赫斯伯格檢查(Hirschberg test)，在輪流遮蓋單眼的狀況下，請患者注視筆燈，分別測得兩眼的 λ 角。接著在雙眼注視筆燈狀況下，發現右眼角膜反射光點與單眼所測位置重合，但左眼角膜反射光點則相較於單眼所測位置偏上 0.5 mm 且偏內 1 mm。已知患者有斜視，其斜視約略為下列何者？
(A)右眼外斜約 20Δ，左眼上斜約 10Δ
(B)右眼內斜約 20Δ，左眼上斜約 10Δ
(C)左眼外斜約 20Δ，右眼上斜約 10Δ
(D)左眼外斜約 20Δ，左眼上斜約 10Δ

46. 有關眼初步檢查的步驟與目的說明，下列敘述何者正確？
(A)亂點立體視檢查，需要配戴偏光片後單眼檢查
(B)赫斯伯格檢查，如果兩眼的角膜反射光點相對位置不相同，表示受測者有斜視
(C)石原氏色彩檢查(Ishihara color test)可以區分紅綠和藍黃色弱
(D)內聚近點檢查(near point of convergence, NPC)需要找出視標模糊的距離

47. 有關魏氏四點、D-15、遮蓋測試、科林斯基檢查(Krimsky test)、亂點 E 卡等 5 項眼初步檢查，其主要目的對應者依序為何？(1)斜視和斜位　(2)斜視偏移量　(3)立體視　(4)平面融像　(5)色彩辨別力。
(A) (5)(2)(1)(3)(4)　(B) (2)(4)(3)(1)(5)
(C) (3)(5)(2)(4)(1)　(D) (4)(5)(1)(2)(3)

48. 計算型調節性內聚力與調節力比值(calculated AC/A)和斜率型調節性內聚力與調節力比值(gradient AC/A)，兩者間的差異主要為何？
(A)計算型調節性內聚力與調節力比值是刺激式(stimulus)AC/A，斜率型調節性內聚力與調節力比值是反應式(response)AC/A
(B)計算型調節性內聚力與調節力比值是反應式 AC/A，斜率型調節性內聚力與調節力比值是刺激式 AC/A
(C)計算型調節性內聚力與調節力比值是暫時的，會變動；斜率型調節性內聚力與調節力比值則是永久的，較恆定
(D)計算型調節性內聚力與調節力比值包含距離聚合感應(proximal convergence)因素，斜率型調節性內聚力與調節力比值則不包含距離聚合感應因素

49. 受檢者因為弱視的原因，兩眼的最佳矯正視力有明顯的差異。若要進行雙眼平衡檢測來平衡調節力(balance accommodation)，下列雙眼

平衡方法何者適用？(1)單眼霧視平衡(monocular fogging, modified Humphriss) (2)稜鏡分離模糊平衡(prism-dissociated blur) (3)交替遮蓋平衡(alternate occlusion) (4)稜鏡分離紅綠雙色平衡(prism-dissociated duochrome)。

(A) (1)(2)　(B) (3)(4)　(C) (1)(4)　(D) (2)(3)

50. 一位受測者的近距離雙眼視覺數據：10Δ 外隱斜位(exophoria)，BI 聚散(vergence)為 X/14/7，BO 聚散為 16/24/10。根據謝爾德的準則(Sheard's criteria)，有關融像預留值(fusional reserve)的敘述，此受測者至少要多了幾個稜鏡量就可以通過標準？

(A) 4Δ　(B) 6Δ

(C) 13Δ　(D)此受測者通過標準

51. 有關眼睛的調節(accommodation)，下列敘述何者錯誤？

(A)眼睛的調節是受到副交感神經刺激的調控

(B)眼睛調節時，水晶體會比較凸

(C)眼睛調節時，水晶體的懸韌帶(zonular fibers)會比較緊

(D)眼睛調節時，可以改變眼睛看清楚東西的最近點距離

52. 依據 Hofstetter's formula 公式計算，年齡 45 歲者其"平均"調節幅度期望值為多少？

(A) 9.5 D　(B) 6.5 D　(C) 5.0 D　(D) 3.5 D

53. 利用動態視網膜檢影鏡法取得了患者預估的近加入度。可以再用 NRA（負相對調節）／PRA（正相對調節）的平衡，得更理想的加入度。如一位正視眼預先的 ADD 是+1.00 D。經用 NRA 是+2.00 D 的 ADD (NRA = +1.00 D)及 PRA+0.50 D 的 ADD (PRA = - 0.50 D)。則最後決定的 ADD 應為何？

(A) +0.75 D　(B) +1.00 D　(C) +1.25 D　(D) +1.50 D

54. 下列何種類型的內聚力(convergence)會影響計算型 AC/A(calculated AC/A)比值，並為導致梯度型 AC/A(gradient AC/A)正常值低於計算型 AC/A 之值？

(A)張力性內聚(tonic convergence)

(B)近感知內聚(proximal convergence)

(C)調節性內聚(accommodative convergence)

(D)融像性內聚(fusional convergence)

55. 相較於馬竇氏鏡測量，改良式索林頓技巧(modified Thorington technique)之優點為何？

(A)它提供了調節(accommodation)控制

(B)它需要搭配稜鏡(prism)進行測量

(C)它可以用來作遠距離測試

(D)它是一種客觀性測驗(objective test)

56. 一位右眼為上斜位(right hyperphoria)的受測者，左眼放置正確方向的馬竇氏鏡，且直視前方的光點時，此受測者應該會看到下列何種情況？

(A)一條垂直線在光點的右側　(B)一條垂直線在光點的左側

(C)一條水平線在光點的上方　(D)一條水平線在光點的下方

57. 當進行基底朝外聚散度(base out vergence)測量時，視標影像維持著單一清晰狀態，然後變得模糊，但仍然維持單一影像。受測者使用何種類型的聚散(vergence)來保持單一卻模糊的影像？

(A)正性融像聚散(positive fusional vergence)

(B)負性融像聚散(negative fusional vergence)

(C)調節性內聚(accommodative convergence)

(D)調節性開散(accommodative divergence)

58. 進行魏氏四點檢測時，受測者的右眼和左眼分別透過紅色與綠色濾鏡，看到了兩個紅點在三個綠點的右側。有關上述情形，下列何者正確？
(A)受測者有交叉性複視(crossed diplopia)
(B)受測者有非交叉性複視(uncrossed diplopia)
(C)受測者的右眼有眼球上偏移(right hyper deviation)
(D)受測者的右眼有眼球下偏移(right hypo deviation)

59. 被檢者看遠方視標時，有 6 個內斜稜鏡量，加上-2.00 D 度數鏡片，產生 4 個外斜位稜鏡量，則被檢者的調節性內聚力與調節力(AC/A)比值為下列何者？
(A) 1/1　　(B) 4/1　　(C) 5/1　　(D) 6/1

60. 在九個診斷眼位中，雙眼向右上方看(supra-dextroversion)的共軛眼肌包括下列何種組合？
(A)右上直肌、左下直肌　　(B)右上斜肌、左下斜肌
(C)右上直肌、左下斜肌　　(D)右上直肌、左上斜肌

61. 低調節性內聚力/調節力比值(low AC/A ratio)最可能發生的症狀為下列何者？
(A)看近有複視現象
(B)看遠有複視現象
(C)看近有內隱斜位，看遠時為正位(orthophoria)
(D)看近為正位，看遠時有外隱斜位

62. 有關複視(diplopia)的敘述，下列何者最不適當？
(A)單眼性複視(monocular diplopia)可以用 Parks 三步驟進一步區別其原因
(B)白內障即使沒有斜視，也可能造成單眼性複視

(C)散光也可能造成複視

(D)第 3 對腦神經麻痺可能造成複視

63. 有關雙眼固視偏差(fixation disparity)的檢查，下列何者最不適當？

(A)使用不同度數與方向的稜鏡片，製作固視偏差曲線圖

(B)使用不同度數的屈光矯正鏡片，製作固視偏差曲線圖

(C)檢查時需要使用偏差儀(disparometer)

(D)使用偏差儀檢查時不需要使用偏光鏡片

64. 有非斜視雙眼視覺(non-strabismic binocular vision)問題者的固視偏差曲線圖，最可能呈現下列何種數據？

(A)平坦斜率、少量的關聯性隱斜位、少量的固視偏差

(B)陡峭斜率、大量的關聯性隱斜位、大量的固視偏差

(C)平坦斜率、大量的關聯性隱斜位、少量的固視偏差

(D)陡峭斜率、少量的關聯性隱斜位、大量的固視偏差

65. 有關固視偏差的敘述，下列哪一項是合宜的？

(A)不同的固視差測量卡，可以得到相同的檢測結果

(B)雙眼鎖定點與單眼標記點的大小不影響檢測結果

(C)固視偏差直接反映出隱斜位的失代償性

(D)固視偏差的差異量與立體視有關

66. 下列何種檢查，可以測量受測者斜視的偏斜角度？

(A)立體視　(B)遮蓋測試加稜鏡棒

(C)魏氏四點　(D)布魯克諾檢查(Brückner test)

67. 下列哪一種兒童屈光不正狀態，最容易產生弱視？

(A)右眼：+1.00 DS/-0.75 DC × 020　左眼：+4.00 DS

(B)右眼：-1.00 DS/-0.75 DC × 020　左眼：-4.00 DS

(C)右眼：-4.00 DS/-0.75 DC × 020　左眼：-5.00 DS/-0.75 DC × 160

(D)右眼：+3.00 DS/-0.75 DC × 020　左眼：+4.00 DS/-1.25 DC × 160

68. 有關弱視的敘述，下列何者錯誤？

(A)最佳矯正視力不到 6/7.5 (20/25)

(B)雙眼最佳矯正視力差 2 行以上

(C)屈光性弱視是常見的原因

(D)大部分因為眼球病理變化所造成

69. 下列何者通常不需要正常雙眼視覺作用？

(A)調節作用(accommodation)

(B)立體視(stereopsis)

(C)圖像—背景分離(figure-ground separation)

(D)表面材質感知(surface material perception)

70. 有關弱視的敘述，下列何者最為正確？

(A)通常需要配戴稜鏡治療

(B)有時需要遮眼訓練

(C)不同類型的視力表對視力檢查結果沒有影響

(D) logMAR 視力表不適合做視力統計分析

71. 遮蓋測試(cover test)較難測出下列何種現象？(1)間歇性斜視(intermittent tropia) (2)交替性斜視(alternating tropia) (3)微斜視(microtropia) (4)旋轉性偏移(cyclo-deviation)。

(A) (1)(2)　(B) (3)(4)　(C) (1)(3)　(D) (2)(4)

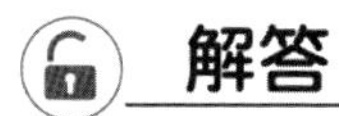

解答

1.D	2.A	3.B	4.B	5.B	6.D	7.B	8.C	9.D	10.B
11.D	12.B	13.A	14.D	15.C	16.B	17.A	18.B	19.A	20.B
21.B	22.D	23.B	24.B	25.B	26.D	27.C	28.D	29.C	30.B
31.D	32.C	33.C	34.D	35.D	36.D	37.A	38.B	39.A	40.D
41.B	42.D	43.D	44.A	45.C	46.B	47.D	48.D	49.C	50.A
51.C	52.C	53.C	54.B	55.A	56.C	57.C	58.B	59.C	60.C
61.A	62.A	63.D	64.B	65.D	66.B	67.A	68.D	69.A	70.B
71.B									

110 年驗光師專技人員高等考試

1. 調節檢查中發現患者的虛性相對調節(negative relative accommodation)數值低於期待值，與下列何種視覺異常可能較相關？(1)聚合過度(convergence excess) (2)聚合不足(convergence insufficiency) (3)調節過度(accommodation excess) (4)調節不足(accommodation insufficiency) (5)調節不靈敏(accommodation infacility)。
   (A) (1)(3) (B) (1)(3)(5) (C) (2)(4)(5) (D) (2)(3)(5)

2. 對比敏感度測試對於偵測視力相對正常但已受損的視覺功能來說相當有效，下列哪一種情形於臨床上並未出現明顯之對比敏感度下降問題？
   (A)初期糖尿病視網膜病變 (B)視神經炎
   (C)輕微晶體囊性混濁 (D)斜視

3. 下列哪項檢查比較不能知道病人是否有眼位異常？
   (A)布魯克納檢測法(Brückner test)
   (B)赫希伯格檢測法(Hirschberg test)
   (C)亂點 E 卡(random dot E cards)
   (D)克氏檢測法(Krimsky test)

4. 下列有關眼震顫的描述，何者錯誤？
   (A)眼震顫主要可分為早發性或嬰兒型(early onset or infantile)眼震顫、潛在性(latent)眼震顫及後天性(acquired)眼震顫三種類別
   (B)潛在性眼震顫在遮一眼時，偏移量會增大，因此驗光時，用正度數鏡片遮眼驗光較直接遮眼為佳
   (C)使用稜鏡無法有效改善眼球震顫
   (D)硬式隱形眼鏡因眼瞼的刺激感覺，對眼震顫的改善有所幫助

5. 進行魏氏四點(Worth four-dot)檢測，右眼戴紅色鏡片，左眼戴綠色鏡片，患者告知看到五個光點，如見到三個光點在上，兩個光點在下，則此患者為下列何種現象？
   (A)右眼向上偏斜　　(B)左眼向上偏斜
   (C)外斜合併複視　　(D)內斜合併複視

6. 實行立體視覺檢查，患者表示戴上偏光鏡後，圖形一樣為平面狀，表示為下列何者？
   (A)調節作用(accommodation)
   (B)內聚作用(convergence)
   (C)抑制現象(suppression)
   (D)調節靈敏性(accommodative facility)

7. 常見的眼初步檢查(entrance tests)項目不包含下列何者？
   (A)馮格瑞費(von Graefe)檢查　　(B)遮蓋檢查(cover test)
   (C)布魯克納(Brückner)檢查　　(D)赫希伯格(Hirschberg)檢查

8. 以 Hofstetter's 公式最小值計算 40 歲的個案，其 NPA (near point of accommodation)最大距離應為何？
   (A) 10 cm　　(B) 15 cm　　(C) 20 cm　　(D) 25 cm

9. 將+3.00 DS 凸透鏡放置於正視眼眼前，測得調節近點為眼前 10 cm，此眼之調節幅度(accommodative amplitude)為多少？
   (A) 3 D　　(B) 7 D　　(C) 10 D　　(D) 13 D

10. 有關調節幅度(amplitude of accommodation)測試之敘述，下列何者錯誤？
    (A)使用推進法(push-up test)量得的調節幅度會少於拉遠法(pull-away test)

(B)測試結果若明顯低於該年齡族群之平均值，則可能有調節不足的問題

(C)雙眼測量結果會較單眼各別所測得之調節幅度來的多

(D)唐氏症與腦性麻痺患者，其調節幅度會顯著低於同年齡的人

11. 進行 von Graefe 眼位測試時，下列哪一注意事項正確？

(A)視標應選擇較優眼視力值再大一行之單個字母

(B)若受測者反映只有看到一個視標，應確認是否打開雙眼並輪流遮蓋兩眼

(C)將 6 Δ BU 稜鏡放置於右眼，12 Δ BI 稜鏡放置於左眼前

(D)旋轉稜鏡時速度約為每秒 5 個稜鏡量

12. 關於調節(accommodation)的檢測，下列何者最不適當？

(A)可以使用動態檢影鏡法配合 MEM 卡片(dynamic retinoscopy with MEM card)檢測

(B)可以使用擺鈴檢影鏡法(bell retinoscopy)檢測

(C)可以使用里斯利稜鏡(Risley prisms)配合近距離目標來檢測

(D)可以使用凹透鏡至模糊法(minus lens to blur)檢測

13. 在進行雙眼調節靈敏度(accommodative facility)測驗的受檢者，透過 -2.00 D 看視標時，無法讓視標呈現清晰狀態。若將任一眼遮蓋，受檢者另一眼都能看清楚視標。下列敘述何者最為適當？

(A)視標模糊是因為隱斜位不足(heterophoria inadequacy)

(B)視標模糊是因為調節不足(accommodative inadequacy)

(C)視標模糊是因為融像聚散不足(fusional vergence inadequacy)

(D)視標模糊是因為調節不足與融像聚散不足

14. 在 6 m 處測量的改良式托林頓技巧(modified Thorington technique)視標卡，每個標記間之間隔應該設為多少？

(A) 8 cm　　(B) 6 cm　　(C) 10 mm　　(D) 4 mm

15. 魏氏四點(Worth four-dot)檢查時，患者右眼戴紅色濾鏡，左眼戴綠色濾鏡，若患者看到紅色光點在左側，綠色光點在右側時，表示為何？
(A)右眼抑制　(B)左眼抑制　(C)內斜　(D)外斜

16. 在負性融像聚散(negative fusional vergence)情況下，眼球雙眼的運動為下列哪一類型？
(A)朝內　(B)朝外　(C)朝上　(D)朝下

17. 進行聚散能力測試時，若受測者反應「單一視標在移動」，則代表發生下列哪一情況？
(A)抑制(suppression)　(B)調節(accommodation)
(C)複視(diplopia)　(D)內聚(convergence)

18. 聚散靈敏度(vergence facility)檢測，常用的翻轉鏡稜鏡度為何？
(A)3△BI（基底朝內）及 12△BO（基底朝外）
(B)12△BI（基底朝內）及 3△BO（基底朝外）
(C)4△BI（基底朝內）及 8△BO（基底朝外）
(D)8△BI（基底朝內）及 4△BO（基底朝外）

19. 下列何項無法有效的改善內聚不足(convergence insufficiency)的症狀？
(A)視覺訓練(vision therapy)
(B)予以負加入度(minus add lenses)
(C)處方稜鏡(prism correction)
(D)屈光矯正(correction of ametropia)

20. 下列何者比較可能有正常之 AC/A 值？(1)內聚力過度(convergence excess)　(2)開散力不足(divergence insufficiency)　(3)基本內隱斜位

(basic esophoria) (4) 融像聚散功能不良(fusional vergence dysfunction)。

(A) (1)(2) (B) (3)(4) (C) (1)(3) (D) (2)(4)

21. 固視偏差曲線圖(fixation disparity curve)上的哪一部位對應到關聯性內隱斜位(associated esophoria)？
(A)垂直 y－軸截距(vertical y-axis intercept)
(B)水平 x－軸截距(horizontal x-axis intercept)
(C)對稱中心(center of symmetry)
(D)曲線的斜率(slope of the curve)

22. 眼球只有垂直隱斜位的失調，除了視力訓練之外，最好是用稜鏡矯正，若患者左眼有上隱斜位，則左眼稜鏡基底應在哪個方向？
(A)朝外 (B)朝內 (C)朝上 (D)朝下

23. 有關 ZSCBV 曲線圖(zone of single clear binocular vision)的敘述，下列何者正確？(1) ZSCBV 曲線圖呈現的數據包含正負相對調節(positive and negative relative accommodation)、隱斜位(phoria)、調節準確度(accommodative accuracy)、融像聚散(fusional vergence) (2)從 ZSCBV 曲線圖可以看出測量的數據是否有錯誤 (3)在曲線圖上的三條水平線為融像聚散與正負相對調節 (4) ZSCBV 曲線圖把調節與雙眼相關數據以較視覺化的方式呈現出來。
(A) (1)(2) (B) (3)(4) (C) (1)(3) (D) (2)(4)

24. 多數的人呈現何種類型的固視偏差曲線圖(fixation disparity curve)？
(A)類型一(Type I) (B)類型二(Type II)
(C)類型三(Type III) (D)類型四(Type IV)

25. 下列視覺功能異常，何者不適合以視覺訓練方式為首選的處置方式？
(A)聚合不足
(B)聚合過度
(C)失代償性(decompensated)的近方外隱斜位(near exophoria)
(D)內隱斜位(esophoria)

26. 有關弱視之敘述，下列何者最不適當？
(A)白內障有可能造成兒童視力不良
(B)斜視有可能造成兒童視力不良
(C)不等視有可能造成兒童視力不良
(D)斜視若引起弱視，通常是雙眼弱視

27. 根據 Park's 三步驟(Park's three-step)，在主視線(primary gaze)或正前方進行測驗時，觀察到右眼有上偏眼位(hyperdeviation)，可能與下列何者功能異常相關？
(A)右外直肌(right lateral rectus)、右下直肌(right inferior rectus)、左外直肌(left lateral rectus)、左上斜肌 (left superior oblique)
(B)右內直肌(right medial rectus)、右上斜肌(right superior oblique)、左下斜肌(left inferior oblique)、左內直肌(left medial rectus)
(C)右上斜肌(right superior oblique)、右下直肌(right inferior rectus)、左上直肌(left superior rectus)、左下斜肌(left inferior oblique)
(D)右上直肌(right superior rectus)、右下斜肌(right inferior oblique)、左上斜肌(left superior oblique)、左下直肌(left inferior rectus)

28. 以下哪一種屈光狀態，在 7 歲兒童產生弱視的機會最低？
(A)右眼：-4.00 DS/-0.50 DC × 180　左眼：-4.00 DS/-0.50 DC × 180
(B)右眼：+6.00 DS 左眼：+6.00 DS

(C)右眼：plano/-4.00 DC × 180　左眼：plano/-4.00 DC × 180

(D)右眼：+4.00 DS/-0.50 DC × 180　左眼：-4.00 DS/-0.50 DC × 180

29. 3 歲大的孩子被家長發現有左眼內斜視，下列處置何者最不適當？

(A)如果檢查發現有遠視，可能要考慮是全調節性內斜視(fully accommodative esotropia)，如果要矯正這類的內斜視，必須在睫狀肌麻痺下驗光(cycloplegic refraction)把眼鏡的遠視度數配足

(B)除了眼位斜視需要矯正之外，還要注意可能有弱視的問題，所以視力也要評估

(C)如果檢查懷疑是高 AC/A 比(high AC/A ratio)內斜視，可以考慮配雙焦點眼鏡(bifocals)

(D)應該建議他立刻接受手術矯正

解答

1.D	2.D	3.C	4.C	5.A	6.C	7.A	8.C	9.B	10.A
11.B	12.C	13.C	14.B	15.D	16.B	17.A	18.A	19.B	20.B
21.B	22.D	23.D	24.A	25.B	26.D	27.C	28.A	29.D	

111 年驗光師專技人員高等考試

1. 當水平馬竇氏鏡(Maddox rod lens)擺置受測者的右眼前，而在前方以水平方式擺置兩個光點時，受檢者看到雙光點位於兩條垂直紅線的右側。此受檢者有下列何種現象？
   (A)右眼的影像比左眼大　(B)左眼的影像比右眼大
   (C)受檢者有內斜現象　(D)受檢者有外斜現象

2. 當個案往他的左上方看的時候，其主要作用的眼外肌為何？
   (A)右眼：內直肌，左眼：外直肌
   (B)右眼：下斜肌，左眼：上直肌
   (C)右眼：上直肌，左眼：下斜肌
   (D)右眼：上斜肌，左眼：上斜肌

   在近點聚合(near point of convergence, NPC)的檢查，若調節性視標與筆燈或筆燈附加紅色濾鏡片的檢查結果不同時，個案可能有下列何種情況？
   (A)調節過度　(B)調節不足　(C)聚合過度　(D)聚合不足

4. 相對性瞳孔傳入障礙(relative afferent pupillary defect, RAPD)應該是在瞳孔光反射檢查的哪個步驟發現的？
   (A)直接反應(direct response)
   (B)間接反應(consensual response)
   (C)筆燈搖擺測試(swinging flash light test)
   (D)瞳孔調節反應(accommodative response of pupil)

5. 有關利用 Park’s 三步驟(Park’s3-step)檢查哪一條眼外肌麻痺的敘述，下列何者錯誤？
   (A)首先決定哪一眼是上偏位眼(hyper deviated eye)

(B)直視前方，頭部傾斜向左邊或傾斜向右邊測試偏位

(C)移動筆燈注視燈光，頭部傾斜向左邊或傾斜向右邊測試偏位

(D)移動筆燈注視燈光，指示患者頭部不要轉動，向右看或向左看測試偏位

6. 有關眼軸眼位相關檢查，下列敘述何者正確？

(A)進行赫希柏格檢查(Hirschberg test)觀察視網膜的反光點

(B)遮蓋－去遮蓋檢查(cover-uncover test)用來確定有無隱斜位或斜視

(C)用直接眼底鏡照射眼睛，觀察眼底反射光的檢查稱為科林斯基檢查(Krimsky test)

(D)布魯克諾檢查(Brückner test)中，較黑較暗的紅反射眼可能有斜視、介質不透明等問題

7. 有關眼初檢之期望值的敘述，下列何者錯誤？

(A)成年人立體視為 20 秒角

(B)近點內聚力破裂點 3-5cm，回復點 5-7cm

(C)眼外肌運動檢查平順、準確、廣泛

(D)近距離遮蓋檢查 3 個稜鏡內隱斜位

8. 有關遮蓋檢查中的紀錄，CTcc：15ΔRET;8ΔEP'，下列敘述何者正確？

(A)受測者矯正後，遠距離有 15 個稜鏡度右眼內斜視；近距離有 8 個稜鏡度內隱斜位

(B)受測者矯正後，遠距離有 15 個稜鏡度右眼外斜視；近距離有 8 個稜鏡度外隱斜位

(C)受測者矯正後，遠距離有 15 個稜鏡度右眼內隱斜位；近距離有 8 個稜鏡度內斜視

(D)受測者矯正後，遠距離有 15 個稜鏡度右眼外隱斜位；近距離有 8 個稜鏡度外斜視

9. 參考 Hofstetter's 公式，32 歲患者的最大與最小調節幅度應分別接近下列何組數值？
(A)12.00 D；7.00 D　(B)13.00 D；8.00 D
(C)10.00 D；8.50 D　(D)11.00 D；7.50 D

10. 若患者在 6m 處有 1 個稜鏡度外隱斜位 XP，在 50cm 處有 3 個稜鏡度內隱斜位 EP，那麼對於瞳距 60mm 的患者，計算的 AC/A 比值為何？
(A) 5　(B)8　(C)12　(D)16

11. 某患者調節近點為 33cm，若其工作距離是 40cm，假使以調節幅度一半原則，則此患者的暫時加入度為何？
(A)＋1.00D　(B)＋2.00D　(C)＋3.00 D　(D)＋4.00 D

12. 下列何種檢測方式，較不適合用來量測調節性內聚力與調節力比值(AC/A ratio)？
(A)von Graefe 檢查
(B)改良式托林頓(modified Thorington)檢查
(C)固視偏差(fixation disparity)檢查
(D)階段式聚散檢查(step vergence test)

13. 立體視檢測方法，常因有單眼線索或患者斜角觀看，而導致不準確的檢測結果，下列何者檢測不會有此影響？
(A)TNO 蝴蝶及圖形立體檢測
(B)Titmus 蒼蠅立體檢測
(C)Frisby 玻璃板立體檢測
(D)Randot Circle 亂點圓立體檢測

14. 關於托林頓隱斜位(Thorington phoria)檢查，下列何者錯誤？
    (A)可以測量水平隱斜位(phoria)
    (B)此法的缺點為只能讓病人坐在綜合驗光儀(phoropter)後方檢測
    (C)可做為 von Graefe 眼位測試的替代方法
    (D)可以測量垂直隱斜位

15. 下列哪些立體視覺測試不需要配戴偏光眼鏡(polarized glasses)，以分隔兩眼所看到的影像？①提瑪斯立體測試(Titmus stereo test) ②蘭氏立體測試(Lang stereo test) ③亂點 E 立體測試(Random dot E stereo test) ④費斯比立體測試(Frisby stereo test)
    (A)①②　(B)②④　(C)③④　(D)②③

16. 下列測量隱斜位方法中，何者採用稜鏡分離注視的視標？
    (A)遮蓋測試(cover test)
    (B)馬竇氏鏡技巧(Maddox rod technique)
    (C)改良式托林頓技巧(modified Thorington technique)
    (D)von Graefe 技巧(von Graefe technique)

17. 魏氏四點(Worth4dot)檢查時，患者右眼戴紅色濾鏡，左眼戴綠色濾鏡，若患者只看到兩個光點時，表示為何？
    (A)右眼抑制　(B)左眼抑制　(C)融像　(D)複視

18. 四個稜鏡度基底朝外檢測(4prism diopter base out test)時看到融像聚散運動(fusional vergence movement)，它是因下列哪種現象所產生的反應？
    (A)抑制(suppression)　(B)複視(diplopia)
    (C)弱視(amblyopia)　(D)偏心固視(eccentric fixation)

19. 下列何者不是內聚過度(convergence excess)的常見臨床檢查結果？
(A)近方內隱斜位大於遠方
(B)正相對調節能力較低(low PRA)
(C)近方負融像性聚合力偏低(low NFV)
(D)單眼評估法檢查結果偏低(low MEM)

20. 運用稜鏡緩解雙眼視功能異常時，下列敘述何者錯誤？
(A)當同時有水平與垂直的偏斜現象時，應先處理水平的偏移，再處理垂直的偏斜
(B)修正垂直偏斜的好處，可減輕抑制的現象，以及增加融像的範圍
(C)當有垂直稜鏡 0.50Δ的偏離時，配鏡含有此稜鏡度，有益雙眼融像
(D)運用固視偏差(fixation disparity)測量工具及謝爾德法則(Sheard's criterion)，可獲得適當的修正偏移稜鏡度

21. 處理雙眼視覺的異常，關於如何給予正確的稜鏡度數，下列敘述何者錯誤？
(A)根據固視偏差(fixation disparity)，可取得水平緩解稜鏡度值
(B)根據謝爾德法則(Sheard's criterion)，可取得各式隱斜位的緩解稜鏡度值，但研究建議用於內隱斜位是最理想的
(C)珀西瓦爾法則(Percival's criterion)的緩解稜鏡公式為 1/3 G（正負相對聚散的較大值）-2/3 L（正負相對聚散的較小值）
(D)開散不足(divergence insufficiency)有內隱斜位者，適合配戴基底朝外的緩解稜鏡

22. 單一清晰雙眼視覺區域(zone of clear and single binocular vision, ZCSBV)與固視偏差曲線圖(fixation disparity curve)使用於下列何種分析？

(A)調節靈敏度(accommodative facility)

(B)眼球運動功能(ocular motor function)

(C)融像聚散範圍(fusional vergence range)

(D)調節幅度(amplitude of accommodation)

23. 滑車神經(trochlear nerve)麻痺會造成下列何種斜視？

(A)同側眼下斜視　(B)同側眼外斜視

(C)同側眼上斜視　(D)對側眼上斜視

24. 在赫希柏格檢測(Hirschberg test)中，必須觀察哪種 Purkinje 影像？

(A)第一影像　(B)第二影像　(C)第三影像　(D)第四影像

25. 下列何者可能引發假性近視(pseudo-myopia)？

(A)調節靈敏度喪失(accommodative infacility)

(B)調節不足(accommodative insufficiency)

(C)調節疲乏(accommodative fatigue)

(D)調節痙攣(accommodative spasm)

26. 下列何者不是斜視(strabismus)可能引發的感知適應(sensory adaptation)？

(A)異常視網膜對應(anomalous retinal correspondence)

(B)偏心觀看(eccentric viewing)

(C)抑制(suppression)

(D)弱視(amblyopia)

27. 有關完全調節性內斜視(fully accommodative esotropia)的患者，下列何種矯正方式最為合適？

(A)配戴屈光度數全矯正的眼鏡　(B)配戴稜鏡矯正斜視

(C)視力訓練　(D)觀察不處理

28. 下列何種屈光不正的兒童，最不可能導致屈光性弱視？

(A)OD：+6.00DS/OS：+6.00 DS

(B)OD：-4.00DS/OS：-4.00 DS

(C)OD：-4.00DC×180/OS：-4.00DC×180

(D)OD：+4.00DS/OS：-4.00 DS

29. 對於間歇性外斜視的處置，下列敘述何者錯誤？

(A)配戴基底向內的矯正稜鏡(base-in prism)時，其眼位可能是外斜的

(B)如果有弱視應該要治療

(C)針對小角度偏斜(<15Δ)，正眼訓練(orthoptic exercise)無效

(D)有可能需要手術治療

30. 內斜視(esotropia)與下列何者較為相關？①老花(presbyopia) ②遠視(hyperopia) ③內聚力不足(convergence insufficiency) ④高 AC/A 比值(high AC/A ratio)

(A)①②　(B)③④　(C)①③　(D)②④

解答

1.D	2.B	3.D	4.C	5.C	6.B	7.D	8.A	9.A	10.B
11.A	12.D	13.A	14.B	15.B	16.D	17.B	18.B	19.D	20.A
21.B	22.C	23.C	24.A	25.D	26.B	27.A	28.B	29.C	30.D

112 年驗光師專技人員高等考試

1. 患者右眼前方放置紅色片(red lens test)，看到紅光點在他的右下方，則患者有：
   (A)右眼上外隱斜位　(B)右眼下內隱斜位
   (C)左眼上內隱斜位　(D)右眼上內隱斜位
2. 有關調節作用看近時的原理，下列何者錯誤？
   (A)睫狀肌收縮　(B)懸韌帶收縮　(C)水晶體變厚　(D)屈光度增加
3. 有關立體視覺檢查，下列何者不適當？
   (A)通常會需要偏光眼鏡或紅綠眼鏡
   (B)一般比較建議使用帝特瑪斯試驗(Titmus test)，因為此檢查較不易測出單眼的線索(monocular cues)
   (C)藍氏立體測試(Lang stereo test)不需要偏光眼鏡或紅綠眼鏡
   (D)也可以測試遠距離立體視覺
4. 有關眼外肌運動檢查，下列何者最不適當？
   (A)通常會請病人戴著他的眼鏡
   (B)可以請病人跟著看筆燈的光，但是頭不要動
   (C)正前方我們稱之為注視的基本位置(primary position of gaze)
   (D)除了正前方，一般還會測試 8 個方位
5. 有關調節靈敏度(accommodative facility)期望值之敘述，下列何者錯誤？
   (A)正常期望值在青少年後為單眼測試 11cyclesperminute(cpm)，雙眼測試 8cpm 至 10cpm
   (B)兩眼測驗結果相差大於 2cpm 且伴隨近距離視覺症狀發生者，應注意是否有調節困難情形

(C)6~12 歲年齡族群之調節靈敏度測驗結果明顯較成人差
(D)孩童之測試，雙眼測試結果比單眼測試結果更加可信賴

6. 失能眩光(disability glare)是由於周邊眩光光源，造成散射光線進入患者眼內，因而降低視網膜影像之對比度。下列哪種情況較不易受到其影響？
(A)白內障　(B)第六對腦神經麻痺
(C)角膜上皮水腫　(D)色素性視網膜炎

7. 被檢者 45 歲，以暫時性閱讀附加鏡片+1.50 D 檢查，NRA/PRA：+1.00D/-0.50D，其最終近距離附加度數應為：
(A) +1.25 D　(B) +1.50 D　(C) +1.75 D　(D) +2.00 D

8. 交叉圓柱視標(cross cylinder target)除了可以用來決定老花眼暫定加入度(presbyopic tentative ADD)以外，它也可以用來評估調節(accommodation)的哪一方面？
(A)速度(speed)　(B)彈性(elasticity)
(C)幅度(amplitude)　(D)準確性(accuracy)

9. 研究指出，人類能持續使用的調節力約為調節幅度(amplitude of accommodation)的 50%。根據此理論，遠視+0.50D、調節幅度為 2D 的患者，為了長時間使用電腦（工作距離 50 公分），宜配戴下列何處方？
(A)+1.00 D　(B)+1.50 D　(C)+2.00 D　(D)+2.50 D

10. 馬竇氏鏡置於右眼前，使用改良式 Thorington 檢測，患者回應發現一個亮點在橫線下方，而橫線在亮點上方標示 3 的位置，假設設置及距離都符合規範，則此患者隱斜位量為何？
(A)右眼上隱斜位 3 稜鏡度　(B)左眼上隱斜位 3 稜鏡度
(C)右眼外隱斜位 3 稜鏡度　(D)左眼內隱斜位 3 稜鏡度

11. 下列視覺機能測量，何者無法測得隱斜位的垂直方向偏移？
(A)托林頓(Thorington)測量　(B)馮格雷夫(vonGraefe)測量
(C)馬竇氏鏡(Maddoxrod)測量　(D)霍威爾(Howell)測量

12. 有關魏氏四點檢查說明，下列何者錯誤？
(A)用來檢查深度知覺(depth perception)
(B)檢查第二級融像
(C)手持式魏氏四點可用於檢查是否有小量的單側性盲區(scotoma)
(D)正常融像者應該看到四個點，上面紅色，左右綠色，下方紅綠互換

13. 下列檢查中，何者較不可直接或間接評估融像性聚散(fusional vergence)能力？
(A)正負相對調節檢查(NRA/PRA)
(B)單眼評估檢影鏡法(MEM retinoscopy)
(C)赫希柏格檢查(Hirschberg test)
(D)內聚近點(near point of convergence)

14. 馬竇氏鏡(Maddox rod)是由哪一系列鏡片所組成的？
(A)平行平面凹柱面透鏡(parallel plano-concave cylinder lenses)
(B)平行平面凸柱面透鏡(parallel plano-convex cylinder lenses)
(C)平行基底朝外稜鏡(parallel base-out prisms)
(D)平行基底朝內稜鏡(parallel base-in prisms)

15. 有關近融像性聚散靈敏度(near fusional vergence facility)測試的目的與方法，下列敘述何者正確？
(A)為測試調節帶動聚散的能力，運用反轉正負鏡片，當兩眼遇到正鏡片(plus lens)，促使眼睛聚合，遇到負鏡片(minus lens)，促使眼睛開散

(B)為測試調節帶動聚散的能力，運用反轉正負鏡片，當兩眼遇到正鏡片(plus lens)，促使眼睛開散，遇到負鏡片(minus lens)，促使眼睛聚合

(C)為測試主動融像聚散能力，運用反轉底內與外稜鏡，當兩眼遇到基底向內(base-in)稜鏡，促使眼睛聚合，遇到基底向外(base-out)稜鏡，促使眼睛開散

(D)為測試主動融像聚散能力，運用反轉底內與外稜鏡，當兩眼遇到基底向內(base-in)稜鏡，促使眼睛開散，遇到基底向外(base-out)稜鏡，促使眼睛聚合

16. 下列何種檢測法不是用在測量水平及垂直的隱斜位量？

(A)遮蓋測試合併使用稜鏡　(B)馬竇氏鏡(Maddox rod)測量

(C)托林頓(Thorington)測量　(D)魏氏四點(Worth 4-dot)測量

17. 有關固視偏差(fixation disparity, FD)的敘述，下列何者錯誤？

(A)是雙眼融像情況下，兩眼視線與注視物的落差

(B)固視偏差(FD)，不受眼睛融像續力的補償

(C)用稜鏡量測的固視偏差(FD)矯正量等於一般的隱斜位量

(D)內斜固視偏差(eso fixation disparity)是兩眼視線交點落在所見視標平面之前

18. 下列何者不是在雙眼融像(binocular fusion)的情況下進行檢測？

(A)固視偏差(fixation disparity)

(B)隱斜位(heterophoria)

(C)聚散靈敏度(vergence facility)

(D)正負相對調節(negative relative accommodation/positive relative accommodation)

19. 處理雙眼視覺的異常，如何給予恰當的稜鏡度數，下列何者是不合宜的敘述？
    (A)關聯性(associated)與非關聯性(disassociated)的隱斜位檢測，都可以提供緩解稜鏡的稜鏡值
    (B)非關聯性檢測，如 von Graefe 直接測量的稜鏡值較低，可直接以此稜鏡當緩解稜鏡配鏡
    (C)關聯性檢測，如固視偏差(fixation disparity)，是最合宜配緩解稜鏡的方式
    (D)開散不足(divergence insufficiency)有內斜者，適合配戴基底朝外的緩解稜鏡

20. 聚合不足(convergence insufficiency)與假性聚合不足(pseudo-convergence insufficiency)的差異，下列何者錯誤？
    (A)兩者都可在看近時表現外隱斜位
    (B)前者 AC/A 值低，後者 AC/A 值高
    (C)前者調節幅度正常，後者調節幅度低
    (D)前者的首選治療方式是視覺訓練，後者是近用附加正球鏡

21. 有關垂直平衡失調，下列何者錯誤？
    (A)可能症狀包括眼周牽拉感、頭痛、視覺疲勞、閱讀時跳行、複視
    (B)檢查方法包括遮蓋試驗、von Graefe 法、馬竇氏鏡檢查
    (C)在高度屈光不正的病人，眼鏡傾斜也可能引發垂直平衡失調
    (D)治療首選方法為視覺訓練，其次為正附加球鏡和稜鏡處方

22. 有關雙眼視功能異常的處理建議，下列何者錯誤？
    (A)內聚不足首選利用稜鏡矯正
    (B)隱性遠視引起的內隱斜位可利用屈光矯正方式改善
    (C)內隱斜位的眼睛運動訓練會比外隱斜位困難
    (D)補償性外隱斜位可以利用附加負鏡片(minus add)改善

23. 有雙眼視覺相關之症狀者，比較不會出現下列何種固視偏差曲線圖(fixation disparity curve)特性？
(A)大量的關聯性隱斜位
(B)較平的傾斜率(slope)
(C)較陡的傾斜率(slope)
(D)大量的固視偏差(fixation disparity)

24. 一位患者，其遠方有 10Δ外隱斜位(exophoria)，基底朝外 BO 在 10 個稜鏡度時會模糊，根據謝爾德(Sheard's criterion)法則，可以緩解症狀的稜鏡度約為多少？
(A)3ΔBI　(B)3ΔBO　(C)5ΔBI　(D)5ΔBO

25. 利用 Park 三步驟(Park's3-step)檢查患者，當左眼為上偏位眼(hyper deviated eye)，向左看時眼位更偏移，且頭歪向左側偏移更大，患者是哪一條眼外肌麻痺？
(A)左下斜肌　(B)右下斜肌　(C)右上斜肌　(D)左上斜肌

26. 有關弱視的說明，何者錯誤？
(A)若眼睛沒有器質性的疾病(organic diseases)，雙眼視力相差史奈倫視力表(Snellen chart)二行或以上，則視力差的眼睛可能有弱視
(B)弱視眼睛在閱讀時，看單一個字會比看一行字要來得吃力
(C)弱視眼通常為單側，但是偶而會有雙側弱視
(D)弱視治療一般越早開始，效果越顯著

27. 一孩童看遠方呈現 30Δ間歇性外斜視，看近物有 15Δ間歇性外斜視。經過單眼遮蔽 1 小時後再測量，看遠方呈現 30Δ間歇性外斜視，看近物為 25Δ間歇性外斜視。最可能的診斷是：
(A)假性開散過度型間歇性外斜視(pseudo-divergence excess intermittent exotropia)

(B)開散過度型間歇性外斜視(divergence excess intermittent exotropia)

(C)間歇性外斜視合併高 AC/A 比值(intermittent exotropia with a high accommodative convergence/accommodation ratio)

(D)單純型間歇性外斜視(basic intermittent exotropia)

28. 下列何者可用來形容斜視(heterotropia)，但不適合形容隱斜位(heterophoria)？

(A)頻率(frequency)　(B)偏側(laterality)

(C)量(magnitude)　(D)方向(direction)

解答

1.D	2.B	3.B	4.A	5.D	6.B	7.C	8.D	9.B	10.C
11.D	12.A	13.C	14.B	15.D	16.D	17.C	18.B	19.B	20.B
21.D	22.A	23.C	24.A	25.B	26.B	27.A	28.A		

113 年驗光師專技人員高等考試

1. 有關動眼功能異常(Ocular Motor Dysfunction)如平順追視(pursuit)、跳躍追視(saccadic)及固視(fixation)等異常的處理先後順序為：①屈光異常的矯正 ②運用附加鏡片調整 ③視覺訓練 ④開刀處理
(A)①②③　(B)①②④　(C)①④③　(D)①④②

2. 對比敏感度的光柵敏感度上限(grating acuity limit)，或稱截止頻率(cutoff frequency)為 30 cycles per degree，對應的 Snellen 視力為：
(A)20/15　(B)20/20　(C)20/40　(D)20/60

3. 下列的檢測方法中，哪一項與調節性內聚力／調節力比值(AC/A ratio)無關？
(A)遮蓋測試(cover test)
(B)馮格雷夫測試(von Graefe test)
(C)改良式托林頓測試(modified Thorington test)
(D)固視偏差(Fixation disparity)

4. 有關內聚運動(convergence)，下列何者不包含在內？
(A)張力內聚(tonic convergence)
(B)交替內聚(alternative convergence)
(C)融像內聚(fusional convergence)
(D)調節內聚(accommodative convergence)

5. 下列檢查：馬竇氏鏡檢查(Maddox rod test)、方斯沃斯－孟賽爾(Farnsworth Munsell 100 Hue Test)、手電筒搖擺檢查(the swinging flashlight test)、阿姆斯勒方格表檢測(Amsler chart)、亂點 E 檢測(Random Dot E test)等檢查，其檢測目的之對應者依序為何？①瞳孔功能檢查 ②立體感檢查 ③黃斑部功能檢測 ④色覺檢查 ⑤斜視偏移量
(A)⑤④①③②　(B)⑤①③④②　(C)①④⑤③②　(D)④③②⑤①

6. 關於眼外肌運動試驗(Extraocular Motilities, EOM)的敘述，下列何者錯誤？
   (A)行測試時不需配戴眼鏡
   (B)指示受測者不移動頭，用眼睛跟著燈光
   (C)試驗過程觀察眼睛是否平穩的移動、精確地跟隨視標、移動的範圍
   (D)正常受測者注視範圍的極限邊緣不該出現低震幅的眼球震顫
7. 關於石原氏(Ishihara test)色彩檢查，下列何者正確？
   (A)可以區分辨色力正常者、紅綠色弱與藍黃色弱
   (B)辨色力正常者無法看到消失字版(vanishing plates)
   (C)紅綠色弱者無法看到隱藏字版(hidden digit plates)
   (D)紅綠色弱者靠診斷字版(diagnosis plates)區分是紅色弱或綠色弱
8. 下列有關先天色覺異常或後天色覺異常之敘述，何者錯誤？
   (A)兒子有先天色覺異常，則父親一定有先天色覺異常
   (B)先天色覺異常者以男性居多
   (C)後天色覺異常者，兩眼個別的色覺檢查之結果可能不同
   (D)先天色覺異常者以紅－綠異常者占多數
9. 使用諾特方法(Nott's method)進行動態檢影時，讓受測者注視眼鏡平面前 40 公分處之視標，若檢查者使用檢影鏡在距離受測者之眼鏡平面前 50 公分處達到中和眼底，則此時的調節狀態為何？
   (A)-0.50 D　(B)+0.00 D　(C)+0.50 D　(D)+2.00 D
10. 下列何者不是在自覺式驗光時可以達到雙眼視覺(binocularity)的方法？
   (A)Humphriss 心理性中隔法(Humphriss Psychological Septum)
   (B)Turville 鏡像法(Turville mirror technique)

(C) Morgan 投射中隔法(Morgan projected septum method)

(D)矢量圖卡(Vectographic Cards)

11. 對於老花眼患者，融像性交叉圓柱鏡(fused cross cylinder, FCC)檢查提供下列何種資訊？

(A)準確的近距離度數　(B)暫時近距離的加入度

(C)近距離的調節幅度　(D)眼睛的散光度數

12. 在下列幾種調節反應的檢測方法中，何者可能測得較大之調節遲滯？

(A)單眼評估方法(monocular estimation method)

(B)擺鈴檢影鏡法(bell retinoscopy)

(C)諾特方法(Nott's method)

(D)雙眼交叉圓柱鏡(binocular crossed-cylinder)

13. 下列何者不屬於低 AC/A ratio 的問題？

(A)遠方：正位；近方：外斜位

(B)遠方：外斜位；近方：比遠方有較大量的外斜位

(C)遠方：內斜位；近方：正位

(D)遠方：外斜位；近方：比遠方有較少量的外斜位

14. 在赫斯柏格測驗(Hirschberg test)，患者注視眼前燈光，發現左眼角膜反光點位於瞳孔的正中央，右眼則在瞳孔中央偏鼻側瞳孔緣，則該患者應使用基底朝哪個方向的稜鏡，使光反射點移至瞳孔中央？

(A)基底朝外　(B)基底朝內　(C)基底朝上　(D)基底朝下

15. 下列何者不是測量隱斜位(heterophoria)時，破壞融像(fusion)的方法？

(A)用遮眼棒(occluder)遮蓋一眼

(B)用稜鏡(prism)分離兩眼所看到的影像

(C)用馬竇氏鏡(Maddox rod)扭曲一眼所看到的影像

(D)用偏光鏡(polaroid lenses)濾掉某方向的光源來區分兩眼的影像

16. 關於調節靈敏度的敘述何者錯誤？

(A)為患者算改變調節的能力

(B)調節幅度正常，調節靈敏度下降，看近物也可能造成問題

(C)檢查時翻轉鏡需緩慢且穩定的翻轉，避免影響結果

(D)需留意翻轉檢查時讓患者透過翻轉鏡觀看視標

17. 以基底朝外稜鏡測量融像聚散能力時，在給予稜鏡的過程中，受測者表示影像由清晰開始變模糊，此時受測者在使用下列何種能力維持影像模糊，不至於讓影像產生複視？

(A)正融像聚散能力(positive fusional vergence)

(B)負融像聚散能力(negative fusional vergence)

(C)調節性聚合能力(accommodative convergence)

(D)調節性開散能力(accommodative divergence)

18. 有關內聚性調節力與內聚力的比值(convergent accommodation/convergence ratio, CA/C ratio)之敘述，下列何者錯誤？

(A)年輕人的 CA/C 比值期望值為 0.50 D/MA(diopter per meter angle)

(B)CA/C 比值隨著年齡增加，會有增加的趨勢

(C)間接性外斜位(intermittent exotropia)之患者，隨著年紀增加、CA/C 比值產生相對應的變化，進而使得雙眼視覺表現可能變好

(D)當開散過度(divergence excess)者在看遠方目標物時，因 CA/C 比值會導致眼睛在內聚時產生過多的調節

19. 下列何者不屬於非關聯性隱斜視(dissociated phoria)檢查？

(A)馮格雷夫(von Graefe Test)隱斜視檢查

(B)托林頓(Thorington Test)隱斜視檢查
(C)馬竇氏鏡(Maddox rod Test)隱斜視檢查
(D)韋森固視偏差卡(Wesson Fixation Disparity Card)隱斜視測量

20. 有關馬竇氏鏡(Maddox rod)檢查之敘述，下列何者最不適當？
(A)無法排除病人是否為在綜合驗光儀(phoropter)後方頭部傾斜(head tilt)導致的稜鏡引起之垂直隱斜視(prism-induced vertical phoria)
(B)可以測量垂直隱斜視(phoria)
(C)可做為馮格雷夫隱斜視測量法(von Graefe phoria technique)的替代方法
(D)可以測量水平隱斜視(phoria)

21. 遮蓋檢驗(cover test)結果，看遠方 6 公尺處有 15 稜鏡度的外隱斜位(exophoria)，看 40 公分處為 0 正斜位(orthophoria)，兩眼瞳孔距離看遠方為 60 毫米，看近處為 57 毫米，以眼隱斜位計算法(Phoria method)計算，調節性內聚力與調節力的比值(AC/A ratio)為：
(A)6　(B) 9　(C) 12　(D) 15

22. 使用馬竇氏鏡(Maddox rod)測眼位，下列何者最可能發生不穩定偏差？
(A)遠距平行眼位　(B)遠距垂直眼位
(C)近距平行眼位　(D)近距垂直眼位

23. 關於開散過度(divergence excess)的敘述，下列何者錯誤？
(A)常有遠距複視和視覺疲勞現象
(B)遠距離為高度內斜位而近距離在正常值
(C)遠距離處方可加入基底朝內稜鏡
(D)增加負度數可以有效地減少遠距離外斜位

24. 在四種雙眼固視偏差曲線(fixation disparity curve)類型中，下列哪一類型在給予基底向外稜鏡時眼睛較容易適應、給予基底向內稜鏡時眼睛較不易適應？
(A)第一型　(B)第二型　(C)第三型　(D)第四型

25. 在一位有視覺症狀的受測者眼前進行垂直聚散能力檢測，給予垂直稜鏡測得影像往上移 6 個稜鏡後破裂，影像往下移 2 個稜鏡後破裂，若要幫受測者驗配垂直稜鏡以改善其視覺症狀，則可以使用下列何種稜鏡？
(A)4ΔBU　(B) 4ΔBD　(C) 2ΔBU　(D)2ΔBD

26. 雙眼視機能垂直方向偏移異常時，可運用稜鏡緩解異常，下列敘述何者最不合宜？
(A)垂直稜鏡 1 度以上的偏離差異時，容易造成配戴眼鏡的不舒適感
(B)運用固視偏差(fixation disparity)檢測，可獲得適當的修正偏移稜鏡度
(C)修正垂直偏斜的好處，可減輕抑制的現象，以及增加垂直融像的範圍
(D)若同時有水平與垂直的偏斜現象時，只處理垂直的偏斜即可得到完全改善

27. 下列聚散系統異常的情況，何者具有最高的 AC/A 比值？
(A)散開過度(divergence excess)
(B)集合不足(convergence insufficiency)
(C)單純外隱斜(basic exophoria)
(D)融像性聚散減低(fusional vergence dysfunction)

28. 對於調節性及非調節性斜視雙眼視覺異常(accommodative and non-accommodative strabismus binocular vision anomalies)的處置順序為何？①稜鏡處方 ②視力訓練 ③近用加入度 ④光學性視力矯正 ⑤手術 ⑥遮眼
(A)②③①④⑥⑤　(B)②①⑥③④⑤
(C)④③①⑥②⑤　(D)④⑥②③①⑤

29. 有關固視偏差(fixation disparity)的敘述，下列何者錯誤？
(A)雙眼固視一物體時，影像沒有落在巴諾姆區(Panum's area)內
(B)固視偏差，通常小於 10 分弧(minutes of arc)的固視偏離
(C)固視偏差檢測器，通常具有雙眼鎖定點及單眼標記點
(D)固視偏差的大小與立體視的高低有關

30. 關於弱視與其成因、種類、檢查與處置，下列何者最不適當？
(A)弱視配鏡處方的一個主要目的，是要讓兩眼都有清晰的視網膜影像
(B)針對不等視性弱視(anisometropic amblyopia)，只需要把度數比較重的眼睛度數配足
(C)如果配鏡不能達到雙眼平衡(binocular balance)，會造成融像被破壞(fusion is disrupted)，使得弱視(amblyopia)持續進展
(D)配鏡之後需要定期追蹤病人弱視的進展

31. 有關假性內斜視(pseudoesotropia)的成因說明，何者錯誤？
(A)內眥贅皮(Epicanthic folds)較大
(B)較短的瞳孔間距
(C)較大的瞳孔軸間角(angle kappa)
(D)聚合過度(Convergence excess)

32. 對於斜視的矯正，何者為較不好的預後因子？

(A)共同性斜視(comitant strabismus)

(B)雙眼視力良好

(C)偏心注視(eccentric fixation)

(D)正常網膜對應(normal correspondence)

33. 3 歲半內斜視兒童，散瞳後驗光所得為右眼+3.50 D 與左眼+3.50 D。在沒有散瞳劑的情況下用檢影鏡檢查發現雙眼度數都為+3.25 D。假設患者調節性內聚力／調節力比值(AC/A ratio)無異常，關於他的配鏡，下列何者最為適當？

(A)兒童遠視一般不需要全矯正，可以建議他配度數輕一點

(B)這位病患的內斜視，配戴遠視全矯正眼鏡之後有可能變好

(C)這位病患配戴雙焦點眼鏡比較好

(D)這位病患配戴漸進式多焦點眼鏡比較好

34. 有關弱視(amblyopia)的敘述，下列何者錯誤？

(A)常因為早年發生視覺刺激不足所導致的明顯視力低下無法矯正

(B)視覺剝奪(visual deprivation)的情況越嚴重，會造成弱視患者矯正視力越差

(C)部分斜視患者為了避免弱視，會發展出間歇性斜視(intermittent heterotropia)

(D)雙眼不等視(anisometropia)患者若是在屈光不正度數允許下，可能會發展出一隻眼睛專門看近，另一隻專門看遠的情況，以避免弱視發生

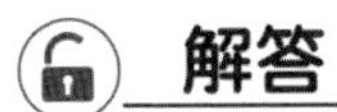

解答

1.A	2.B	3.A	4.B	5.A	6.D	7.D	8.A	9.C	10.D
11.B	12.B	13.D	14.B	15.D	16.C	17.C	18.B	19.D	20.A
21.C	22.C	23.B	24.B	25.D	26.D	27.A	28.C	29.A	30.B
31.D	32.C	33.B	34.C						

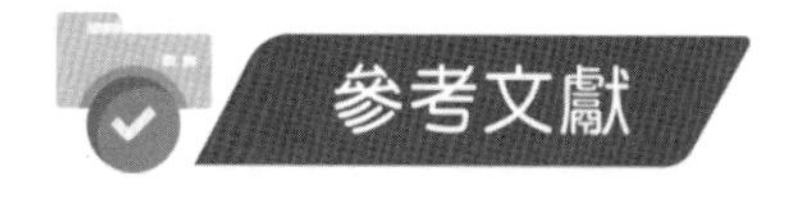

參考文獻 REFERENCES

1. 王光霽(2004)・*雙眼視覺學*（第一版）・中國北京市：人衛。
2. 呂帆(2007)・*斜弱視和雙眼視處理技術*（第一版）・新北市：新文京。
3. 陳振豪(2011)・*兩眼視機能異常*（第二版）・新北市：合記圖書。
4. 劉意(2012)・*雙眼視與低視力*（第一版）・中國河南省：鄭州大學出版。
5. 趙堪興(2011)・*斜視弱視學*（第一版）・中國北京市：人衛。
6. Carlson, N. B., & Kurtz, D. (2003). *Clinical procedures for ocular examination* (3rd ed.). New York, USA: McGraw-Hill.
7. Eperjesi, F., & Rundstrom, M. M. (2004). *Practical Binocular Vision Assessment* (1st ed.). Boston, USA: Butterworth-Heinemann.
8. Evans, B. J. W. (2002). *Pickwell's Binocular Vision Anomalies: Investigation and Treatment* (4th ed.). Boston, USA: Butterworth-Heinemann.
9. Scheiman, M., & Wick, B. (2013). *Clinical Management of Binocular Vision: Heterophoric, Accommodative, and Eye Movement Disorders* (4th ed.). New York, USA: Lippincott Williams & Wilkins.
10. Weissberg, E. (2004). *Essentials of Clinical Binocular Vision* (1st ed.). Boston, USA: Butterworth-Heinemann.
11. Goss, D. A. (1995). *Ocular Accommodation, Convergence, and Fixation Disparity: A Manual of Clinical Analysis* (2nd ed.). Boston, USA: Butterworth-Heinemann.
12. Steinman, S., & Steinman, B., Garzia, R. (2000). *Foundations of Binocular Vision: A Clinical Perspective* (1st ed.). New York, USA: McGraw-Hill Companies.
13. Griffin, J. R., & Grisham, J. D. (2002). *Binocular Anomalies* (4th ed.). Boston, USA: Butterworth-Heinemann.
14. Gunter, K. V. N. (1985). *Binocular Vision and Ocular Motility* (3rd ed.). London, UK: Mosby.

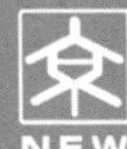

New Wun Ching Developmental Publishing Co., Ltd.

New Age · New Choice · The Best Selected Educational Publications — NEW WCDP

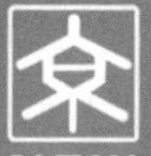

新文京開發出版股份有限公司

新世紀・新視野・新文京 — 精選教科書・考試用書・專業參考書